口腔修复临床病例解读

丛书主编 李 昂

主　　编 牛 林

副主编 牛丽娜　张士文　裴丹丹

编　　者（按姓氏笔画排序）

刀 力	马 静	丰懿恬	王 方	牛 林	牛丽娜
方 明	邓再喜	甘 婧	田 敏	田亚稳	付梦辰
仝相瑶	邢 倩	刘劲松	刘越胜	刘瑞瑞	许英华
孙 斌	杜文治	李 芳	李 玲	李全利	李蕴聪
吴珺华	余昊翰	邹昭琪	张 凌	张 辉	张士文
陆建志	陈杨曦	陈娅倩	范 典	和 瞻	周 秦
孟雨晨	赵 克	郝雅琪	段路路	贺 敏	袁 泉
贾二曼	徐小乔	郭雨晨	曹 颖	崔 蜜	逯 宜
韩 影	谢培进	雷文龙	裴丹丹	廖红兵	

学术秘书 高金霞

分册秘书 甘 婧

 世界图书出版公司

西安　北京　广州　上海

图书在版编目（CIP）数据

口腔修复临床病例解读/牛林主编.—西安:世界图书出版西安有限公司,2021.1(2023.5重印)

（口腔临床病例解读丛书 / 李昂主编）

ISBN 978 - 7 - 5192 - 7012 - 4

Ⅰ.①口…　Ⅱ.①李…②牛…　Ⅲ.①口腔矫形学—病案—分析

Ⅳ.①R783

中国版本图书馆 CIP 数据核字(2020)第 194553 号

本书的内容旨在进一步促进科学研究,并不为特定患者推荐或推广特定的诊断、治疗方法。出版商、作者没有就本书内容的精确性和完整性作任何保证,并且明确否认任何负责任的保证,例如针对特定目的健康和疗效的保证。针对正在进行的研究、设备升级、仪器更新换代、政府法规的变化、设备和用药等信息的不断完善,有读者要求审查和评估其包含的详尽信息,例如每种药物、设备和装置的各种信息,并希望对部分问题提供详细的指示、警告和预防措施,对于这种情况读者应适当咨询专家。任何组织或网站在本书中被引用时,并不意味着作者或出版商认可该组织或网站提供或建议的任何信息。读者还应意识到,本书所列的互联网网站在著书和阅读时可能发生变化甚至消失,本作品的任何推广声明,不为其提供任何担保。无论是出版商还是作者,都不对由此产生的任何损害负责。

书　　名	口腔修复临床病例解读
	KOUQIANG XIUFU LINCHUANG BINGLI JIEDU
主　　编	牛　林
责任编辑	杨　菲
封面设计	新纪元文化传播
出版发行	**世界图书出版西安有限公司**
地　　址	西安市雁塔区曲江新区汇新路 355 号大夏国际中心 B 座
邮　　编	710065
电　　话	029 - 87214941　029 - 87233647(市场营销部)
	029 - 87234767(总编室)
网　　址	http://www.wpcxa.com
邮　　箱	xast@ wpcxa.com
经　　销	新华书店
印　　刷	西安市久盛印务有限责任公司
开　　本	889mm × 1194mm　1/16
印　　张	16.75
字　　数	300 千字
版次印次	2021 年 1 月第 1 版　2023 年 5 月第 3 次印刷
国际书号	ISBN 978 - 7 - 5192 - 7012 - 4
定　　价	166.00 元

编者名单

（按姓氏笔画排序）

刀　力（中山大学光华口腔医学院）

马　静（空军军医大学口腔医学院）

丰懿甜（西安交通大学口腔医学院）

王　方（西安交通大学口腔医学院）

牛　林（西安交通大学口腔医学院）

牛丽娜（空军军医大学口腔医学院）

方　明（空军军医大学口腔医学院）

邓再喜（空军军医大学口腔医学院）

甘　婧（西安交通大学口腔医学院）

田　敏（空军军医大学口腔医学院）

田亚稳（同济大学口腔医学院）

付梦辰（同济大学口腔医学院）

仝相瑶（西安交通大学口腔医学院）

邢　倩（空军军医大学口腔医学院）

刘劲松（温州医科大学口腔医学院）

刘越胜（西安交通大学口腔医学院）

刘瑞瑞（西安交通大学口腔医学院）

许英华（西安交通大学口腔医学院）

孙　斌（西安交通大学口腔医学院）

杜文治（西安交通大学口腔医学院）

李　芳（空军军医大学口腔医学院）

李　玲（空军军医大学口腔医学院）

李全利（安徽医科大学口腔医学院）

李蕴聪（西安交通大学口腔医学院）

吴珺华（同济大学口腔医学院）

余昊翰（空军军医大学口腔医学院）

邹昭琪（西安交通大学口腔医学院）

张　凌（空军军医大学口腔医学院）

张　辉（西安交通大学口腔医学院）

张士文（四川大学华西口腔医学院）

陆建志（广西医科大学口腔医学院）

陈杨曦（武汉大学口腔医学院）

陈娅倩（四川大学华西口腔医学院）

范　典（西安交通大学口腔医学院）

和　瞻（西安交通大学口腔医学院）

周　秦（西安交通大学口腔医学院）

孟雨晨（西安交通大学口腔医学院）

赵　克（中山大学光华口腔医学院）

郝雅琪（西安交通大学口腔医学院）

段路路（西安交通大学口腔医学院）

贺　敏（西安交通大学口腔医学院）

袁　泉（四川大学华西口腔医学院）

贾二曼（空军军医大学口腔医学院）

徐小乔（西安交通大学口腔医学院）

郭雨晨（四川大学华西口腔医学院）

曹　颖（安徽医科大学口腔医学院）

崔　蜜（西安交通大学口腔医学院）

逯　宜（西安交通大学口腔医学院）

韩　影（西安交通大学口腔医学院）

谢培进（同济大学口腔医学院）

雷文龙（西安交通大学口腔医学院）

裴丹丹（西安交通大学口腔医学院）

廖红兵（广西医科大学口腔医学院）

序 一

Preface

目前的中国无疑处在一个伟大的"新时代",全面推进健康中国建设是新时代的要求之一。因此,时代对原有的医学专业教育也提出了新要求,即推进"新医科"建设,包括要加快培养"小病善治,大病善识,重病善转,慢病善管"的全科医学人才。"口腔健康、全身健康",口腔医学教育是"健康口腔"建设的基石。随着倡导"以受教育者认知规律为中心"的教学理念的推广,口腔医学教育也必然有所创新,必然成为一种让读者学会反思、讨论、跨学科思维、自学和掌握学习的、以受教育者为中心的教育。据此,作为从事口腔医学临床、科研、教育及管理近30年的从业者,当世界图书出版西安有限公司提出出版一套"口腔临床病例解读丛书"以配合口腔医学教育创新的邀约时,我本人深感认同,愿意尽最大努力将这件事做好。

2018年2月,项目正式启动。这套丛书计划由《牙体牙髓病临床病例解读》《牙周病临床病例解读》《口腔修复临床病例解读》《口腔正畸临床病例解读》《儿童口腔临床病例解读》组成。编辑首先发来了丛书策划思路与样章,提出"本套丛书旨在对口腔常见病、疑难病病例进行解读,重点在于讲授检查、治疗方法以及引导临床思维能力的构建;读者对象为口腔医学生和口腔医生;希望通过本书,读者能够领会临床的工作要点和工作技巧。"

"文章千古事,得失寸心知"。敢于接下这个任务的主要原因是我所在的教学医院有一批临床经验丰富、学术造诣精深的医生，同时，也有兄弟院校专家学者的大力支持。最终，本套丛书确定由西安交通大学口腔医学院、空军军医大学口腔医学院、四川大学华西口腔医学院、武汉大学口腔医学院、华中科技大学同济医学院附属协和医院口腔医学中心的同仁们协作撰写。《牙周病临床病例解读》的主编苟建重主任医师，是我27年前本科实习时的带教老师，医术精湛，极受患者信赖。我的另一位当年的带教老师蒋月桂主任医师，是《牙体牙髓病临床病例解读》的主编，特别"迷恋"根管治疗，临床技艺可谓"炉火纯青"。《口腔修复临床病例解读》的主编牛林主任医师，不但临床技术高超，也是我院修复专业教学、科研的核心骨干。《口腔正畸临床病例解读》的主编邹蕊博士是目前我院最年轻的主任医师，在数字化正畸领域成绩斐然。空军军医大学口腔医学院儿童口腔科的吴礼安教授，临床经验丰富，理论成果丰硕，教学水平高超，由他主编的《儿童口腔临床病例解读》一定能给读者带来全新的阅读体验。

经过一段时间的酝酿，2018年8月17日，我们召开了第一次座谈会，确定了全书的主要作者团队，完成了全书病例的系统设置，正式启动了编写工作。实际上，各位作者在临床实践中都已经积攒了丰富的典型病例库，一些病例在各级病例比赛中还获得过奖项。但为了将每种病例更好地展示给读者，我们还是进行了大量的补充和修订，力求尽善尽美。令人欣喜的是，经过2年多的艰苦努力，这套新颖、实用的病例解读丛书即将付梓！

目前医学生的培养模式，推崇的是"以胜任力为导向的创新实践教学模式，培养应用型全科口腔医学人才"，因此，CBL（以临床病例为基础的学习方法）逐渐在医学教育中推广。但与之相应的教学资料仍然比较缺乏，尤其对以实践操作为主的口腔临床医学而言更是如此，希望本套丛书的出版，对口腔医学院校医学教育、住院医师培训、专科医师培训及继续医学教育阶段的医学生及医生带来一定的帮助。

李 昂

2020 年 3 月 11 日

序 二

Preface

最近牛林教授寄来由他主编、牛丽娜教授等多位常年工作在口腔临床一线的中青年医生们共同参编的《口腔修复临床病例解读》一书样稿，并希望我为之作序。我本着对朋友负责和自我学习的心态，仔细阅读了全书。

全书的内容编排很有特点。从目前口腔领域关注度极高的前牙美学修复着手，进而涵盖牙体缺损、牙列缺损、牙列缺失等口腔修复最常见疾病的规范化治疗，内容十分全面。随着社会经济水平的发展，人民生活质量的提高，患者对口腔修复的美学追求日益提高，特别是新材料、新技术的快速发展，使得以功能修复为主的传统口腔修复治疗转变为兼顾美学与功能的现代口腔修复治疗成为现实。因此，本书不仅关注修复的一般过程，更关注包括美学在内的整体修复效果。特别是前牙美学修复还未成为口腔修复治疗的常规操作，大多数口腔临床医生需要认识前牙美学修复，学习前牙美学修复，掌握前牙美学修复。因此，全书以前牙美学修复为开篇，定会让广大读者兴趣盎然且受益匪浅。

全书的编写形式也很好地体现了编者的良苦用心。全书没有刻板的文字，每一页都是活灵活现的临床病例，不仅图片精美、过程全面，每一个病例后的小结更是让人收获颇丰。这些病例都是每一位口腔修复医生常见的，但是，什么才是这些案例的规范化治疗方案？相信阅读这本书一定大有裨益。

牛林教授等本书编者都是国内修复界近年涌现出的杰出中青年学者，他们不仅具备良好的科研功底，更特别重视临床新理论、新技术的学习和创新，也正因此才可能完成这样一本有临床指导意义专著的编写。揣摩编者们编写这本书的初衷，当是为了帮助年轻口腔修复医生、基层口腔修复医生以及口腔修复治疗初学者更好、更快、更标准地开展各类口腔修复治疗，掌握最前沿的口腔修复技术。这一工作，也正是当下国家住院医生、专科医师规范化培训的重要内容和努力的方向。中华口腔医学会修复专业委员会作为全国口腔修复专业的权威学会组织，对这一工作高度重视并一直致力推进，在此，我要代表专业委员会感谢牛林教授和各位编委，感谢他们为大家呈现如此生动的系统、规范的口腔修复治疗流程。

相信这本专著的出版会为我国口腔修复事业的健康规范发展作出贡献。

期盼专著的早日发行，预祝专著取得巨大成功。

中华口腔医学会修复专业委员会主任委员

陈吉华

空军军医大学口腔医院教授、主任医师

2020 年 8 月 10 日

前 言

Foreword

　　近年来随着人们物质文化水平的不断提高以及生活理念的不断转变，患者在牙齿修复领域的观念和要求也在发生着巨大的变化。人们不仅关注修复的结果即功能或美学的恢复，同时越来越关注修复过程的细节要求，尤其表现在天然牙体组织的维护、治疗过程的舒适度、修复材料的性能等方面。临床需求的多样化对我们修复医生的业务能力不断提出新的要求，传统单一的修复方式已经不能满足患者的需求，这也为我们不断更新知识体系，不断学习新技术、新方法、新材料提供了源源不断的动力。

　　当今社会信息的高速传递促进了国内、国际口腔修复领域的充分交流，各种新材料、新技术的出现为传统的修复方式注入了新的活力。新的陶瓷材料及粘接材料的出现促进了贴面、嵌体等微创修复体的推广，数字化技术、CAD/CAM 技术及3D 打印技术使修复工艺全面革新，面弓颌架的应用使修复更贴近口颌系统的生理状态，种植修复的广泛应用实现了人类第三副牙齿的愿景。固定修复中的微创理念、可摘义齿中的应力中断理念以及全口义齿的吸附性理念正不断更新升级着我们的知识序列，使口腔修复这一传统学科迸发新的活力。

　　作为一名临床教学老师，我担负着年轻医生及基层医生的培养重任。如何一步一步培养具有扎实理论基础和规范临床技能的修复医生，提高青年医生的整体业务水平，造福多层次的患者群体，是我们面临的永恒的主题。在日常临床教学过程中，面对学生提出的这样那样的临床问题，我都会选择结合模型给学生进行尽可能直观的讲解，然而模型毕竟不是真实完整的病例，学生或许可以掌握某个临床过程的断面，但对于整个病例的诊断分析、临床操作和修复效果却很难有系统全面且直观的印象，更像是盲人摸象，而无法做到知其然又知其所以然。正是基于此，我们有了编写收录典型病例的口腔修复病例集的初步想法。随后，我们在总主编的统筹安排下，一步步搜集整理病例资料，撰写了这本口腔修复临床病例解读，并由衷地希望本书的问世，能给青年医生、基层医生及口腔修复的初学者提供学习的指导，为掌握当前临床常用的修复技术及方法提供帮助，最终为广大修复患者带来福音。

本书以当前修复临床常见病例为基础，分为前牙美学修复、牙体缺损、牙列缺损、牙列缺失及固定－可摘联合修复五个部分，不同病例涵盖了固定义齿、可摘局部义齿、全口义齿、种植义齿及附着体义齿等临床常用修复技术，每个病例从病例介绍、治疗方案选择、临床操作过程及病例小结等多方面进行详细介绍，再现临床诊疗的全过程。每个病例的治疗计划及病例小结为本书的独特之处。治疗方案选择针对该病例进行全面分析，阐明作者制定治疗计划的周密考虑，为读者处理临床病例提供一定的借鉴。病例小结部分总结了本病例的临床操作要点、注意事项以及治疗方案的优缺点等，使读者全面了解此类病例的临床诊疗要点，知其然也知其所以然，达到触类旁通的效果。

在本书的编写过程中，承蒙空军军医大学口腔医学院、四川大学华西口腔医学院、武汉大学口腔医学院、中山大学光华口腔医学院、广西医科大学口腔医学院、安徽医科大学口腔医学院、同济大学口腔医学院、温州医科大学口腔医学院及西安交通大学口腔医学院等多位老师提供大量的病例资料，在此表示诚挚的谢意。中华口腔医学会口腔修复学专业委员会主任委员，空军军医大学口腔医院陈吉华教授在百忙之中亲笔为本书

作序。陈主委的序言字里行间无不体现着对青年医生成长的殷
切期望，再次表示最真诚的谢意。

　　由衷地希望本书的出版能为年轻修复医生的成长助力，希
望能为培养具有扎实理论基础和规范临床技能的修复医师起到
一定的推动作用。各位作者在本书的编写过程中殚精竭虑，数
易其稿，但由于时间紧迫、才疏学浅，书中缺点错误在所难免，
恳请同行不吝赐教。

牛　林

2020 年 10 月 20 日

目 录

Contents

第一部分

前牙美学修复 ◀

病例 1　贴面 1（氟斑牙贴面修复）

患者信息

性别：女；年龄：26 岁。

病　史

主诉　患者多年来自觉前牙牙色不佳，要求改变牙齿颜色。

现病史　患者幼年曾在高氟地区生活，恒牙萌出后颜色异常，影响美观，今来我科要求修复治疗改善牙齿颜色。

既往史　无家族史，否认系统性疾病史及与牙科治疗相关的过敏史。

检　查

口外检查　面型正常，微笑时上颌前牙及第一前磨牙可见，中位笑线；面部无明显不对称及肿胀；无颞下颌关节弹响，下颌运动范围正常，无张口受限及开口偏斜。

口内检查　口内唇、颊、舌、口腔黏膜及咽部软组织正常，牙龈边缘轻度红肿，探诊牙龈少量出血。全口牙列中度变色，呈黄褐色、不均匀着色，部分牙面存在白垩色斑块，无明显龋齿及牙体组织缺损。41 近中扭转、32 远中扭转，上颌中切牙中线与面部中线一致，下颌中切牙中线较上颌中切牙中线向左偏移约1mm，与面部中线不一致（图 1-1）。

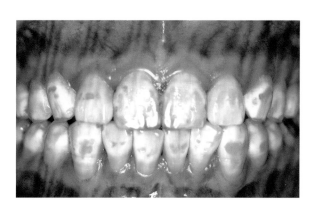

图 1-1　修复术前口内观（咬合正面观）

诊　断

1. 轻度牙龈炎；
2. 全口中度氟斑牙。

治　疗

治疗计划

对于氟斑牙的美容治疗，根据轻重程度，有单纯漂白、选择性去除氟斑后漂白，以及瓷贴面修复等方式。此患者的氟斑牙属于中度，表面有大量不均匀的黄白色斑，单纯漂白难以达到理想效果，与患者沟通后建议行瓷贴面修复。患者微笑时下前牙基本不暴露，出于微创和经济方面的因素综合考量，与患者协商后制定的治疗计划如下：

（1）全口龈上、龈下洁治术；

（2）上颌 11~14、21~24 全瓷贴面修复。

告知患者详细治疗计划、所需时间、费用、

可能存在的风险等，患者知情同意。

治疗步骤

（1）告知患者治疗目的及其局限性，并向患者宣传口腔预防及口腔卫生保健相关知识。

（2）初诊。制取上下颌模型，拍摄照片，数字微笑设计（DSD）美学分析并制作DSD诊断蜡型（图1-2）。

（3）第一次复诊。使用诊断蜡型和DSD照片与患者沟通，口内硅橡胶导板制作诊断饰面（mock-up），患者对可能获得的最终修复效果表示满意后，开始进行牙体预备及取模等临床操作。

①制作口内mock-up：使用硅橡胶翻制诊断蜡型印模；在患者口内制作树脂mock-up（图1-3）。

②牙体预备：根据患者口内诊断饰面"减法"进行基牙预备（本病例采用对接式瓷贴面牙体预备）。

切缘预备：采用直径1.2mm的车针，在基牙切端的近中、中部、远中3个位置形成深度约1.0mm的定位沟；然后根据定位沟的深度均匀磨除基牙切端的牙体组织，达到修复体需要的1mm预备空间（图1-4）。

唇面预备：建议采用贴面定深车针，在唇面颈部、中部和切端形成3条横向定位沟（颈部0.5mm、主体部分0.7~0.8mm）。然后采用

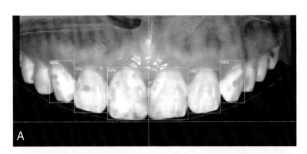

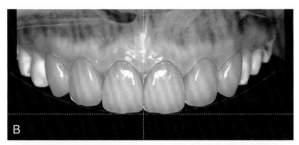

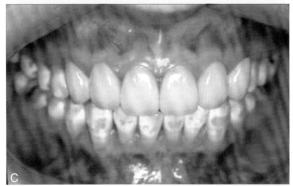

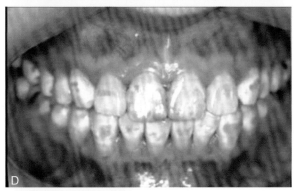

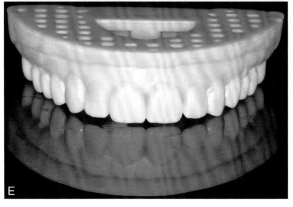

图1-2　DSD美学分析和3D打印DSD诊断蜡型

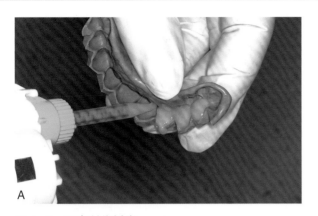

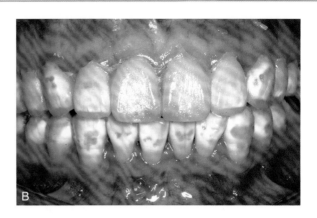

图1-3　口内制作树脂mock-up

直径较大的轴面预备车针（直径1.2mm）按照定位沟的深度均匀磨除唇面的牙体组织。预备过程中注意形成正确的唇面形态，使得牙体预备量达到修复体需要的0.7~0.8mm（图1-5）。

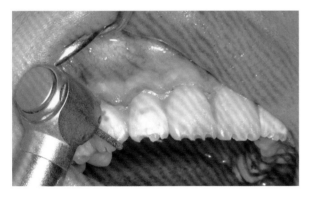

图1-4　切端预备

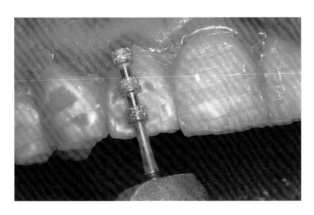

图1-5　唇面预备确定深度

外展隙（邻接）预备：采用邻面预备车针，磨除邻面的牙体组织，本病例的设计不需要贴面恢复邻接关系，所以不打开邻接，预备时注意避免伤及邻牙（图1-6）。

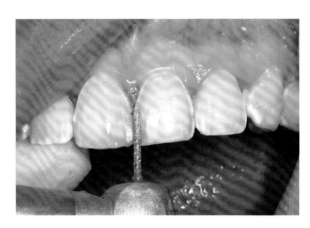

图1-6　外展隙预备

肩台预备：选择尖端为浅凹形的车针进行颈部及肩台的预备（图1-7）。

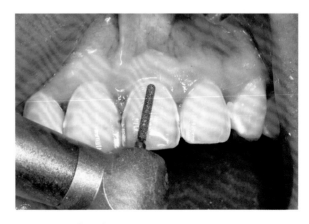

图1-7　边缘预备

精修抛光：采用较细粒度的车针进行表面抛光，精修后切唇线角必须足够圆钝、光滑，不能留有锐利线角，否则容易形成修复体内部的应力集中，造成修复体折裂（图1-8）。

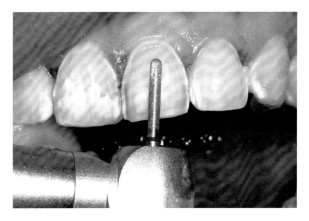

图 1-8　精修抛光

③排龈和印模制取：牙体预备精修完成后，根据需要选择合适的排龈方法进行排龈和印模制取，本病例采用排龈线单线排龈和硅橡胶印模。

排龈：此病例中，从遮盖基牙颜色的角度考虑，需要将贴面的边缘置于龈下，因此考虑进行排龈。又因其边缘为浅龈下边缘，采用单线法即可以暴露修复体边缘（图 1-9）。

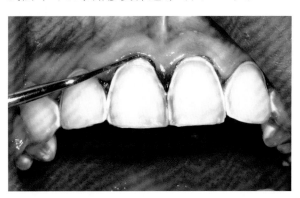

图 1-9　单线排龈

取模：瓷贴面修复对印模的准确性、精确性有较高要求，不建议采用普通藻酸盐印模材料制取印模。加成型硅橡胶印模材料具有多种不同流动性的剂型，制取瓷贴面精细印模时，推荐联合应用高流动性的硅橡胶轻体（light body）和低流动性的硅橡胶油泥（putty）或重体（heavy body），形成双相印模。

托盘的选择：选择坚硬的、不会变形的托盘。另外，从对印模材料施加足够压力的角度讲，推荐使用无孔不锈钢托盘或高强度一次性树脂托盘。

双相法取模：使用油泥型硅橡胶制取初印模，注意混合时间不要过长，以免造成初印模硬度过大，初印与轻体分层（图 1-10）。

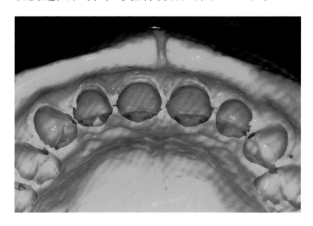

图 1-10　制取终印模

④制作临时瓷贴面修复体：利用诊断蜡型翻制的硅橡胶导板，同制作 mock-up 的方法，在口内直接制作（图 1-11）。

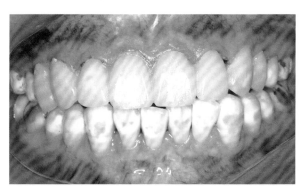

图 1-11　口内制作临时瓷贴面

（4）第二次复诊，贴面试戴及粘固。

①贴面试戴

就位：首先检查单个贴面的就位，寻找准确的就位道，如有阻挡的部位，组织面衬垫薄咬合纸，确定阻挡点，口外小心调磨，保证单个贴面可以良好就位；如果贴面邻面有阻挡，调磨存在干扰的接触点，保证每对相邻的贴面修复体都可以毫无压力的同时就位，调磨和抛光时需要避免边缘的崩裂折断；最后进行所有修复体试戴，确保就位位置准确（图 1-12）。

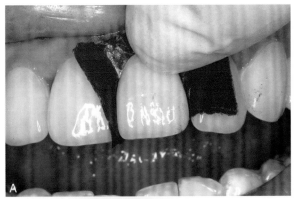

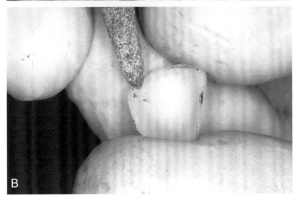

图 1-12　调整贴面就位

患者自查：排列与形态在初次复诊，口内 mock-up 制作完成后已经确定，不存在整体的、大范围的修复体形态调整。试戴时询问患者自己对颜色、外形是否满意。特殊情况下，患者不满意时需与技师协调，重新制作。

密合性：用手指的触觉感知贴面在基牙上的稳定程度，视觉观察、探针检查边缘的密合度（龈缘、切缘），两者均满意后证明贴面完全就位。

②贴面粘固

贴面的粘接前处理

氢氟酸处理：氢氟酸可以提高陶瓷内表面的粗糙度，形成微孔状结构，增加粘接面积，树脂突渗入到微孔中形成机械锁结，获得牢固的粘接，同时可以清洁粘接面、降低表面张力。注意组织面需要被酸蚀完全，尤其是边缘位置，非粘接面不能被氢氟酸污染，否则容易造成贴面表面粗糙及远期菌斑聚集、色素沉积等问题。有些加工厂在贴面出厂前会进行氢氟酸处理，

这种情况下，临床医师在粘接前只需要使用磷酸酸蚀，清洁即可（图 1-13、图 1-14）。

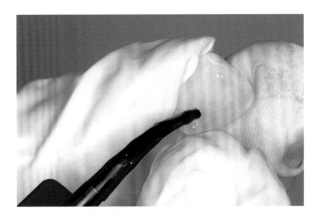

图 1-13　氢氟酸处理贴面粘接面

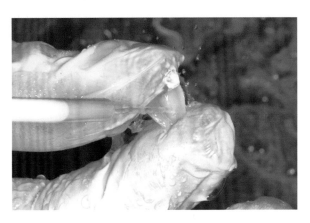

图 1-14　流动水彻底冲洗氢氟酸

涂布陶瓷预处理剂：对于玻璃陶瓷贴面来说，硅烷化是提高其粘接性能的重要处理步骤。使贴面组织面均匀涂抹瓷处理剂（硅烷偶联剂），气体吹拂促进液体挥发，将处理后的贴面放置于干燥环境中 1min 后备用。注意标记牙位，避免混淆（图 1-15）。

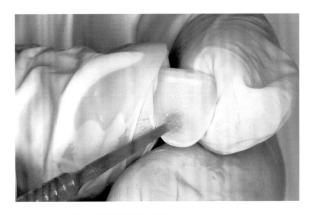

图 1-15　涂布陶瓷预处理剂

基牙处理：彻底清洁牙齿表面，去除可能存在的暂时修复体材料、粘接剂、试色糊剂、唾液、血液等异物。建议采用无氟抛光膏对牙齿表面清洁、抛光。

基牙清洁：准备粘接前，用毛刷蘸取适量的抛光清洁膏，低速旋转下清洁基牙的待粘接表面，然后用大量的流水冲洗干净（图1-16）。

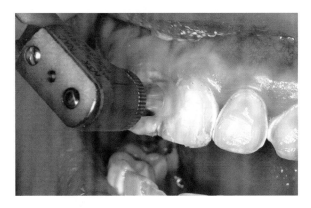

图1-16　清洁牙面

隔离基牙：隔离基牙的方法有很多种，包括橡皮障隔离、橡胶口撑隔离、排龈线隔离、聚四氟乙烯薄膜隔离等。此病例采用橡胶口撑结合聚四氟乙烯薄膜隔离的方法（图1-17）。

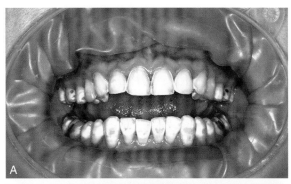

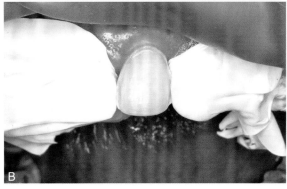

图1-17　隔离基牙

酸蚀：采用32%~37%磷酸溶液酸蚀，处理时间30s（图1-18）。

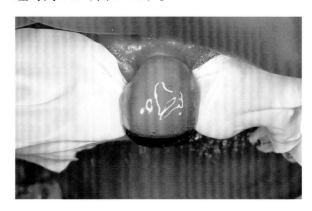

图1-18　酸蚀基牙

冲洗：首先用少量流水冲洗磷酸，医师助手需要配合默契，迅速用吸引器除去磷酸，避免污染其他牙齿及软组织；之后再使用大量流水冲洗干净，并气吹干燥（图1-19）。

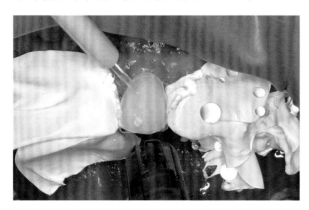

图1-19　冲洗基牙

涂布釉质粘接剂：均匀涂布釉质粘接剂，不要过厚，气枪轻吹5s，参照粘接剂使用说明光照固化10~15s（图1-20）。

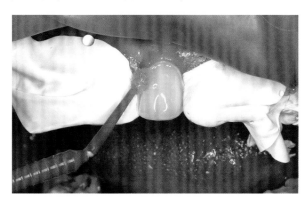

图1-20　基牙粘接剂处理

贴面就位：贴面组织面涂布粘接剂及粘接水门汀后，进行贴面的就位及粘接材料的固化。

放置粘接水门汀：粘接水门汀放置在贴面的组织面，放置过程中尽量保证水门汀内部不产生气泡，修复体就位时引导水门汀将牙体和修复体之间间隙填满，不残留空隙（图1-21）。

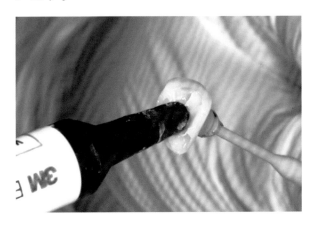

图1-21　贴面组织面放置粘接水门汀

贴面就位：贴面就位后，迅速检查边缘状态，确认是否达到了完全就位；初步清除多余的粘接水门汀（图1-22）。

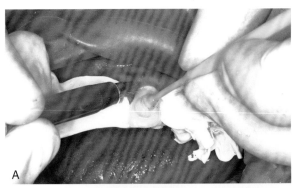

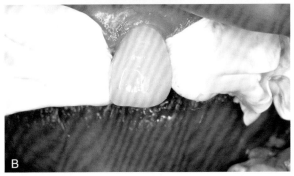

图1-22　贴面就位与清除多余粘接水门汀

树脂水门汀的完全固化：从粘接贴面的患牙的切端、唇面、舌侧分别光照20s，保证各个面都要接受足够的光照，避免局部照射时间过长，引起牙髓不适（图1-23）。

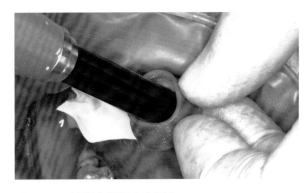

图1-23　树脂水门汀完全固化

粘接后边缘调磨：使用黄标TR-21EF车针，仔细清理贴面边缘多余粘接剂，并对边缘位置进行抛光，使边缘达到光滑、顺畅的效果（图1-24）。

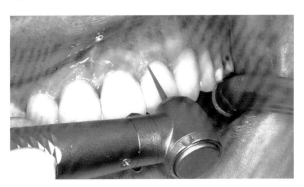

图1-24 粘接剂清理及边缘抛光

调整咬合：唇面处理完成以后，检查正中及前伸、侧方殆，去除早接触及殆干扰（图1-25、图1-26）。

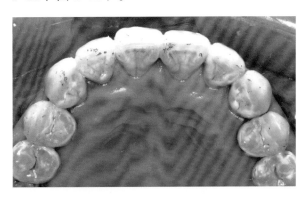

图1-25　检查咬合

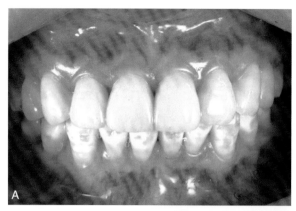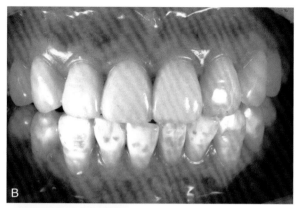

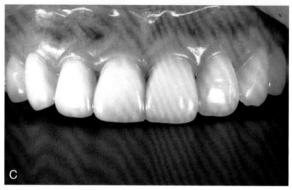

图 1-26　术后口内相　A.正中咬合相；B.前伸咬合相；C.上前牙黑背景相

（5）对患者的指导及术后维护治疗。

术后口腔卫生指导包括维护口腔卫生，建议患者使用摩擦剂细腻的牙膏，刷毛不要过硬的牙刷进行修复体清洁，建议患者使用牙线清洁邻面接触区；使用瓷贴面进食时避免承受迅速而强有力的切咬力量或持续而强大的撕扯力量；建议患者每 6 个月复查一次；告知患者定期洁治和抛光有助于保持瓷贴面的颜色效果、维护牙周组织的健康。

术后随访　1、3、6、12 个月后随访记录。

病例小结

越来越多的患者关注自己的牙齿美容，瓷贴面因为优良而持久的美观性能也成为很多医生和患者的首选。本例患者的治疗过程中采用DSD，在预备前即可以对修复效果进行预测，也便于和患者沟通，提高修复满意度。采用mock-up 制作诊断饰面，再采用"减法"通过

引导沟的制备确定预备深度，可以有效控制牙齿磨除量，获得可靠的瓷层厚度和美观效果。临床上为了减少基牙预备量，有微创贴面和不备牙贴面，但这些患者的基牙颜色相对比较正常。本例患者的基牙为中度氟斑牙，我们需要去除表面不均匀着色、发育不良的牙釉质以获得良好的美观和粘接效果，所以我们选择了常规预备贴面，邻接为对接式，未破坏患者原先的邻接关系。

贴面修复的比色、选色技巧也是临床医生需要关注的方面。①灵活选择目标色：一般来说，贴面修复的患者都会希望通过治疗使牙列颜色得到明显改善。比色过程中，需要尊重患者意见，也要给予一定的专业指导，结合患者基牙状况以及肤色、面型、职业等告知患者最终可能的修复效果。②注意基牙颜色：部分患者基牙颜色较重或不均一，对于贴面制作来说尤其需要注意。采用基牙比色板，确定每一个

基牙的颜色，向技师传递相关信息，并以此为基础进行修复体颜色的试戴及调整，以满足患者的治疗需求。③拍摄比色照片：选用灰色背景作为拍摄背景；拍摄时，比色板色块应与被比色牙切端对切端放置，尽量接近，但留有小间隙；以牙体长轴为水平中线；构图中减少嘴唇、牙龈等软组织的干扰。

（张　凌　余昊翰　马　静）

病例 2 — 贴面 2（氟斑牙美学修复与冠延长）

患者信息

性别：男；年龄：28 岁。

病 史

主诉 前牙颜色发黄约20年，影响美观，要求修复。

现病史 约20年前患者自换牙后发现牙齿发黄，现自觉影响美观，要求治疗。

既往史 2年前于我院行两侧后牙全冠修复。无家族史，否认系统性疾病史及药物过敏史。

检 查

口外检查 面下三分之一高度正常，面型饱满度基本正常；面部两侧基本对称；无颞下颌关节弹响，下颌运动范围正常，无张口受限及开口偏斜。右侧唇峰稍高于左侧，高笑线。

口内检查 牙龈曲线不协调。12、13牙龈缘轻微红肿。11、12、21、22、23、33、32、31、41、42、43（12~23、33~43）切1/3釉质缺损，唇侧牙釉质表面见黄棕色斑块，探（-），叩（-），无明显松动（图2-1），13~17、24~27、34~37、44~47全瓷冠修复。

咬合检查 11、12、21、22内倾，Ⅰ度深覆𬌗，覆盖1~2mm，上下颌中线与面部中线基本一致。患者的习惯性闭口位与最大牙尖交错位一致。面下三分之一距离约等于面中三分之一距离，咬合垂直距离正常。

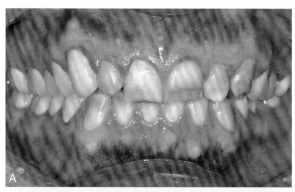

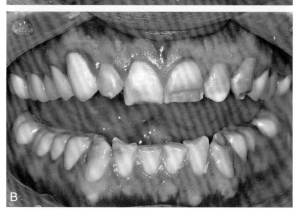

图 2-1 修复前口内观

诊 断

12~23、33~43氟斑牙。

治 疗

治疗计划
患者要求先修复上前牙。

（1）方案一：建议漂白后，以13、23牙龈顶点连线作为基准线，用正畸的手段根向压入 12、11、21、22，协调牙龈连线，待牙龈重建后 12~23 牙贴面修复。

（2）方案二：以 13、23 牙龈顶点连线作为基准线，12、11、21、22 行根向牙周冠延长术，待 3~6 个月牙龈重建后 12~23 牙贴面修复，通过 DSD 与患者沟通方案（图 2-2）。

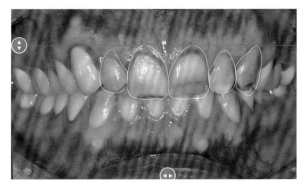

图 2-2　术前 DSD 模拟冠延长设计

（3）方案三：维持原有牙龈顶点位置，行切向冠延长术，12~23 贴面修复。

通过修复前 DSD，与患者充分解释根向、切向冠延长术和全瓷贴面修复的相关事宜，患者考虑正畸治疗、漂白治疗以及根向冠延长所需时间较长，创伤较大，不接受前两种方案。在保持原有牙龈曲线情况下，制取研究模型，并在其上制作切向冠延长诊断蜡型，利用临时冠树脂材料制作临时修复预测效果，即口内诊断饰面（mock-up），做到修复效果预知（图 2-3）。患者对修复效果满意，并最终选择方案三：行切向冠延长术，以瓷贴面修复 11、12、21、22、23。

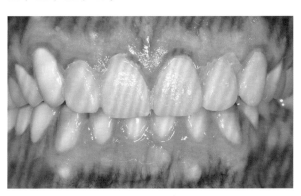

图 2-3　保持原有牙龈曲线制作诊断饰面

本病例中上前牙切端釉质缺损且变色，对接式的预备形式可以减少切端变色牙体组织对修复后切端颜色效果的影响。因此本病例中选择对接式的二硅酸锂基玻璃陶瓷贴面修复。

治疗步骤

（1）告知患者治疗目的及其局限性，并向患者宣传口腔预防及口腔卫生保健相关知识。

（2）以 mock-up 为最终修复体形态指导唇侧、切端及邻面的牙体预备。排龈后完成边缘肩台的修整，最后检查咬合间隙并抛光完成。制取硅橡胶印模，暂时贴面修复（图 2-4）。

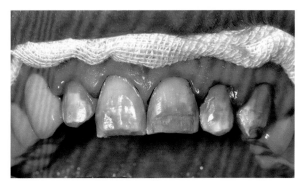

图 2-4　基牙预备完成后口内照

（3）修复体试戴，以试色糊剂确定粘接剂颜色选择。检查边缘就位情况、边缘密合无悬突、邻接触是否紧密。患者对修复体外形、颜色满意后进行最终染色上釉（图 2-5、图 2-6）。

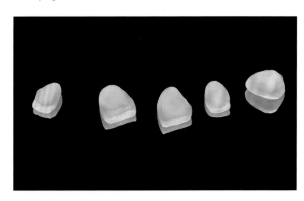

图 2-5　贴面修复体照

（4）最终修复体口内试戴并粘接固位。再次在口内试戴贴面，检查边缘就位情况、边缘密合无悬突、邻接触情况、外形和颜色，患

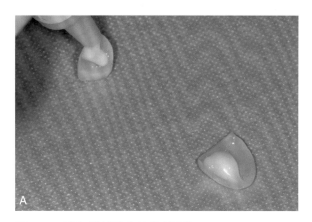

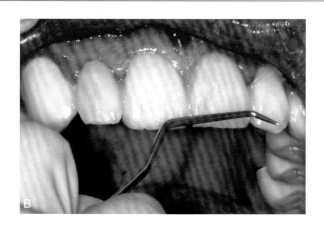

图 2-6　试色糊剂确定粘接剂颜色

者对修复体满意并认可后，以 3M ESPE Rely X 贴面粘接水门汀粘接瓷贴面修复体。调整正中位、前伸与侧方运动时无咬合高点及咬合干扰（图 2-7）。

（5）对患者的指导及术后维护治疗。术后口腔卫生指导包括使用正确刷牙方法、牙线清理等，嘱患者勿用修复体咬硬物，并定期复诊。

病例小结

本病例所指的牙冠延长术是广义的概念，指通过恢复牙齿的临床冠长度，在功能与美学方面达到与患者颜面、牙列、天然牙体以及牙周软组织相协调的技术。牙冠延长的方向有两个，分为牙周冠延长（根向）和切向冠延长（冠方）。

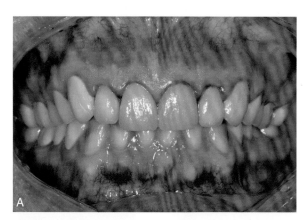

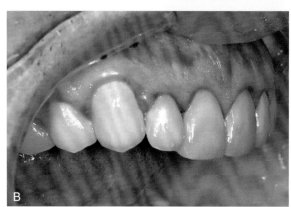

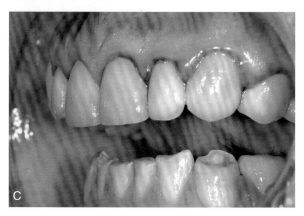

图 2-7　修复后口内观

向根方进行的牙周冠延长术（crown lengthening surgery）是临床常用的牙周手术之一，是在符合生物学宽度的原则下，通过手术的方法去除一定量的牙龈组织和牙槽骨，从而暴露更多的健康牙体组织，以便进行下一步的牙体修复或牙龈组织形态改善，以达到红白美学标准。牙周冠延长术适用于前牙临床牙冠短，而后牙咬合稳定没有过度磨耗的高笑线患者。牙周冠延长术的缺点包括：①技术敏感度高，如果前牙区的牙周冠延长术操作不规范，或者牙龈组织没有完全稳定就过早修复，容易引起唇侧牙龈退缩影响前牙区美学效果；极端情况下腭侧去除软组织过多，则可能伤及切牙孔。②牙冠延长术影响牙齿的冠根比例，如果牙体剩余组织不足，牙根过短，盲目进行牙冠延长术后可能会导致牙齿松动。因此在临床中我们在进行牙冠延长术前还要综合考虑牙齿折断深度、牙齿松动度、患者美观需求等因素。冠延长术后一般需要等待4~6周以利于组织愈合，龈缘位置基本稳定，再进行永久修复，美容修复建议在2个月后开始。

向冠方进行的冠延长术也称为切向冠延长，常用于前牙过度磨耗，或后牙有过度磨耗需要升高垂直距离以恢复咬合关系的患者。由于没有涉及对牙龈组织的处理，在治疗周期和微创程度上具有优势。在患者要求改变露龈笑或者后牙咬合关系不容改变的情况下则难以达到治疗效果。本病例以口腔微创美学修复理念为导向，选用全瓷贴面修复11、12、21、22、23变色牙及切端的釉质缺损，由于患者13全瓷修复体对原来的萎缩牙龈进行了遮盖，导致龈缘位置较高，失去整体协调美观，在对于前牙区的美学修复中，通常理想的前牙龈缘位置是在双侧对称的基础上，中切牙与尖牙龈缘水平一致，侧切牙龈缘水平位于中切牙与尖牙冠方。因此本病例对牙冠延长的方向可以有两种选择：①以13的牙龈顶点作为前牙的牙龈基准线，11、12、21、22、23行根向的牙周冠延长术；②以23牙龈顶点为基准线，在微创原则下采取切向冠延长。切向冠延长在实施中除了注意牙冠长宽比例协调外，还应该注意勿形成前伸咬合干扰。患者综合考虑后选择切向冠延长，以23牙龈顶点为基准线直接进行瓷贴面修复，恢复了患者上前牙的功能和美观。

（廖红兵　陆建志）

患者信息

性别：男；　年龄：30 岁。

病　　史

主诉　上前牙散在间隙 1 月余，自觉影响美观，要求修复。

现病史　1 个月前，患者于我院完成正畸治疗，现转诊我科要求修复治疗关闭上颌双侧侧切牙两侧间隙，改善前牙美观。

既往史　无家族史，否认系统性疾病，否认与牙科治疗相关的过敏史以及药物过敏史。

检　　查

口外检查　面下三分之一高度正常，面型饱满度基本正常；口角无明显下垂；面部无明显不对称及肿胀；无颞下颌关节弹响，下颌运动范围正常，无张口受限及开口偏斜。

口内检查　口内唇、颊、舌、口腔黏膜及咽部软组织正常；12、22 过小牙，呈锥形，近远中可见约 1mm 散在间隙，探（－），叩（－），冷刺激不敏感，无明显松动（图 3-1）。

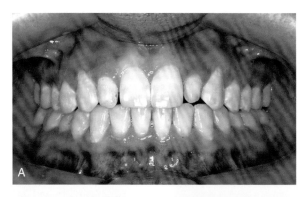

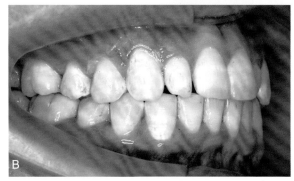
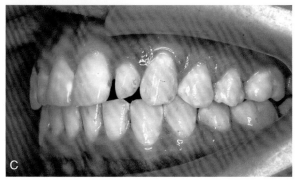

图 3-1　修复前口内观

咬合检查　覆𬌗及覆盖正常，上颌牙列中线与面部中线以及下颌牙列中线一致。患者的习惯性闭口位及最大牙尖交错位一致。面下三分之一距离约等于面中三分之一距离，咬合垂直距离正常。

诊　断

12、22 过小牙。

治　疗

治疗计划

本病例为一例正畸 - 修复联合治疗患者。由于 12、22 过小牙的存在，不能够完全占据牙列中应有的侧切牙空间，如果直接正畸关闭间隙，将会影响后牙的排列及咬合关系的调整。因此在正畸治疗前进行了修复的会诊，并制定了正畸 - 修复联合治疗计划。在牙列排齐的同时将 12、22 过小牙近远中均预留修复空间，正畸完成后利用修复的方式恢复侧切牙的形态并关闭其近远中间隙。

利用修复体关闭天然牙间隙的方法主要有全冠和贴面两种形式。全冠的优点主要在于修复体自身固位效果好，但是牙体预备量较多；贴面的优点在于天然牙牙体预备量很小。随着口腔微创美学修复理念及粘接材料的发展，贴面修复越来越被大家接受。

本病例中贴面的固位力可满足临床要求，因此，在和患者沟通后制定 12、22 二硅酸锂玻璃陶瓷超薄贴面修复方案。

告知患者详细治疗计划、所需时间、费用、可能存在的风险，患者知情同意。

治疗步骤

（1）告知患者治疗目的及其局限性，并向患者宣传口腔预防及口腔卫生保健相关知识。

（2）制取研究模型，并在其上制作诊断

蜡型，设计侧切牙形态以及咬合关系，做到修复效果的预测（图 3-2）。

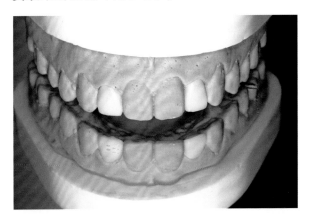

图 3-2　诊断蜡型照

（3）12、22 贴面临床预备。

在医生已履行完全告知义务，患者完全知情同意的前提下，比色，复制诊断蜡型，利用临时冠树脂材料行口内诊断饰面（mock-up），以 mock-up 为最终修复体形态指导唇侧、切端及邻面的牙体预备。排龈后完成边缘肩台的修整，最后检查咬合间隙并抛光完成。制取硅橡胶印模，暂时贴面修复（图 3-3 至图 3-5）。

（4）最终修复体口内试戴并粘接固位（图 3-6、图 3-7）。

在口内试戴贴面，检查边缘就位情况、边缘密合无悬突、邻接触紧密，患者对修复体外形和颜色满意并认可后，采用 VariolinkN 双固化树脂水门汀粘接贴面修复体。调整正中、前伸及侧方咬合无咬合高点及咬合干扰，抛光。

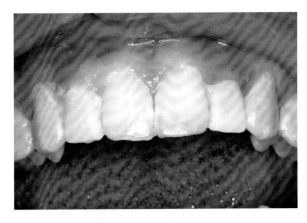

图 3-3　口内树脂 mock-up 照

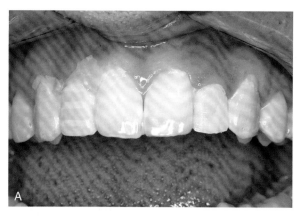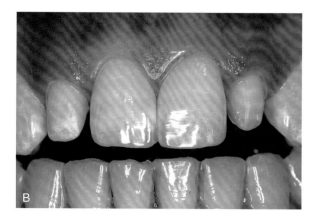

图 3-4 基牙引导沟预备照（A）与基牙唇面预备完成照（B）

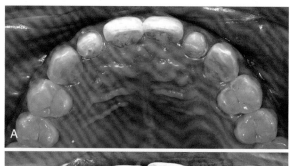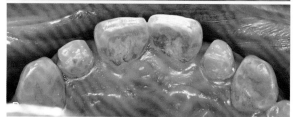

图 3-5 基牙预备完成后口内照

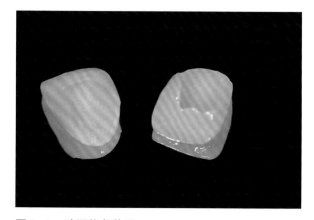

图 3-6 贴面修复体照

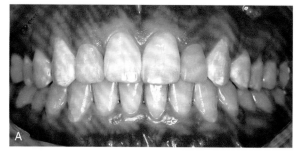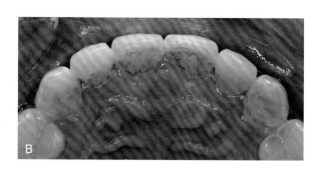

图 3-7 戴牙后口内照

（5）对患者的指导及术后维护治疗。

术后口腔卫生指导包括用软毛牙刷、牙线等保持口腔卫生，嘱患者勿用修复体咬过硬食物，避免瓷贴面承受过大的切咬力量并定期复诊。

术后随访

3、6、9、12个月后随访，患者牙龈正常，口腔卫生状况良好。

病例小结

贴面修复是采用粘接技术，对牙齿表面缺损、着色牙、变色牙和畸形牙等，在保存活髓、少磨牙或不磨牙的情况下，用修复材料直接或间接粘接覆盖，以恢复牙体正常形态及改善其色泽的一种修复方法。贴面修复磨除牙体组织少，有利于最大限度地保存牙体组织以及利于牙周组织健康。本病例中首先翻制诊断蜡型印模并在患者口内制作树脂mock-up，再行基牙预备。这样既可以准确预备出最终修复体所需的空间，又可以最大限度地保存天然牙体组织。本病例显示，在预备出贴面唇面所需空间后，天然牙唇面仅有微量的磨削。

关闭天然牙间隙的贴面修复体，其邻面预备与常规的贴面预备不同。常规贴面的邻面预备不完全打开邻面的接触区，仅磨除其唇侧1/2，而天然间隙关闭的贴面邻面预备必须修整邻面至舌侧边缘嵴，这样才能使修复体在关闭邻面间隙的同时，舌侧与天然牙形成光滑的移行接触，不产生台阶。

贴面牙体预备分型包括开窗式、对接式和切端包绕式三种。目前临床上，针对上前牙贴面修复，如果基牙形态完整，切端牙体组织具有一定的厚度且不需要通过贴面修复体进行切端延长的病例多采用开窗式设计，此类设计前伸咬合时贴面修复体与对颌牙无接触；而对于切端牙体组织磨损或折断的病例多采用对接式或切端包绕式设计，对接式将切缘牙体组织直接与贴面修复体组织面在切端形成对接，而不进行舌面预备；切端包绕式设计还需要磨除部分切端以及舌侧牙体组织并在舌侧形成刃状或浅凹型边缘。后两种设计在正中咬合时贴面与对颌牙无接触，前伸咬合时接触。值得注意的是，切端包绕式贴面牙体预备后切缘处剩余牙体组织较薄弱、抗力较差，同时贴面必须沿切龈向就位，牙体预备量较大，容易导致牙本质暴露而继发敏感。临床上需要根据具体病例的实际情况综合考虑，选择适宜的牙体预备方式才能取得满意的修复效果。本病例中由于过小牙的切端及舌侧形态不规整需要进行切端延长以及舌侧形态的恢复，同时考虑切缘稍加预备后能更好地控制贴面的颜色及形态，因此选用了切端包绕式。

（牛　林　丰懿恬）

贴面 4（前牙散在间隙的树脂部分贴面修复）

患者信息

性别：男；年龄：30岁。

病　史

主诉　数年来前牙存在散在缝隙，自觉影响美观，现要求治疗。

现病史　患者数年来前牙一直存在散在缝隙，无间隙增大现象，自觉影响美观，现来我院要求治疗并恢复美观。

既往史　无家族史，否认系统性疾病及与牙科治疗相关的过敏史。

检　查

口外检查　面部无明显不对称及肿胀；无颞下颌关节弹响，下颌运动范围正常，无张口受限及开口偏斜。

口内检查　12、11、21以及22之间见散在间隙，切牙乳头肥大，前牙牙龈覆盖位置较低（图4-1）。

诊　断

12、11、21、22间散在间隙。

治　疗

治疗计划

前牙散在间隙首选方案为正畸治疗，若因其他原因或者患者意愿不采用正畸治疗，则可以选择固定修复或树脂修复。

本病例中患者前牙散在间隙，且牙龈覆盖位置较低，临床牙冠较短，故可有3种治疗方案可供选择：

（1）正畸治疗；

（2）DSD美学分析，行冠延长术后贴面修复；

（3）在腭侧硅橡胶导板指导下进行前牙树脂修复。

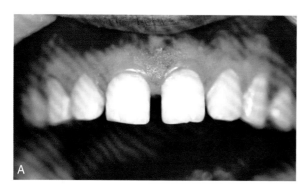
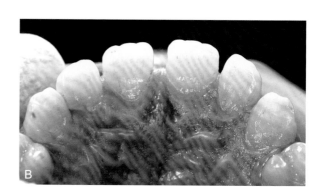

图4-1　术前口内观

在与患者充分沟通，告知 3 种治疗方案的治疗过程、费用、优缺点以及术后注意事项后，患者选择行树脂修复。

治疗步骤

（1）告知患者复合树脂修复的局限性，并向患者宣传口腔预防及口腔卫生保健相关知识，患者表示理解并接受复合树脂修复的治疗方案。

（2）制作硅橡胶导板（图 4-2、图 4-3）。

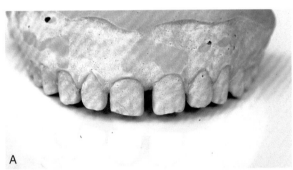

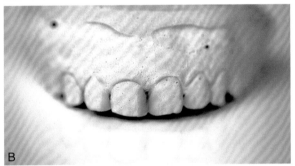

图 4-2　翻制石膏模型并进行口外 mock-up

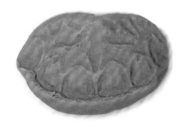

图 4-3　利用 mock-up 制作硅橡胶导板

（3）口内在硅橡胶导板引导下恢复前牙形态。

橡皮障隔湿，暴露右上第一前磨牙至左上第一前磨牙间的美学修复区（图 4-4）；保证硅橡胶导板在口内严密就位（图 4-5）。无须

牙体预备，常规酸蚀术区釉质，树脂恢复右上中切牙时将左上中切牙用聚四氟乙烯薄膜隔离保护，在唇腭侧及邻面可能需要树脂修复的区域涂布粘接剂，光照固化后开始树脂塑形。患者中切牙间隙为 2mm，一般左右中切牙各恢复 1mm，保证左右中切牙视觉上宽度相等（图 4-6、图 4-7）。树脂塑形过程先采用流动树脂，直接注射到硅橡胶导板上，形成腭侧背板。注意近中止于导板上的中线处。腭侧背板形成后即可撤除硅橡胶导板，采用树脂逐层恢复牙本质层及釉质层。如果觉得患牙堆塑后形态较宽，可以在邻面堆塑时将左右中切牙的邻接区置于偏腭侧，在视觉上使中切牙宽度缩窄。同时注意牙龈乳头的位置，邻接点过高易压迫牙龈，邻接点过低易产生黑三角。

（4）精修与抛光。

左右中切牙分别恢复形态后撤除橡皮障，进行精修和抛光，精修时可以对邻接点位置与表面形态做进一步微调。采用抛光尖、抛光刷或抛光碟对唇腭侧及外展隙抛光，采用抛光条对邻面抛光（图 4-8）。

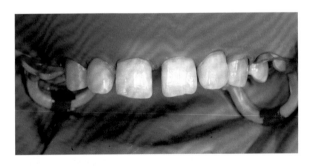

图 4-4　橡皮障隔湿

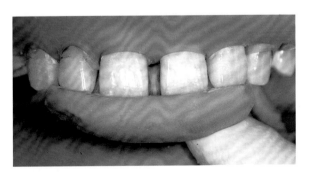

图 4-5　硅橡胶导板口内就位

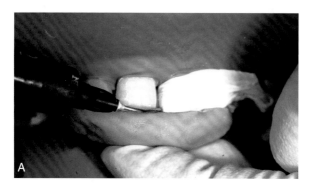

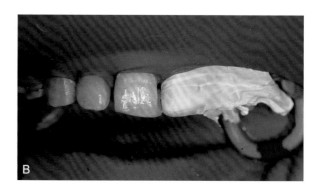

图 4-6　利用流动树脂形成腭侧背板

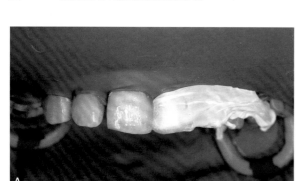

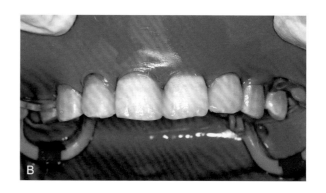

图 4-7　分别恢复各前牙形态以关闭间隙

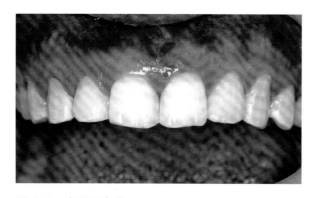

图 4-8　术后口内照

病例小结

　　前牙间隙关闭（diastema closure）是一类常见的临床美学问题。临床上关闭前牙间隙的方法多种多样，对于以"前牙间隙"为主诉，而需要行修复治疗的患者，应进行充分的术前沟通，提供多种可选治疗方案供患者选择，可以通过树脂直接修复，全瓷贴面修复和冠修复单独处理或配合正畸治疗来关闭前牙间隙，恢复前牙美学形态。在选择修复方式前，可以使用诊断蜡型帮助医生及患者预知修复后的效果，更重要的是可以帮助医师判断：①需要恢复多少牙体组织？②牙体需不需要预备？③最小的牙体预备量是多少？④牙体颜色是否可以恢复，有无特殊处理？⑤牙髓活力是否受到影响？通过诊断蜡型确定 5 个问题后就可以选择对应的修复方式，各个修复方式之间并没有绝对的界线，在给出最好的治疗方案的同时也要与患者充分沟通，尊重患者自身的选择。

　　一般来说，牙齿本身大小、形态以及比例正常或者仅需要少量调整就可以达到美学效果的前牙间隙，可以采用树脂修复。虽然没有明确的临床试验系统性开展研究，但一般采用树脂恢复的前牙间隙不超过 2mm，即单颗牙恢复不超过 1mm，且要求患者口腔卫生状况良好，能充分理解树脂修复局限性，有良好的依从性，并能在术后进行正确的口腔健康维护。树脂直接修复的优点是微创、一次性口内完成、美观度高、可在患者进行正畸治疗过程中开展；缺点是复合树脂耐久性差，后期可能需要多次替换，临床操作时间长，复合树脂恢复的牙齿形态及质地可能随着时间而改变，对医生操作水平要求较高，解剖外形恢复不当可能造成黑三角，边缘悬突可能引起牙龈炎症。

因此，采用树脂修复直接关闭前牙间隙，需要与患者进行充分的术前沟通，并要求医生有足够的前牙美学修复操作水平。

（陈杨曦）

病例 5　前牙美白修复 1（氟斑牙的美白治疗）

患者信息

性别：男；年龄：19 岁。

病　史

主诉　上前牙不美观 10 余年，要求修复。

现病史　患者自述上前牙色黄 10 余年，影响美观，未行任何口腔治疗，今来我科要求恢复前牙美观。

既往史　高氟地区生活史，家人有类似牙齿症状，否认系统性疾病及与牙科治疗相关的过敏史。

检　查

口外检查　面部对称，无颞下颌关节弹响，开口型、开口度无异常。

口内检查　全口牙齿呈白垩色，伴棕黄色斑点，11、12、21、22 唇面棕黄色斑块面积较大。上前牙排列不齐、拥挤，21 唇向位，牙龈边缘高于 11 约 3mm，22 远中扭转伴舌倾，11、12、22 浅覆𬌗、浅覆盖，21 牙浅覆𬌗，覆盖约 3mm。余未见明显异常（图 5-1）。

诊　断

1. 氟斑牙；
2. 牙列不齐。

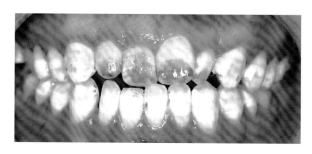

图 5-1　治疗前口内照

治　疗

治疗计划

患者自觉上前牙美观影响较大，急切要求解决上前牙美观问题，并要求仅对上前牙直接进行美学修复。针对其天然牙颜色、形态及咬合状况，提供的治疗方案有：

（1）12、11、22 贴面修复，21 冠修复，改向内收突度；

（2）12～22 微研磨术＋漂白＋正畸治疗排齐前牙，改善前牙覆𬌗，调整 11 牙龈高度及前牙笑线。

若选择方案 1，则需将 21 改向内收，极大可能无法保留 21 活髓，且 11、21 牙龈高不一致，患者为高笑线，美观效果不佳，考虑患者年龄较小，更建议其采用微创手段来改善美观问题。在与患者反复沟通两种修复方案的利弊及治疗时间、费用、治疗效果后，患者决定采用方案 2，先行 12～22 微研磨术＋漂白，改善前牙颜色后再行正畸治疗，排齐前牙，改善前牙覆𬌗，调整笑线，若后期患者对美观有进一步要求可进一步漂白或贴面修复。

治疗步骤

（1）告知患者治疗目的及其局限性，并向患者宣传口腔预防及口腔卫生保健相关知识。

（2）12~22 微研磨术：用高速手机对 12~22 唇面黄斑处进行粗糙化处理，用橡皮障隔离，低速弯机配合使用皓齿牙釉质微研磨膏（Opalustre enamel microabrasion slurry）对牙面进行微研磨处理，每分钟 3500~5000 转，每颗牙单次操作时间不超过 20s，避免牙齿过度产热引起患者不适，研磨 3~5 次，完成后真空负吸研磨糊剂，避免糊剂与黏膜接触，之后使用不含氟的抛光膏对牙面进行抛光处理（图 5-2）。

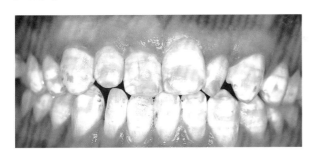

图 5-2　微研磨术后

（3）制取上颌印模，制作上颌漂白托盘（图 5-3），对于需要进行漂白的牙位，唇侧托盘边缘应修剪至龈缘处，形成扇贝形边缘，便于漂白凝胶溢出清理。配皓齿奥普斯家用 15% 过氧化脲漂白凝胶（Opalescence PF tooth whitening systems），要求患者每日刷牙后向漂白托盘内需美白牙位唇面中央涂布漂白凝胶后戴入口内，用软毛牙刷或纱布擦除唇面边缘溢出凝胶，每日佩戴时间保证 4~6h，之后取出托盘，清洁牙面及托盘。要求在漂白过程中避免进食着色过深食物，漂白 1 周后如图 5-4。

（4）患者对漂白效果满意，要求停止治疗，转正畸科进行正畸治疗。

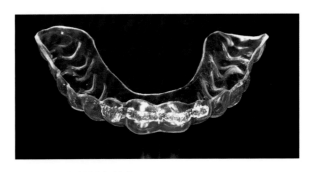

图 5-3　上颌漂白托盘

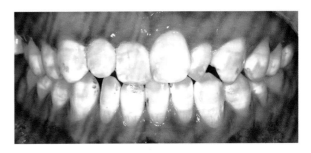

图 5-4　12~22 牙漂白 1 周后

（5）建议患者近期避免进食着色过深食物，注意口腔卫生，定期复诊，若出现反弹，可使用居家漂白凝胶进行巩固。

病例小结

氟斑牙的病理变化多发生在釉质外层，其病变深度不超过 300~500μm，皓齿牙釉质微研磨膏含 6.6% 的盐酸和碳化硅微颗粒，通过酸蚀和研磨作用，打磨釉质表面着色层，并且打磨过程中大部分磨出的牙齿的矿化物和部分打磨膏中的硅颗粒被压缩到釉质表面，形成致密的矿化结构，这一结构改变了牙齿表面的折射和反射，掩盖了釉质表层下的颜色。而皓齿奥普斯家用 15% 过氧化脲漂白凝胶可分解为 5% 过氧化氢，过氧化氢进一步可分解释放超氧化物自由基，该自由基具有强氧化作用，能与色素分子发生氧化反应进而降解色素达到漂白的效果。

本病例中患者为中度氟斑牙，上前牙表面仅有黄褐色斑块，无明显釉质缺损，降低了在漂白过程中出现牙齿敏感的可能性，且黄褐色斑块颜色较浅，其病损位置位于釉质浅表层，微研磨后釉质表面的病损颜色已达到明显改善，为后续的漂白奠定了良好的基础。由于氟斑牙本身的釉质结构及漂白的影响，图5-4中可见其牙齿釉质表面依旧存在不同程度、不均匀的白垩色斑块，如需进行改善，可用渗透树脂进行牙面处理，渗入异常的釉柱结构中，改变缺陷釉柱的折光率，使白垩色淡化或消失。再者，漂白后3~5年牙齿可能存在颜色反弹，若出现反弹，可继续使用皓齿家用漂白凝胶进行漂白巩固，维持良好的美白效果。

（贺　敏）

病例 6　前牙美白修复 2（氟斑牙的美白治疗加贴面修复）

患者信息

性别：女；年龄：30 岁。

病史

主诉　前牙变色数年，近年来自觉牙齿磨耗敏感，影响进食及美观，要求全面口腔治疗。

现病史　患者自觉牙齿自萌出后即变色，期间未行治疗，近年来着色更为严重并伴有敏感症状，影响进食及美观，未曾接受系统的牙科治疗，今来我科要求恢复前牙美观。

既往史　体健，无家族史，否认系统性疾病史及与牙科治疗相关的过敏史。有抽烟史，自诉数年来常饮碳酸饮料。

检查

口外检查　面下三分之一高度稍有降低，面型饱满度基本正常；面部无明显不对称及肿胀；无颞下颌关节弹响，下颌运动范围正常，无张口受限及开口偏斜。

口内检查　口内唇、颊、舌、口腔黏膜及咽部软组织正常。上下颌全口牙有黄褐色斑块，染色严重，龈缘菌斑附着，边界不清，11、13、14、21、22、33、34、35、44、45 牙颈部颜色发黑并伴不同程度的龋坏，探诊（+），牙髓活力正常，上前牙磨损严重，所有上前牙临床牙冠短。36 𬌗面龋洞，探诊（−），牙髓

活力正常。口腔卫生差（图 6-1）。

咬合检查　咬合关系正常，垂直距离正常。

诊断

1. 重度氟斑牙；

2. 11、13、14、21、22、33、34、35、36、44、45 中龋。

治疗

治疗计划

本病例中患者前牙氟斑染色严重并伴发龋坏，综合考虑牙齿染色及龋坏情况等因素，提出 3 种修复方案：①前牙树脂修复；②前牙全冠修复；③漂白术后贴面及全冠修复。

考虑到患者的年龄及氟斑牙的问题，拟尽量采用微创修复的方法。经与患者充分沟通，最终确定了漂白术后贴面及全冠修复的治疗方案。因患者上前牙磨损严重，需要进行切缘重新定位，故戴用临时修复体调整切缘位置，直到患者适应，再制作最终修复体。具体治疗计划如下：

（1）牙周基础治疗；

（2）诊室美白；

（3）诊断饰面（mock-up）确定切缘位置；

（4）瓷贴面及全瓷冠修复。

告知患者详细治疗计划、所需时间、费用以及可能存在的风险，患者知情同意。

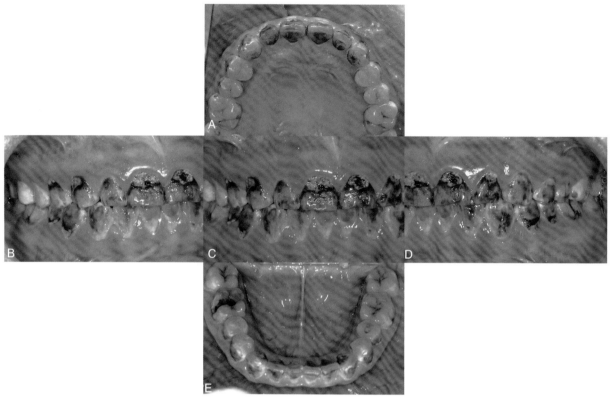

图 6-1 修复术前口内观

治疗步骤

（1）告知患者治疗目的及其局限性，并向患者宣传口腔预防及口腔卫生保健相关知识。

（2）诊室美白治疗。清洁牙面，患者带上开口器及舌挡，然后在口底区塞入棉条，并涂上护唇油。光固化黏膜保护剂涂在需要美白牙齿的龈缘上并光照使其固化，形成约 4~6mm 宽、1~2mm 厚的牙龈保护带，检查其密封性，如有软组织暴露需及时添加黏膜保护剂并光照固化。将美国皓齿美白剂凝胶混匀激活后均匀注射到需要漂白的牙齿表面，使美白剂充分与牙体接触形成厚约 2mm 的涂层。20min 后擦去美白凝胶，大量清水冲净牙面，去除牙龈屏障树脂。嘱牙齿漂白后注意事项，口腔卫生宣教。约 1 周后行第二次诊室美白治疗（图 6-2、

图 6-3）。

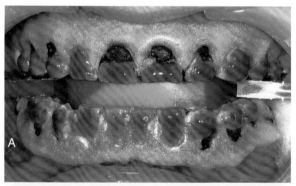
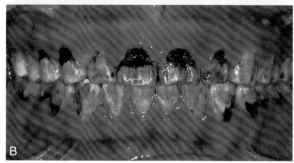

图 6-2 第一次诊室美白

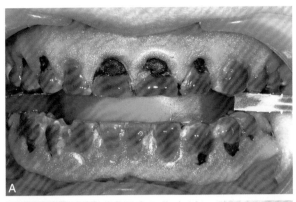

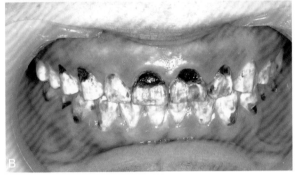

图 6-3　第二次诊室美白

（3）诊断饰面（mock-up）确定切缘位置。因漂白后牙齿氟斑颜色减轻，经微打磨后发现 14、12、23、24 可去除大部分氟斑及颈部黑色牙体组织，因此设计 14、12、23、24 瓷贴面修复，11、13、21、22 氧化锆全瓷冠修复。在研究模型上制作诊断蜡型，使用硅橡胶印模材料将诊断蜡型复制于口内，制作树脂诊断饰面，通过笑线、发音、咬合等方法调整咬合及确定切缘位置。嘱患者戴用 1 个月后复诊（图 6-4 至图 6-6）。

（4）瓷贴面及全瓷冠修复。Mock-up 使用 1 个月后，评估咬合接触、牙体牙周情况，在患者知情同意后开始正式修复。按照瓷贴面及全瓷冠的要求进行精细牙体预备（图 6-7），硅橡胶取模，灌制工作模型，制作最终修复体。

（5）最终修复体口内试戴并粘接固位。在口内试戴瓷贴面及氧化锆全瓷冠，检查就位情况、冠边缘密合无悬突、邻接触紧密、外形及颜色患者满意、调改咬合接触达到最大牙尖交错关系，无咬合高点及咬合干扰，粘接修复体（图 6-8、图 6-9）。

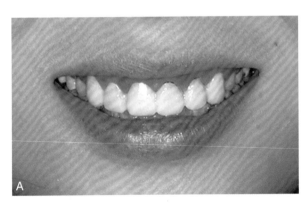

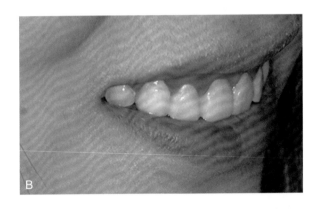

图 6-4　微笑评估 mock-up 切缘位置

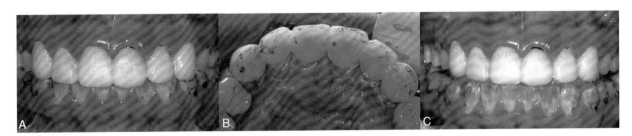

图 6-5　咬合评估 mock-up 切缘位置

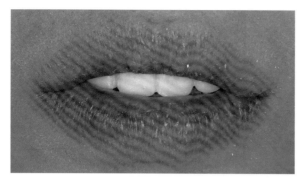

图 6-6　发音"F"评估 mock-up 切缘位置

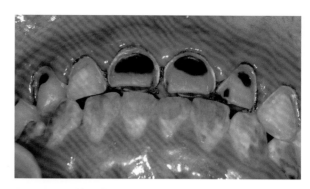

图 6-7　牙体预备

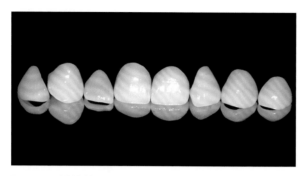

图 6-8　最终的瓷贴面和氧化锆全瓷冠修复体

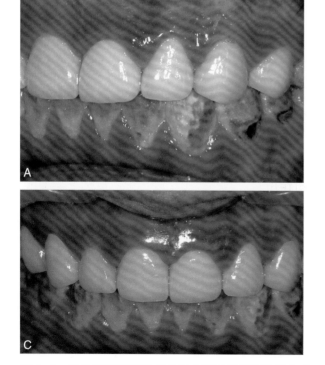

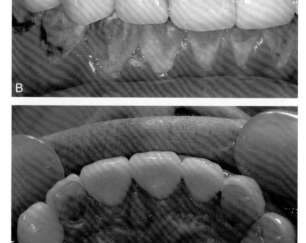

图 6-9　最终的瓷贴面和氧化锆全瓷冠修复体粘接完成

（6）对患者的指导及术后维护治疗。

术后口腔卫生指导包括用软毛牙刷、牙线等进行口腔清洁。夜间上颌戴用软弹性𬌗垫。患者复诊进行咬合关系及软组织情况评估。患者对治疗效果十分满意，并愿意通过良好的口腔卫生行为维护最终修复体。1 个月后患者复诊进行再评估，此后每 6 个月复查一次。

病例小结

牙齿美白治疗：牙髓、牙本质和牙釉质这三部分的变化均会导致牙齿颜色的改变，美白剂中的过氧化物是一种活泼的氧化剂，可迅速释放游离态的氧，并在瞬间形成超氧化物自由基（HO_2^-）。HO_2^- 也是一种强氧化剂，可同时增大过氧化氢的氧化作用。过氧化氢的分子量很小，游离态的氧与超氧化物自由基可穿透牙釉质和牙本质，进入牙本质与色素基团进行化学反应，将其分解为小分子，从而改变牙齿的颜色，完成漂白过程。本病例中的患者牙齿氟斑颜色较深，修复前使用皓齿美白剂进行高效诊室美白，调整基牙颜色。由于患牙的氟斑着色较深，进行两次诊室美白才取得了良好的效果。美白治疗后4颗基牙选择了超薄瓷贴面修复，实现微创修复。

美白方法的选择：诊室美白常用的美白剂为38%过氧化物，过氧化物含量较高，起效快且疗效显著，注意漂白剂千万不能接触到软组织，需要在专业医师的操作下来完成美白治疗。而家庭美白常用的美白剂为10%、15%及20%的过氧化脲，加入了硝酸钾和氟化物以预防过敏症状。专业医师为患者制作牙托，美白治疗可于晚间睡眠中进行。家庭美白对外源性色素沉着、增龄性牙齿变色，轻中度内源性着色牙有良好的效果，但对重度氟斑牙、四环素牙效果不甚明显。对于较严重的变色牙可以诊室美白后再结合家庭美白以达到更好的效果。

冷光美白也是近年来较常用的一种牙齿美白技术，属于诊室美白的一种，通过强蓝光照射将美白剂中的氧自由基解离出来，与沉积在牙齿表面及深层的色素产生氧化还原反应，在不破坏正常牙体组织的前提下达到美白效果。冷光美白对外源性色素沉着、增龄性牙齿变色、轻中度内源性着色牙有良好的效果，对重度氟斑牙、四环素牙效果不甚明显，但冷光美白比家庭美白效果显著。

诊室美白由于用时短、起效快、疗效显著、患者依从性好等优点被专业医生广泛应用。家庭美白剂中过氧化物的浓度较低，对牙齿硬组织的硬度、表面形态及牙髓的影响较小，对外源性色素沉着、增龄性牙齿变色、轻中度内源性着色牙有良好的效果。在选择时应根据患者牙齿着色情况选择合适的方法，也可以二者联合使用达到最佳的效果。

诊断饰面（mock-up）确定最终修复体的切缘位置：牙齿美学修复中诊断饰面是用于进行牙齿美学设计的表达和医患交流非常有效的方法，使用树脂等牙色材料覆盖在拟修复牙齿表面直接形成修复后的牙齿形态与外观，模拟及表达牙齿美学修复效果，起到美学设计及诊断作用。在本病例中，因为患者的前牙均有不同程度的磨耗，需要进行切缘的重新定位，通过微笑分析、发音、咬合及1个月的诊断饰面的戴用，共同确定患者最终修复体的切缘位置。

（曹　颖　李全利）

第二部分

牙体缺损 ◀

患者信息

性别：女；年龄：34 岁。

病 史

主诉 右下后牙根管治疗术后 1 周，要求冠修复。

现病史 患者 1 周前于我院行右下后牙根管治疗，未曾行义齿修复，今来我科要求冠修复。

既往史 无家族史，否认系统性疾病及与牙科治疗相关的过敏史。

检 查

口外检查 面下三分之一高度正常，面型饱满度基本正常；口角无明显下垂；面部无明显不对称及肿胀；无颞下颌关节弹响，下颌运动范围正常，无张口受限及开口偏斜。

口内检查 口内唇、颊、舌、口腔黏膜及咽部软组织正常；46 殆面大部分牙体组织缺损，可见牙色充填物，颊侧殆龈距低，余留牙体组织壁约 2mm，舌侧余留牙体组织壁约 3mm；冷（－），叩（－），松（－）；全口咬合关系良好，未发现明显异常，口腔卫生状况尚可（图 7-1）。

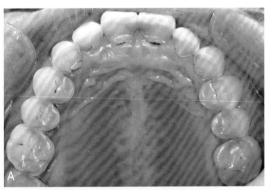

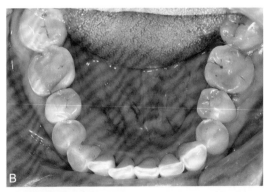

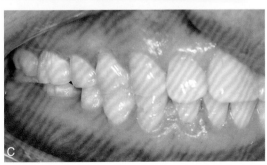

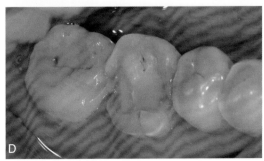

图 7-1 修复术前口内照

咬合检查 覆𬌗及覆盖正常，上颌中线与面部中线一致，下颌中线与面部中线一致。患者的习惯性闭口位与最大牙尖交错位一致。面下距离约等于面中距离，垂直距离正常。

影像学检查 X线片示46根管内充填物，根管充填尚可，根尖周未见明显异常。

诊 断

46牙体缺损（46根管治疗术后）。

治 疗

治疗计划

综合考虑46余留牙体组织情况以及咬合情况，提出两种修复方案：

（1）46纤维桩+树脂核+全冠修复；

（2）46牙髓超嵌体修复。

传统的根管治疗术后牙体缺损的患牙修复方式是行全冠或者桩核冠修复。因46𬌗龈距低，剩余牙体组织比较少，为了避免磨除过多的牙体组织，最大限度保存剩余牙体组织，增加修复体固位力，建议46行全瓷髓超嵌体修复。告知患者详细治疗计划、所需时间、费用、可能存在的风险，患者知情同意。

治疗步骤

（1）告知患者治疗目的及其局限性，并向患者宣传口腔预防及口腔卫生保健相关知识。

（2）基牙预备。

①髓室外修复空间的制备：去除部分树脂充填材料，消除薄壁弱尖及无基釉；𬌗面至少留出1.5~2mm咬合间隙，髓腔内高度保证2mm；边缘形成环形对接式肩台；②根管口封闭：去除髓室内根管口的根管充填材料，用流动树脂封闭根管口并填平髓室底；③髓室壁成

形：调磨髓腔形态，必要时使用复合树脂充填以消除髓室壁倒凹，使洞壁形成2°~5°的外展度，内壁光滑，内线角圆钝。④调磨对颌存在的不良𬌗曲线或尖锐牙尖（图7-2）。

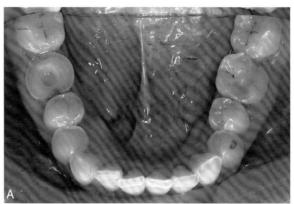
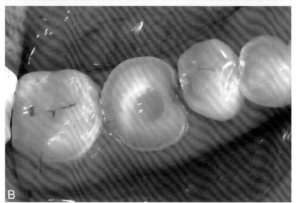

图7-2 基牙预备完成后照

（3）利用3shape口内扫描仪制取数字化精细印模（图7-3）。

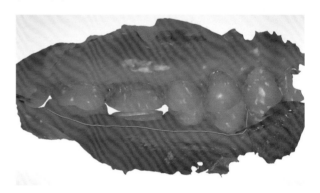

图7-3 数字化印模

（4）CAD/CAM制作玻璃陶瓷髓超嵌体。

本病例采用二硅酸锂玻璃陶瓷材料（E.max CAD，义获嘉）（图7-4、图7-5）。

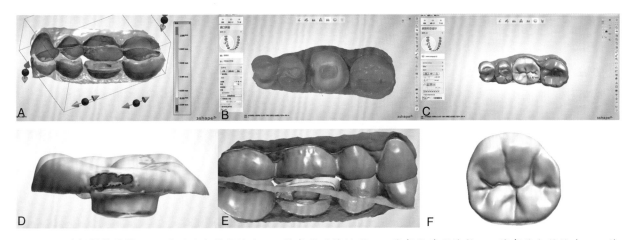

图 7-4 髓超嵌体设计 A.牙列咬合接触检查；B.修复体边缘绘制；C.修复体外形修整；D.修复体邻接检查；E.修复体咬合关系检查；F.修复体设计完成

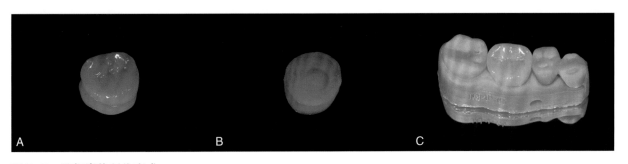

图 7-5 髓超嵌体制作完成

（5）修复体口内试戴、粘接、调𬌗、抛光。

口内试戴，调磨就位，确认边缘密合以及邻接良好。瓷修复体组织面用 4% 氢氟酸溶液酸蚀 60s，冲洗，超声震荡清洗 5min，吹干，涂抹硅烷偶联剂处理备用。牙体组织用 37% 磷酸溶液酸蚀，釉质酸蚀 30s，牙本质酸蚀 15s，冲洗，擦干，严格隔湿下使用双固化树脂粘接剂粘接，光照固化，去除多余粘接剂，调改咬合接触达到最大牙尖交错关系，无咬合高点及咬合干扰，抛光（图 7-6）。

（6）对患者的指导及术后维护治疗。

术后口腔卫生指导包括用软毛牙刷、牙线等保持口腔卫生。嘱患者勿用修复体咬过硬食物并定期随访。

病例小结

对于因龋病、牙髓炎以及外伤等原因造成牙体缺损的患牙，在进行过完善的根管治疗术后，临床上多采用全冠或者桩核冠的修复方

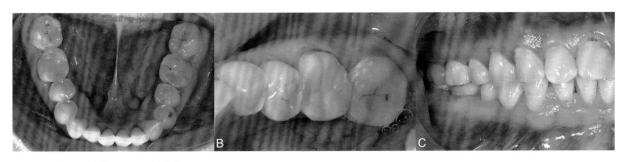

图 7-6 修复体戴入后口内咬合照

式，旨在防止剩余牙体组织的折裂以及恢复牙体的生理形态及功能。然而全冠修复对于牙体的磨除量较大，尤其是在牙体颈部需要预备出一定厚度的肩台，进一步减弱了患牙的抗力，更容易导致牙折而影响患牙的远期使用。桩核冠修复时，由于根管预备时去除了较多根管壁的牙体组织，使根管壁变得更薄，进一步削弱了牙根的抗折力，大大增加了患牙牙根侧穿及牙根折裂的风险。近年来，随着最大限度保存剩余牙体组织的"微创"理念的日益深入，以及全瓷修复材料及粘接技术的发展，髓超嵌体成为后牙根管治疗术后牙体缺损的一种新修复方式。

髓超嵌体（Endocrown）概念

髓超嵌体也称为髓腔固位冠，是一种以牙体髓腔来固位的部分冠修复体，包括一圈对接式边缘和中间置于髓腔的固位体。髓超嵌体实际上是高嵌体的一种演变。本病例设计的对接式的髓超嵌体，有别于传统的"嵌体冠"，可以尽可能多地保存牙体组织。

髓超嵌体的修复材料

本病例选用了二硅酸锂玻璃陶瓷材料，它具有卓越的美学性能及稳定的理化性能，又具有良好的粘接性能，与天然牙的磨耗强度近似，可广泛应用于嵌体以及高嵌体的修复。

牙周健康的维护

由于髓超嵌体的修复体边缘一般位于平龈或者龈上，冠边缘对牙周组织的刺激性小，有利于牙周组织的健康。

（李蕴聪）

患者信息

性别：男；年龄：18 岁。

病　史

主诉　双侧下后牙缺损十年余，要求修复。

现病史　患者双侧后牙缺损十年余，曾于外院牙体科就诊行根管治疗，现无明显疼痛及不适，要求冠修复。

既往史　无家族史，否认系统性疾病及与牙科治疗相关的过敏史。

检　查

口外检查　面下三分之一高度正常，面型饱满度正常；面部无明显不对称及肿胀；无颞下颌关节弹响，下颌运动范围正常，无张口受限及开口偏斜。

口内检查　口内唇、颊、舌、口腔黏膜及咽部软组织正常。16、25 牙体缺损，叩（–），无松动，16 殆面见银汞充填物，25 树脂充填，37、47 牙体缺损，殆面见充填物、继发龋，叩（–），无松动，口腔卫生状况尚可（图 8-1、图 8-2）。

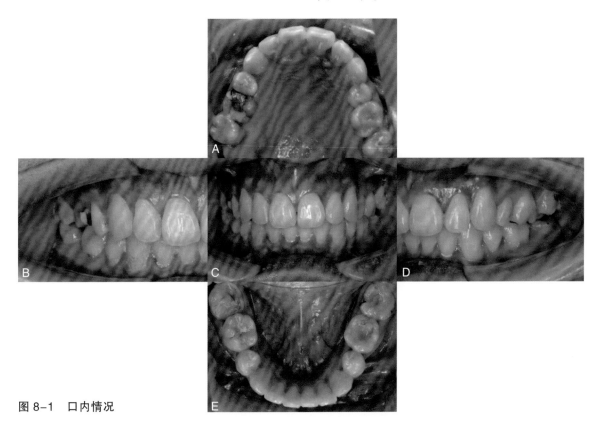

图 8-1　口内情况

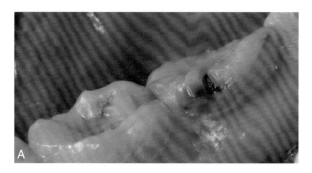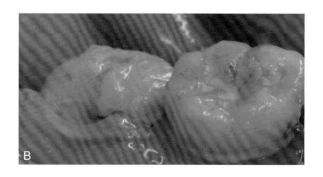

图 8-2　37、47 牙体缺损情况

影像学检查　X 线片显示：曲面体层全景片（图 8-3）显示 37、47 根管治疗完善，但根尖部低密度影，根尖片（图 8-4）结果显示 37、47 牙周膜间隙略有增宽。考虑到患者治疗时间已达十余年，且无明显临床症状，暂无须行根管再治疗。

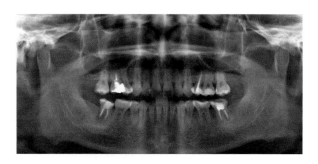

图 8-3　曲面体层全景片

诊　断

1. 牙体缺损（16、25、37、47）；
2. 继发龋（37、47）。

治　疗

治疗计划

对于牙体缺损的患牙，在常规进行根管治疗后我们通常会根据缺损的大小来选择全冠、桩核冠等修复方式，在选择修复方式的过程中，我们要充分考虑实际情况，严格把握适应证。本病例患者患牙的对颌牙伸长，殆龈向修复空间不足，同时牙体组织缺损较大，若采用传统桩核冠修复，可能会存在以下问题：①为保证上部全冠固位形，需控制殆龈向牙体预备量，这样会导致殆面修复空间偏小，致使最终修复体厚度不足，后期容易出现修复体破裂等并发症；②为取得足够的殆面修复空间，在现有基础上大量调磨基牙，降低基牙殆龈向高度，会使得基牙预备体固位形较差，后期易出现修复体脱落等并发症；③为了增加基牙高度而采用牙冠延长术，即通过去除一部分牙槽骨来满足

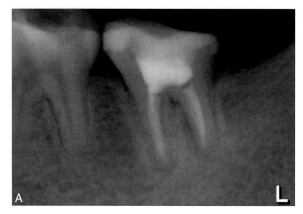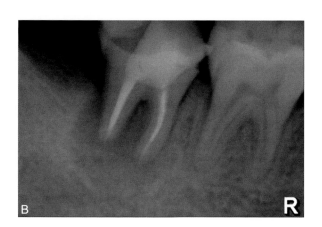

图 8-4　37、47 根尖片

修复体固位要求的𬌗龈距离。但是，冠延长术也存在一些问题，术后愈合周期长（一般认为4~6周）；对于双根及多根牙，冠延长术去骨较多时还会影响根分叉区域，导致根分叉病变；而且冠延长改变了牙齿的冠根比，患牙承受咬合力的能力降低。因此，牙冠延长术并不是本病例的优先考虑方式。

嵌体冠可以利用基牙髓腔以及牙体缺损空间进行固位，对于𬌗龈距离不足的后牙来讲，可以在现有基础上既保证良好的固位力，又保证修复体具有适宜的厚度，是本病例的一个首选方案。综上，本病例针对 37、47 牙体缺损修复可供选择的方案如下：

（1）37、47 牙冠延长术 + 桩核冠修复；

（2）37、47 嵌体冠；

（3）37、47 直接桩核冠修复。

经与患者充分沟通，最终选定了方案二，并利用数字化技术进行即刻修复。告知患者详细治疗计划、所需时间、费用以及可能存在的风险，患者知情同意。

治疗步骤

（1）告知患者治疗目的及其局限性，并向患者宣传口腔预防及口腔卫生保健相关知识。

（2）牙体预备。

对 37、47 进行牙体预备，包括冠外部全冠固位形预备及内部髓腔固位形的预备（图8-5）。预备完成后的咬合情况如图8-6。

嵌体冠的设计包括以下要点：①按髓腔形态预备髓腔固位形，外展 2°~5°；②髓腔固位形与冠外部全冠固位形预备后轴面需取得共同就位道；③髓室底平，可用垫底材料修平整；④如有轴壁倒凹，可用树脂充填；⑤牙体预备后轴壁厚度 ≥ 2mm；⑥线角圆钝。嵌体冠的边缘预备比较灵活，位于龈上、龈下均可，原则是尽量减少牙体轴面组织的切削量，以增加抗力效果。

（3）计算机辅助设计和制作（CAD/CAM）。

应用口腔数字化扫描仪制取光学数字化印模，通过椅旁数字化修复系统分析设计修复体形态，最终完成修复体切割制作，选用的瓷块为二硅酸锂基玻璃陶瓷材料（图8-7至图8-9）。

（4）试戴粘接。

口内试戴全瓷嵌体冠，调节邻接及组织面高点使其完全就位，边缘密合无悬突，邻接紧密；选用义获嘉公司的 variolink N 树脂粘接剂套装，按照说明书的操作步骤进行粘接处理；粘接完成后调改咬合接触达到最大牙尖接触关系，无咬合高点及侧方咬合干扰，抛光。

（5）治疗效果如图8-10。

（6）对患者的指导及术后维护治疗。

术后口腔卫生指导包括用软毛牙刷、牙线等保持口腔卫生。嘱患者勿用修复体咬过硬食物并定期随访。

病例小结

本病例存在咬合较紧，修复空间不足，同时临床牙冠较短等问题，最终选择嵌体冠进行牙体缺损的修复。对于嵌体冠，我们应当对其有一个初步的认识，包括嵌体冠的定义、适应证以及禁忌证等，使其在临床中能够更好地为我们所使用。

嵌体冠的定义

当牙冠的𬌗龈距离较短时，全冠不足以获得充足的固位力，此时可利用髓腔的深度来获得额外的固位力，即嵌体冠。嵌体冠的嵌体部分利用髓腔的洞型固位作为冠内固位体，全冠部分利用剩余牙体组织的外侧轴壁固位作为冠外固位体，修复体利用嵌体与全冠之间的机械制锁作用，获得良好的固位力。早期是在全冠预备后，再在𬌗面预备洞型来增加固位，后来发展到利用整个髓腔的深度来增加固位。

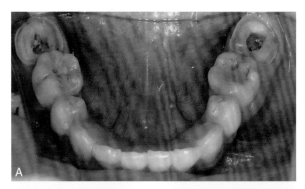

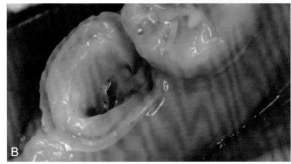

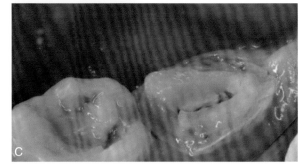

图 8-5　37、47 牙体预备后的情况

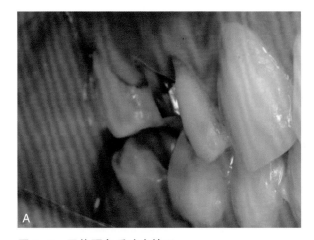

图 8-6　牙体预备后咬合情况

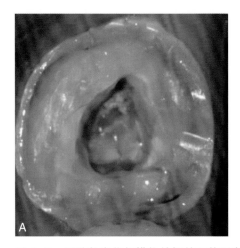

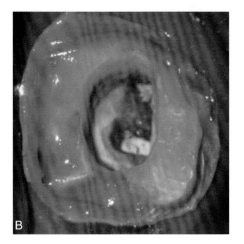

图 8-7　口腔数字化扫描仪拍摄的牙体预备情况：37（左），47（右）

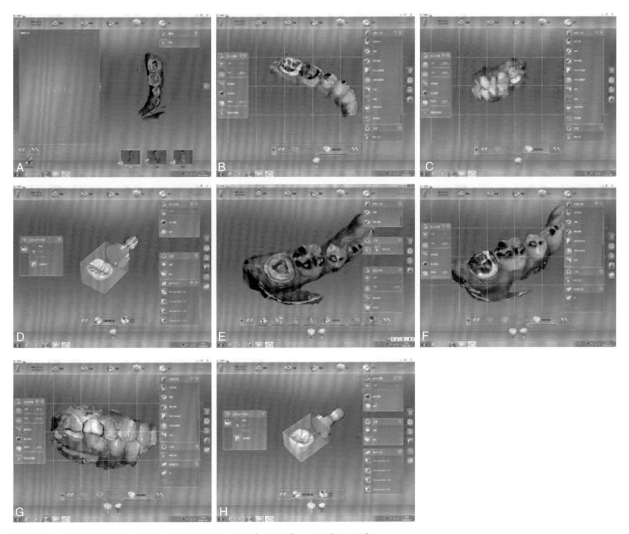

图 8-8　计算机扫描－设计－制作过程：37（A~D），47（E~H）

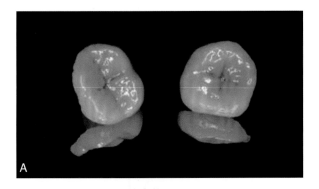
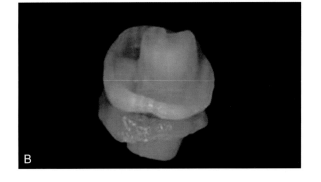

图 8-9　制作完成后的嵌体冠

嵌体冠修复适应证及禁忌证

适应证：各种原因导致的临床牙冠过短，低𬌗龈距，颌间距离不足；牙体大面积缺损，缺损位于龈上，存留轴壁需要有足够的厚度（>2mm）以保证剩余牙体组织强度；髓腔形态正常且有一定深度与宽度；根管细小或弯曲、根管钙化、髓石、断针、塑化等致无法完善根管治疗术；或者牙根短小、脆弱无法加桩的磨牙；经过完善或比较完善的根管治疗术，术后 X 线显示根尖无明显炎症，牙周情况良好无松动。

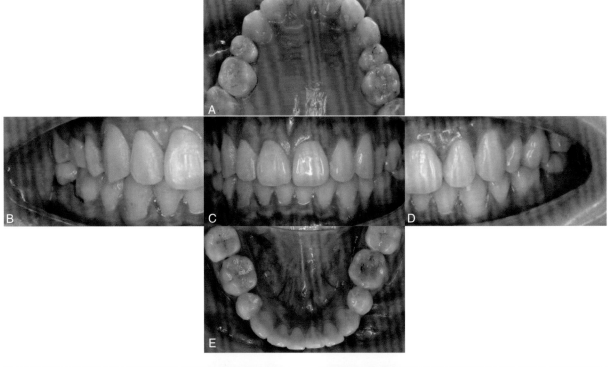

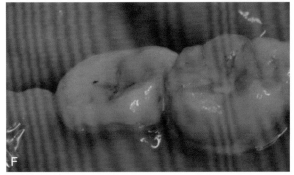

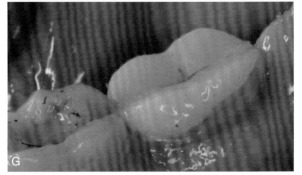

图 8-10 治疗效果

禁忌证：当剩余牙体组织过薄或行使功能受力不均时易发生冠折，故应严格掌控临床适应证，在剩余牙体组织过薄、抗力不足的情况下，应当慎重使用。

髓腔固位形的特殊设计

临床上，对于牙冠非常短、髓腔非常浅的病例，可以采用"髓腔–根管联合固位"设计。其设计特点包括：髓腔洞型深度小于 2mm；向下预备部分根管，深度通常为 2~4mm；可利用 1 个或多个根管。当利用多个根管以获得固位时，有必要进行口腔锥形束 CT 检查，充分评价牙根具体形态、直径、方向，保证有共同的就位方向，以及牙根壁有足够的厚度。

本病例修复后修复体的颜色与基牙不一致，考虑到后牙不易暴露，在征得患者同意后仍使用此颜色修复体进行修复。如果具备椅旁烧结染色上釉的设备条件，建议可以再次调色上釉，协调修复体的颜色与基牙不一致的问题。

（刘劲松）

病例 9　嵌体 3（邻𬌗高嵌体修复）

患者信息

性别：男；年龄：35 岁。

病史

主诉　右下后牙食物嵌塞 4 年。

现病史　患者 4 年多来自觉右下后牙食物嵌塞，影响进食，要求修复治疗。

既往史　无家族史，否认系统性疾病及与牙科治疗相关的过敏史。

检查

口外检查　面下三分之一高度正常，面型饱满度基本正常；口角无明显下垂；面部无明显不对称及肿胀；无颞下颌关节弹响，下颌运动范围正常，无张口受限及开口偏斜。

口内检查　口内唇、颊、舌、口腔黏膜及咽部软组织正常；45 与 46 间牙龈组织𬌗向增生，46 𬌗面严重磨损，近中邻面釉质缺损，色深，可见明显腐质以及部分牙本质暴露；冷刺激不敏感，探（-），叩（-），无明显松动；16 为全瓷修复体，16 与 46 之间有约 1mm 的咬合间隙。口腔卫生状况可。余牙未见明显异常（图 9-1）。

咬合检查　覆𬌗正常，覆盖正常，上下颌中线与面部中线一致。患者的习惯性闭口位与最大牙尖交错位一致。面下距离与面中距离相近，垂直距离正常。

诊断

1. 牙龈增生（46 近中）；
2. 46 牙体缺损。

治疗

治疗计划

因患者口内仅 46 𬌗面及近中可见牙体组织缺损及牙本质暴露，𬌗面与对颌牙 16 之间有咬合间隙，且患者 46 为活髓牙，若行全冠修复，46 颊舌侧及远中均需再磨除 1.5~2mm。若行近中及𬌗面的 L 形高嵌体修复，则仅需要修整近中邻面及𬌗面，而不用再进行其他面的磨削。

经过与患者充分沟通，最终确定治疗方案如下：

（1）转牙周科行 46 近中牙龈修整术；

（2）46 高嵌体修复。

告知患者详细的治疗计划、所需时间、费用及可能存在的风险（告知患者 46 为活髓牙修复，在预备过程中有穿髓风险，修复体戴用后有牙髓炎症风险，若出现以上状况则需行根管治疗），患者知情同意。

治疗步骤

（1）告知患者治疗目的及其局限性，并向患者宣传口腔预防及口腔卫生保健相关知识。

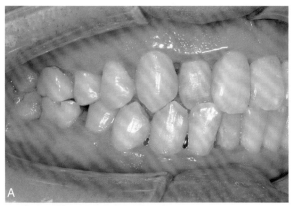

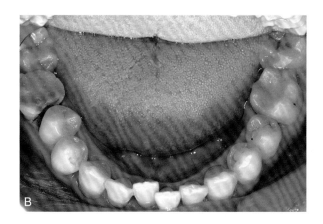

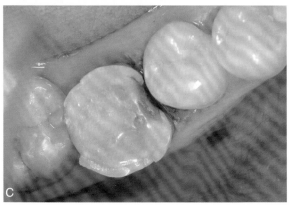

图 9-1　修复术前口内观

（2）牙龈修整术后完成基牙预备。

碧兰麻局部浸润麻醉，一次性吸引器吸引，邻面牙体组织预备，肩台修整，𬌗面在原有间隙的基础上均匀修整间隙至1.5~2mm，𬌗面边缘预备成对接式，为了做到邻面修复

体边缘与颊舌侧轴面的光滑移行，修复体颊舌侧边缘线位于颊、舌面距邻颊、邻舌轴角2mm处，包绕颊舌轴角。排龈线排开近中邻面牙龈，制取硅橡胶印模，暂时冠修复，比色（图9-2）。

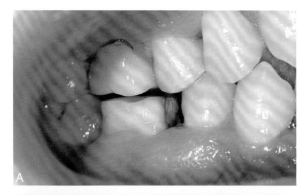

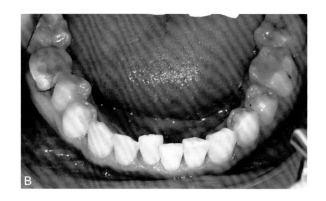

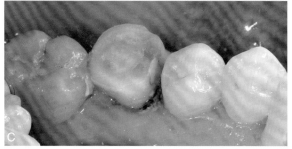

图 9-2　基牙预备完成后口内照

（3）修复体口内试戴并粘接固位。

在口内试戴铸瓷高嵌体，检查就位情况、咬合情况基本合适、高嵌体边缘密合无悬突、邻接触紧密，粘接后调改咬合接触达到最大牙尖交错关系，无咬合高点及咬合干扰，口内抛光完成（图 9-3、图 9-4）。

（4）对患者的指导及术后维护治疗。

术后口腔卫生指导，患者愿意通过良好的

口腔卫生行为维护最终修复体，包括用软毛牙刷、牙线等。术后回访患者食物嵌塞问题得到解决，嘱定期复诊。

术后随访　1 个月后患者复诊进行再评估，此后每 6 个月复查一次。

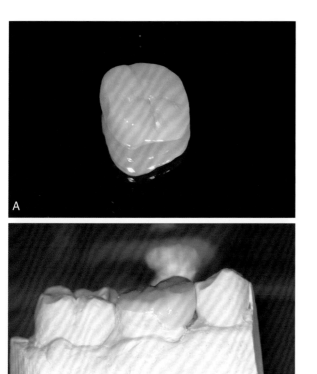
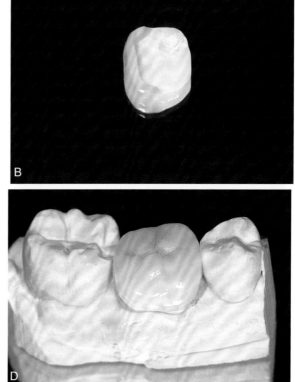

图 9-3　修复体及修复体就位于模型

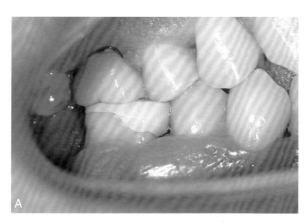
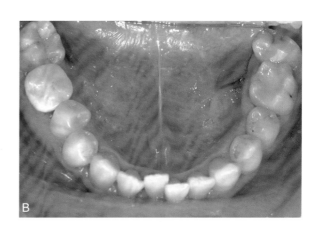

图 9-4　修复体口内照

病例小结

在本次病例中，患者的主要诉求为解决右下后牙食物嵌塞的问题。口腔检查时仅患牙𬌗面及近中邻面部分有釉质缺损，邻接破坏，而基牙𬌗龈距良好，修复空间足。考虑全冠修复磨除牙体组织较多，且有可能伤及牙髓，因而选择了高嵌体修复。

基牙预备过程中，基牙近中主要以去除倒凹、去尽腐质为主，由于龋坏过深故进行了垫底充填；𬌗面预备主要是为了获得修复体的空间，本病例因为有天然咬合间隙，因此𬌗面预备量较小，有利于保护牙髓健康，修复体为 L 形铸瓷高嵌体，树脂粘接后解决了𬌗面牙本质暴露及邻面食物嵌塞问题，与传统的全冠修复相比，更符合尽量保存活髓及保存牙体组织的修复原则。

（牛 林 范 典 许英华）

病例 **10** 部分冠

患者信息

性别：女；年龄：52岁。

病　　史

主诉　右上后牙食物嵌塞1个月。

现病史　患者1个月来自觉右上后牙食物嵌塞，影响进食，现来我科要求修复治疗。

既往史　无家族史，否认系统性疾病及与牙科治疗相关的过敏史。

检　　查

口外检查　面下三分之一高度正常，面型饱满度基本正常；口角无明显下垂；面部无明显不对称及肿胀；无颞下颌关节弹响，下颌运动范围正常，无张口受限及开口偏斜。

口内检查　口内唇、颊、舌、口腔黏膜及咽部软组织正常。17𬌗面严重磨损，近中邻面釉质缺损，近中邻𬌗面可见牙本质暴露，临床牙冠较短；冷刺激敏感，探（±），叩（－），无明显松动；16近中邻面、45远中邻面及47𬌗面可见银汞充填物；上颌前磨牙及磨牙的咬合面均有不同程度磨耗，前牙临床牙冠尚可。口腔卫生状况欠佳（图10-1）。

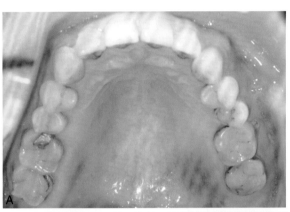

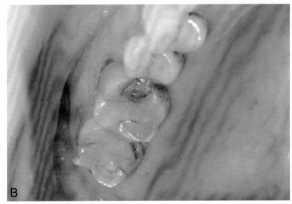

图10-1　修复术前口内观

咬合检查　覆𬌗、覆盖正常，上下颌中线与面部中线一致。患者的习惯性闭口位与最大牙尖交错位一致。面下距离与面中距离相近，垂直距离正常。

诊　　断

1. 17牙体缺损；
2. 上下颌牙列中度磨耗。

治 疗

治疗计划

本病例17中度磨耗伴近中邻面釉质缺损。常规我们修复近中缺损的方法有全冠修复或嵌体修复。因患者17中度磨耗后𬌗龈距离降低，缺少修复体所需空间，且患者17为活髓牙，近中及𬌗面可见部分牙本质暴露，若行瓷全冠或瓷嵌体修复基牙𬌗面需要预备1.5~2mm修复体空间，预备过程中有穿髓的风险。

鉴于患者基牙咬合紧、牙体预备空间小，我们考虑如果用二氧化锆部分冠修复将会需要较小的修复空间，这样既有利于天然牙体组织的保存，又有利于修复体良好固位。经与患者充分沟通，最终确定治疗方案为：17二氧化锆部分冠修复。

告知患者详细治疗计划、所需时间、费用、可能存在的风险（告知患者17为活髓牙修复，在预备过程中有穿髓风险，修复体戴用后有牙髓炎症风险，若出现以上状况则需行根管治疗），患者知情同意。

治疗步骤

（1）告知患者治疗目的及其局限性，并向患者宣传口腔预防及口腔卫生保健相关知识。

（2）基牙预备。

碧兰麻局部浸润麻醉，一次性吸引器吸引，首先预备邻面，再预备基牙颊侧、腭侧及𬌗面。预备的终止线位于颊面、腭侧面的近中1/2，𬌗面的终止线参考釉质缺损的边缘，颈部预备出清晰的肩台。排龈线排开近中邻面牙龈，取硅橡胶印模，咬合记录，暂时冠修复，比色（图10-2、图10-3）。

（3）修复体口内试戴并粘接固位。

在口内试戴二氧化锆部分冠，检查就位

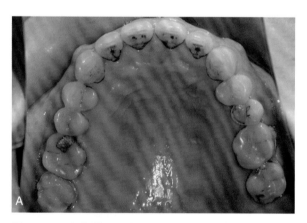

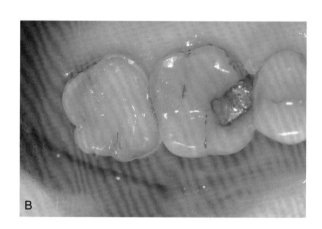

图10-2 患者基牙预备后口内照

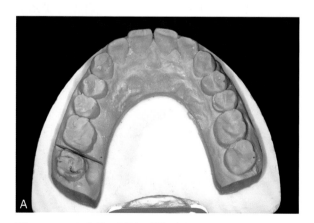

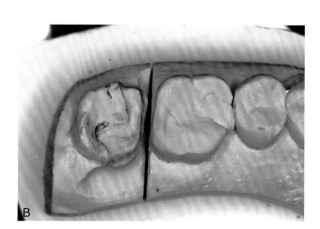

图10-3 患者基牙预备后模型照

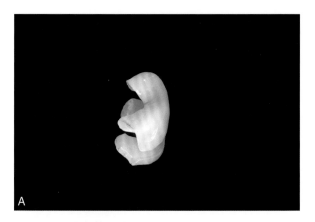

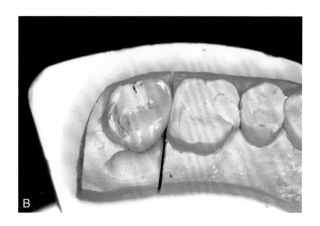

图 10-4　修复体照片

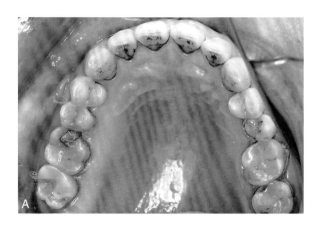

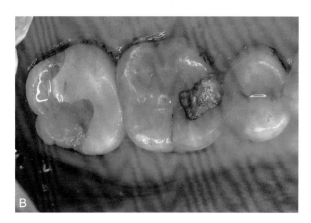

图 10-5　修复后上颌𬌗面照

情况、冠边缘密合无悬突、邻接触紧密、外形及颜色、调改咬合接触以达到最大牙尖交错关系，确认无咬合高点及咬合干扰后，粘接修复体（图 10-4、图 10-5）。

（4）对患者的指导及术后维护治疗。

术后口腔卫生指导包括用软毛牙刷、牙线等清洁口腔。患者复诊进行咬合关系及软组织情况评估。患者食物嵌塞得到解决，对治疗效果十分满意，并愿意通过良好的口腔卫生行为维护最终修复体。定期复查。

术后随访

1 个月后患者复诊进行再评估，此后每 6 个月复查一次。

病例小结

部分冠是覆盖于部分牙冠表面的固定修复体，在具有良好的固位形和抗力形时，部分冠比全冠更符合牙体组织保存修复的原则。在本病例中，患者的主要诉求为解决右上后牙食物嵌塞的问题，口腔检查时患牙仅近中邻面釉质缺损，邻接破坏，且患者全口牙齿磨耗较重，全冠、嵌体修复穿髓风险大，因而尝试进行了部分冠修复。

牙体预备过程中，近中邻面预备与全冠相同，同时适当、少量预备𬌗面及颊腭面以获得良好的抗力形和固位形，再加上良好的粘接剂，为修复体提供了良好的固位，相较于传统的全冠或嵌体修复，更符合保存活髓及保存牙体组织的修复原则。本病例使用部分冠成功恢复了患牙的邻接，为中重度磨耗患者解决食物嵌塞、邻接不良等临床问题提供了一个新的思路。

（牛　林　郝雅琪　张　辉）

病例 11 全冠 1（前牙美学修复）

患者信息

性别：女；年龄：27 岁。

病　史

主诉　上前牙暂时冠不美观 2 周，咨询再修复方案。

现病史　2 周前进食时上前牙冠脱落，牙酸痛，于外院行临时修复，自觉不美观，前来我院咨询再修复方案。

既往史　3 年前因"龋齿"于外院行上颌 12、11 及 21 烤瓷联冠修复。

检　查

口外检查　面下三分之一高度正常，面型饱满度基本正常；口角无明显下垂；面部无明显不对称及肿胀；无颞下颌关节弹响，下颌运动范围正常，无张口受限及开口偏斜。

口内检查　12、11、21 为聚丙烯酸树脂暂时联冠，龈缘红肿，BOP（+），探及龈下牙结石，未探及牙周袋（图 11-1）；12 基牙变色，切端缺损，残留龋坏组织，叩（-），松（-）；11 基牙变色，叩（-），松（-）；21 基牙冷诊敏感，叩（-），松（-）；12 和 11 基牙预备边缘位于龈下约 1mm（图 11-2）；患者为低位笑线，微笑时下唇弧度与暂时冠切端连线不平行（图 11-3），息止颌位

时上颌中切牙于上唇下长度约 2mm（图 11-1 至图 11~4）。

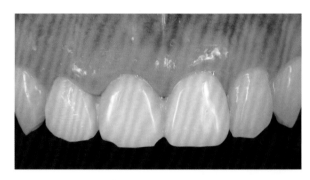

图 11-1　12~21 丙烯酸树脂暂时冠，牙龈红肿

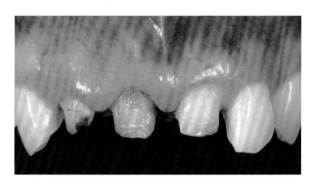

图 11-2　12 基牙变色，近中切角缺损，残留龋坏组织；11 基牙变色

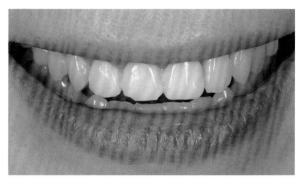

图 11-3　低位笑线，微笑时下唇弧度与暂时冠切缘连线不平行

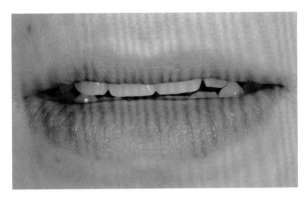

图 11-4　息止颌位时上颌中切牙露出上唇下长度约 2mm

影像学检查　X 线片示 12 和 11 已行根管治疗（RCT），根充可，根周无暗影；21 未行 RCT。

诊　断

12、11、21 牙体缺损。

治　疗

治疗计划

针对本病例存在的美学修复要求及牙龈炎症等问题，修复难点在于如何将暂时修复体已获得的美学与功能信息精确地传递至最终修复体。设计思路如下：①美学效果的逐步预告：依据上前牙的美学分析及设计制作诊断蜡型（wax-up），口外预制第一副暂时冠，试戴暂时冠，对其长度、息止颌位时切端暴露量、突度、宽长比、唇舌侧外形、前伸颌等进行分析、沟通并调改。借助计算机辅助设计与辅助制作（CAD/CAM）中"biogeneric copy"功能可精确复制第一副暂时冠的美学与功能（舌窝形态）信息，进一步做细微调整，完成第二副暂时冠。再次使用 CAD/CAM biogeneric copy 功能精确复制第二副暂时冠的美学与功能信息，制作最终修复体。②牙龈炎的治疗：通过牙周基础治疗、牙龈手术及完善暂时冠边缘适合性，治疗牙龈炎。

与患者讲明预后效果及修复过程后，制定修复治疗方案：

① 牙周基础治疗；

② 12～22 牙区牙周手术；

③ 12、11、21 全瓷冠修复。

告知患者详细治疗计划、所需时间、费用、可能存在的风险，患者知情同意。

治疗步骤

（1）告知患者治疗目的及其局限性，并向患者宣传口腔预防及口腔卫生保健相关知识。

（2）美学分析与设计。

根据前牙美学参数（Vig RG 等，1978）分析息止颌位时上颌中切牙切端位置，初步判断上颌中切牙理想的宽长及外形比例，于石膏模型上设计并制作诊断蜡型（图 11-5）。

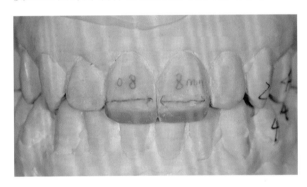

图 11-5　在模型上延长上颌中切牙切缘约 1mm

（3）第一副暂时冠制作及口内调整。

根据 wax-up 制作第一副暂时冠，试戴并使用聚丙烯酸树脂 PMMA（GC，Japan）重衬暂时冠组织面，医生依照美学修复参数及患者意愿调整暂时冠形态与突度等（图 11-6 至图 11-10）。

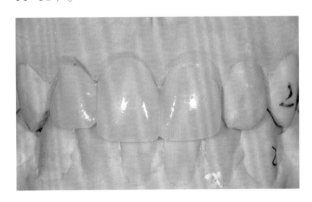

图 11-6　根据 wax-up 制作第一副暂时冠

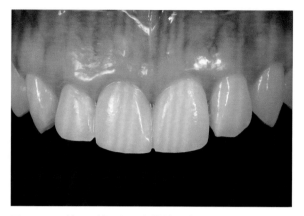

图 11-7　第一副暂时冠试戴并调整外形

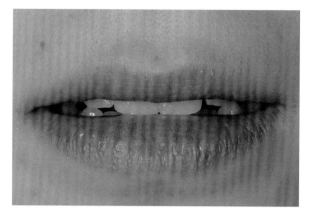

图 11-8　切端位置验证

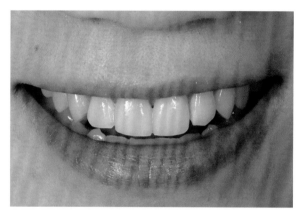

图 11-9　切缘笑线验证

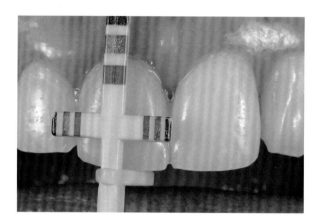

图 11-10　上颌中切牙宽长比例检测

（4）CEREC biogeneric copy 制作第二副暂时冠。

使用椅旁 CAD/CAM（CEREC，Sirona，Germany）biogeneric copy 精确复制及微调第一副暂时冠的美学信息，CAM 技术切削树脂块（Multicolor Resin CAD，VITA Zahnfabrik，Germany）制作完成第二副暂时冠（图 11-11 至图 11-14）。

（5）牙周手术及暂时冠重衬试戴。

12~21 牙区常规消毒铺巾，切龈，翻瓣，去除牙龈下肉芽组织及牙结石，修整龈缘形态，严密缝合创口（图 11-15）；使用 PMMA 重衬暂时冠后试戴，氧化锌水门汀粘固（图 11-16）。

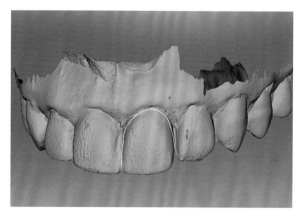

图 11-11　绘制区域复制线

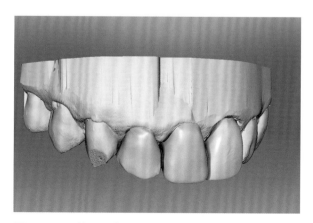

图 11-12　第二副暂时冠 CAD 设计

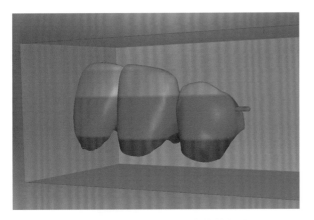

图 11-13   调整暂时冠位于树脂块中的位置

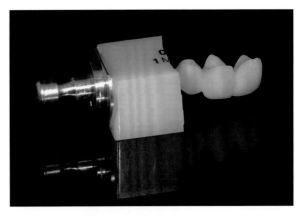

图 11-14   暂时冠 CAM 切削

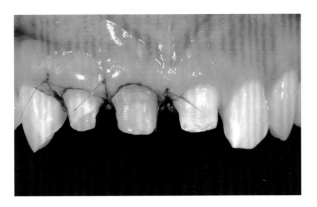

图 11-15   牙周手术缝合后

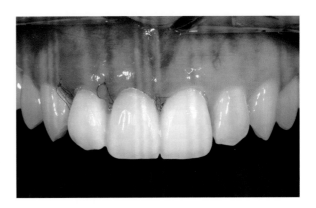

图 11-16   重衬并试戴暂时联冠

（6）第二副暂时冠美学效果再次验证。

术后 3 个月复诊，见牙龈颜色粉红，质地坚韧，龈缘及龈乳头形态良好（图 11-17，图 11-18）。医患双方再次验证第二副暂时冠的美学效果，并进行微调（图 11-19）。

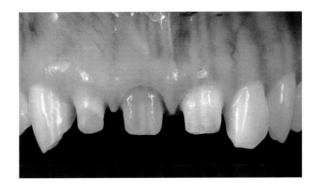

图 11-18   龈缘轮廓及龈乳头恢复良好

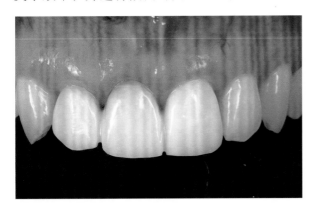

图 11-17   牙龈色形质恢复健康

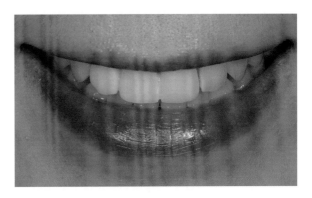

图 11-19   第二副暂时冠微调，验证美学效果

（7）最终修复。

使用 biogeneric copy 精确复制第二副暂时冠的美学信息，选择 VITA suprinity CAD（VITA Zahnfabrik，Germany）材料，使用 Cerec AC 切削 12、11 及 21 单冠并染色，试戴并用树脂水门汀粘接（图 11-20 至图 11-27）。

术后随访

对患者的指导及术后治疗维护并定期随访。术后 2 个月复诊（图 11-28 至图 11-35）。

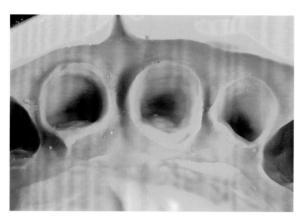

图 11-20　终印模制取

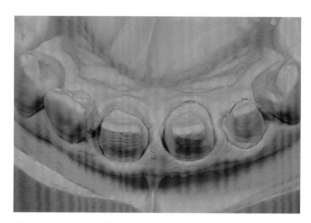

图 11-21　终模型

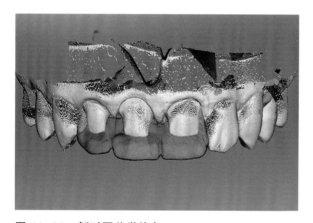

图 11-22　暂时冠美学信息

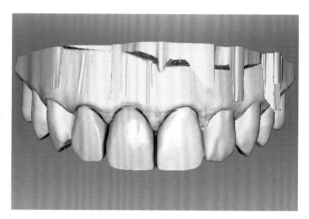

图 11-23　最终修复体 CAD 设计 biogeneric copy 复制图

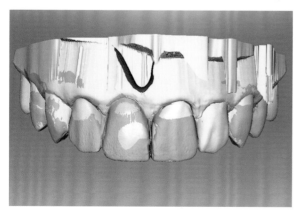

图 11-24　最终修复体与暂时冠吻合度检查

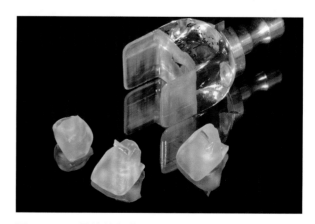

图 11-25　最终修复体 CAM 切削

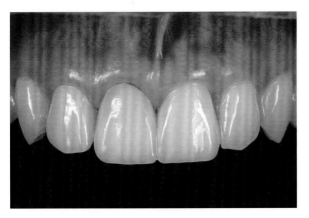

图 11-26　口内试戴并粘接最终修复体

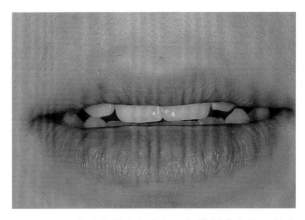

图 11-27　息止颌位上颌中切牙切缘露出上唇下长度约 2.5mm

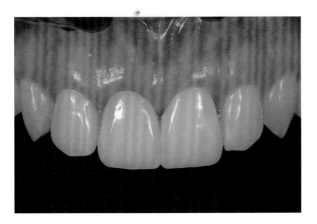

图 11-28　术后复诊口内照

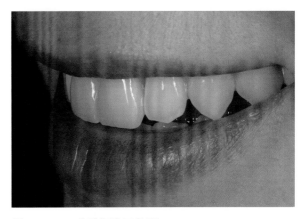

图 11-29　术后复诊口外照

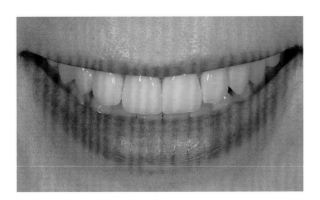

图 11-30　微笑照

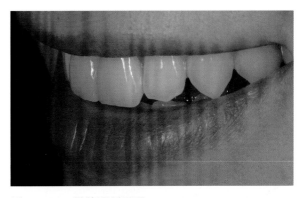

图 11-31　微笑照侧面观

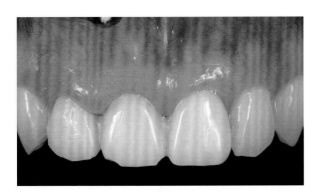

图 11-32　治疗前口内照

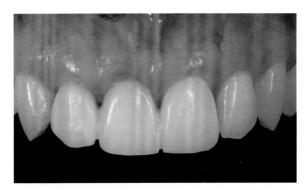

图 11-33　治疗后口内照

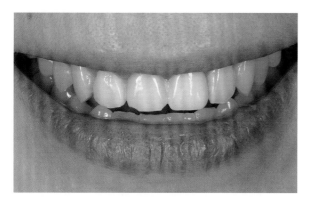

图 11-34　治疗前微笑照

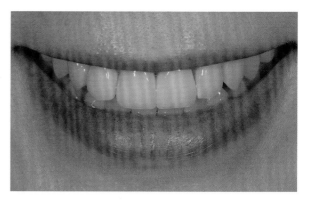

图 11-35　治疗后微笑照

病例小结

逆向修复程序即以结果为导向的美学及功能修复，可先向患者展示最终的修复效果，使患者对这一可视化的效果发表意见，并与临床医生共同获得理想的美学及功能修复结果，然后一步一步制定治疗步骤，传递美学及功能信息，将目标逐步实现，最终完成预先设计的修复效果。

CEREC 为目前临床常用的椅旁 CAD/CAM 系统，其修复体设计模式主要有个性化设计（biogeneric individual）、复制（biogeneric copy）及镜像（biogeneric reference）。复制模式通过复制临床医生所提供的天然牙、暂时冠或诊断蜡型等信息，按照临床医生的意愿还原所需要的美学及舌侧功能等信息，可更加生动自如地设计修复体，从而避免临床医生与技师花费过多的时间用于修改、设计最终修复体，因此适用于美学要求高的复杂病例的辅助设计及制作。

CAD/CAM 技术结合逆向修复思维，具有最终修复效果可控、临床操作流程化、信息精确化等优点，同时，CAD/CAM 技术也使临床医生的工作变得更加方便与快捷，需要明确的是，它不仅仅是一个切削工具，更是美学修复设计工作的重要帮手，熟悉并灵活地使用 CAD/CAM 技术可以使临床医生坦然面对更多美学修复病例的挑战。

（赵　克　刀　力）

病例 12 全冠 2（后牙单冠修复）

患者信息

性别：女；年龄：31岁。

病史

主诉 患者右下后牙根管治疗术后2周，要求修复治疗。

现病史 患者2周前于我院行右下后牙根管治疗，未行义齿修复，今来我科要求修复。

既往史 无家族史，否认系统性疾病，否认肝炎等传染性疾病，否认与牙科治疗相关的过敏史。

检查

口外检查 面下三分之一高度正常，面型饱满度基本正常；口角无明显下垂；面部无明显不对称及肿胀；无颞下颌关节弹响，下颌运动范围正常，无张口受限及开口偏斜。

口内检查 口内唇、颊、舌、口腔黏膜及咽部软组织正常；46远中邻𬌗面部分牙体组织缺损，可见牙色充填物，冷刺激不敏感，探（−），叩（−），无明显松动。对颌牙齿无伸长，𬌗龈距尚可。全口卫生尚可，牙结石（+），色素（−），牙龈缘红肿，余未见明显异常（图12-1、图12-2）。

咬合检查 咬合关系正常。上下颌与面部中线一致，垂直距离基本正常。

辅助检查 X线片示46根管内可见充填物，根管充填尚可，根尖周未见明显异常（图12-3）。

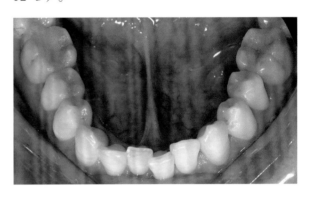

图 12-1 术前下颌𬌗面照

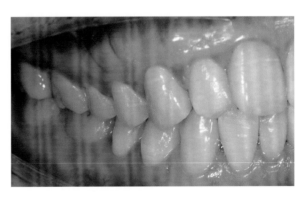

图 12-2 术前右侧咬合照

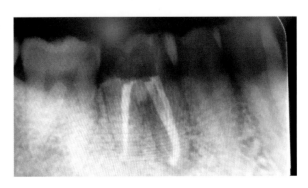

图 12-3 46 X 线片

诊 断

46牙体缺损（46根管治疗术后）。

治 疗

治疗计划

牙体缺损可供选择的修复方式有树脂充填修复、嵌体或高嵌体修复及全冠修复。本病例中：①患牙缺损范围较大，树脂充填直接修复难以保证修复体及基牙抗力，可能导致远期充填物脱落或基牙折裂；②患牙远中缺损已达龈下1mm左右，选择嵌体或者高嵌体修复难以保证修复体的粘接质量，可能因固位不佳导致修复失败。综上，本病例选择全冠修复。与患者讲明预后，患者基于美观和经济条件的综合考虑，选择银钯烤瓷全冠修复。

治疗方案：46全冠修复。

告知患者详细治疗计划、所需时间、费用及可能存在的风险，患者知情同意。

治疗步骤

告知患者治疗目的及其局限性，并向患者宣传口腔预防及口腔卫生保健相关知识。

（1）基牙预备。

使用柱状车针，制备𬌗面定深引导沟（图12-4），磨平引导沟，均匀磨除𬌗面牙体组织提供1.5~2mm咬合空间（图12-5）。使用长锥形车针打开邻面，以减少损伤邻牙的机会（图12-6）。使用平头锥状车针去除颊舌及近远中邻面牙体组织倒凹，并形成2°~6°的聚合度。排龈后，修整轴面并形成肩台边缘（图12-7）。检查牙体各面平整无倒凹、肩台清晰、光滑、连续，最后精修抛光，完成牙体预备（图12-8）。

（2）传统硅橡胶取模（图12-9）或3Shape口扫制取印模（图12-10至图12-12）。

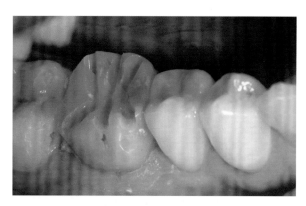

图12-4 制备𬌗面引导沟

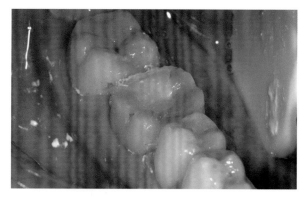

图12-5 均匀磨除𬌗面牙体组织

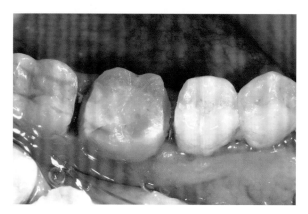

图12-6 打开邻面

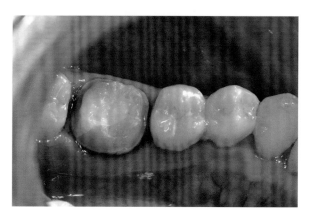

图12-7 排龈

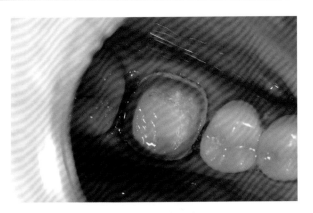

图 12-8　精修抛光后完成牙体预备

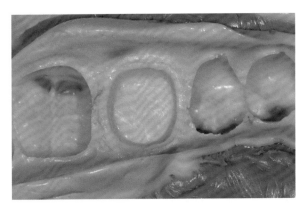

图 12-9　硅橡胶印模

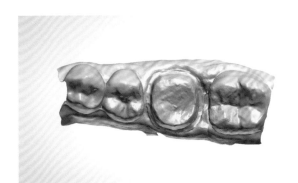

图 12-10　3Shape 口扫印模

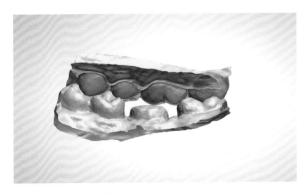

图 12-11　口扫印模咬合检查

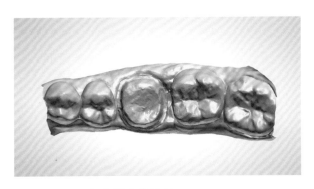

图 12-12　口扫印模边缘绘制

（3）于术前用藻酸盐或硅橡胶重体制备临时修复体导板，术后将自凝树脂注入导板制作临时修复体（图 12-13 至图 12-15）。

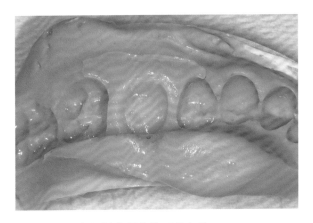

图 12-14　自凝树脂制作临时修复体

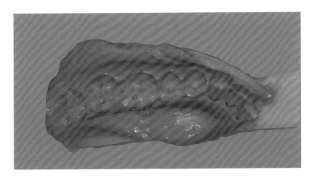

图 12-13　临时修复体导板（藻酸盐）

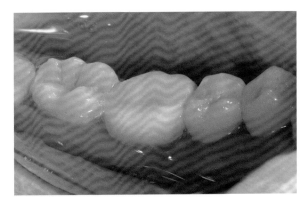

图 12-15　戴用临时修复体

（4）修复体口内试戴并粘接固位。

在口内试戴银钯烤瓷全冠，检查就位情况、冠边缘密合无悬突、邻接触紧密、外形及颜色满意，粘固冠修复体、调改咬合接触达到最大牙尖交错关系，无咬合高点及咬合干扰，抛光（图12-16、图12-17）。

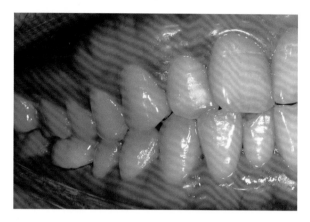

图 12-16　修复后口内咬合照

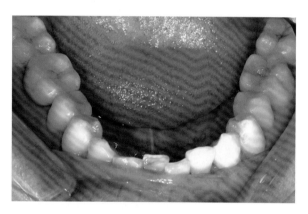

图 12-17　修复后口内𬌗面照

（5）对患者的指导及术后维护治疗。

术后口腔卫生指导包括用软毛牙刷、牙线等维持口腔卫生。患者复诊进行咬合关系及软组织情况评估。患者对治疗效果十分满意，并愿意通过良好的口腔卫生行为维护最终修复体。1个月后患者复诊进行再评估，此后每6个月复查一次。

病例小结

口腔印模制取（传统印模和数字印模的选择）：随着口腔数字化诊疗模式的发展，计算机辅助设计和制作技术逐渐被越来越多的口腔医生所接受和应用。直接口内扫描数字化印模的出现部分取代了传统印模的地位。有研究表明，采用传统法取模和口内扫描法取模制作的全瓷冠，边缘密合性、精准性均无统计学差异；且数字化印模节省了取模型的时间，制取石膏模型的时间及材料，减少了患者的诊疗时间，患者舒适度较高，减小了传统印模制取带给患者的口腔异物感，比较适合口腔敏感人群。但是对于一些开口度较小，牙位靠后或唾液较多，口扫镜头拍摄困难的患者来说，传统印模制取法可能是更好的选择。

全冠边缘位置设计（龈下、平龈、龈上）：对于非美学区域，通常制备齐龈或龈上边缘，以减少预备过程中的牙龈组织损伤，增加修复体自洁性。而在美学区域，通常选择龈下，只有当基牙颜色正常，修复体透光性非常好时才能将边缘设在齐龈或龈上。除此之外适当地将边缘制备到龈下可以增加临床牙冠高度，增加基牙的固位及抗力作用。本病例中因患牙位置靠后，且患者对美观要求相对较低，因此选择制作了齐龈边缘。但是要注意的是，当患者选择烤瓷修复体时，修复体颜色会因金属基底的存在而变得不通透，龈缘处会因瓷层较薄而透出金属颜色，如果患者介意，则需与患者沟通建议选用全瓷修复体。

（甘　婧　裴丹丹）

桩核冠 1（前牙纤维桩全冠修复）

患者信息

性别：男；年龄：28岁。

病　史

主诉　右上前牙外伤1周。

现病史　患者1周前因外伤导致右上前牙冠折，于外院紧急处理后暂封，现来修复科要求修复右上前牙缺损。

既往史　既往体健，无家族病史，否认系统性疾病及与牙科治疗相关的过敏史。

检　查

口外检查　面部无明显不对称及肿胀；无颞下颌关节弹响，下颌运动范围正常，无张口受限及开口偏斜。

口内检查　口内唇、颊、舌、口腔黏膜及咽部软组织正常。全口牙龈颜色正常，无明显红肿，探诊无明显出血。11牙冠中1/2处横折，断端位于龈上5mm，牙冠断端根管口有暂封物，探（–），冷（–），叩（＋）；无明显松动。全口轻度氟斑牙，牙面可见白垩色斑块。口腔卫生状况尚可。上下颌前牙牙列拥挤，43近中扭转、颊倾；13、22舌倾明显，与对颌牙为反𬌗关系（图13-1）。

影像学检查　X线片显示：11牙残根，根长尚可，未行根管治疗，牙周膜间隙增宽（图13-2）。

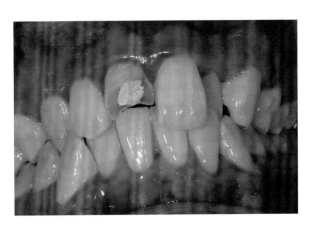

图 13-1　修复术前口内观

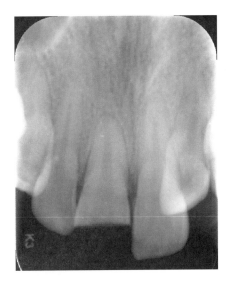

图 13-2　根管治疗术前 11 X 线片

诊　断

1. 11牙折；
2. 牙列不齐；
3. 全口轻度氟斑牙。

治疗

治疗计划

外伤后的残根，目前的修复方案有两种：①桩核冠修复，前牙首选纤维桩＋树脂核＋全瓷冠修复；②拔除残根种植固定义齿修复。该患者剩余牙根长度尚可，且根断面位于龈上5mm，评估可获得较好的固位及抗力，因而综合各方面因素，经与患者协商，确定以下修复方案：

（1）11行根管治疗＋11桩核＋全冠修复；

（2）择期正畸治疗纠正牙列不齐。

告知患者详细治疗计划、所需时间、费用及可能存在的风险，患者知情同意。

治疗步骤

（1）告知患者治疗目的及其局限性，并向患者宣传口腔预防及口腔卫生保健相关知识。

（2）11行根管治疗术。术后1周X线片示根充恰填，根尖周无明显异常（图13-3）。

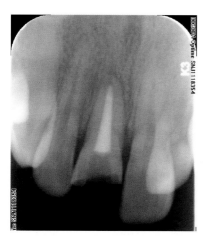

图13-3　根管治疗术后1周患者11牙X线根尖片

（3）根管清理。慢机球钻或快机球钻去除根管口表面暂封材料，慢机引导钻去除根管内相应深度的牙胶、糊剂等充填物，根尖保留至少4~5mm的充填物，预备过程顺畅，无明显阻力。拍摄根尖片确定桩道的方向与位置是否合适（图13-4至13-6）。

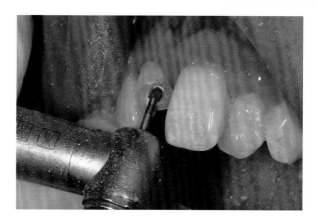

图13-4　使用球钻去除根管口表面暂封材料

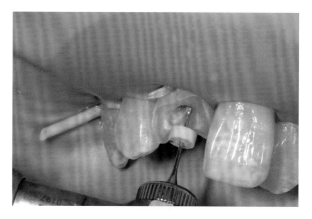

图13-5　使用引导钻去除根管内相应深度的牙胶、糊剂等充填物

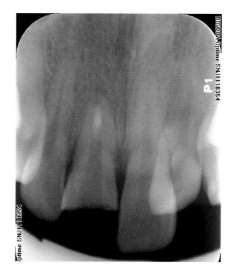

图13-6　保留至少4~5mm的充填物

（4）桩道预备。按照由细到粗的顺序，用纤维桩厂商提供的预备钻依次进行桩道预备，至与选定型号桩匹配的钻为止，预备过程中持续冷水降温预备钻以免对根管壁的热裂伤及热压效应伤及根尖周组织。选择纤维桩的长

度及直径参考牙根的长度和直径，桩径等于根径 1/3~1/4；桩在牙槽骨内的长度应不短于牙根在牙槽骨内长度的 1/2（图 13-7）。

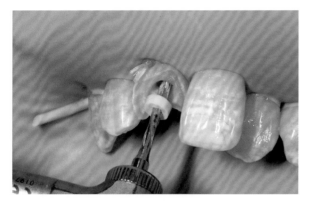

图 13-7　配套预备钻进行桩道预备

（5）纤维桩试合。将选好的纤维桩插入桩道内就位，拍摄根尖片确定桩到达预定好的位置，根据需要的桩长度，用慢速砂轮或者金刚砂钻将纤维桩的多余部分磨除。试合后的桩用 99.5% 的乙醇溶液超声震荡 5min 清洗消毒（图 13-8、图 13-9）。

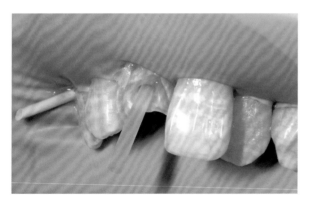

图 13-8　纤维桩试合

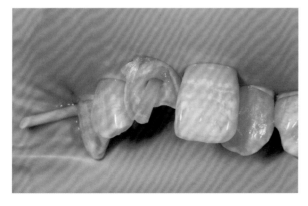

图 13-9　纤维桩截断

（6）酸蚀桩道内壁牙本质：粘接材料的选择推荐使用双固化树脂类的粘接材料，可以选择酸蚀 – 冲洗粘接系统、自酸蚀粘接系统以及自粘接系统。本例患者我们选择了酸蚀 – 冲洗粘接系统，先用 32%~37% 磷酸酸蚀剂酸蚀根管 20~30s，大量清水冲洗干净后，吸潮纸捻干燥根管（图 13-10）。

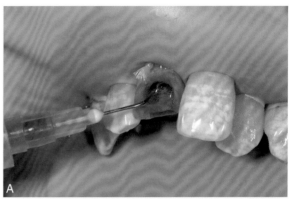

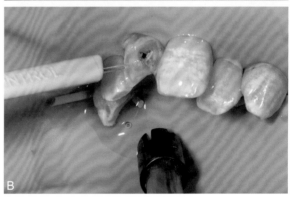

图 13-10　酸蚀处理桩道内壁牙本质　A. 酸蚀；B. 冲洗

（7）牙本质粘接剂处理。使用根管棉棒将粘接剂均匀涂布在处理后的桩道内壁牙本质表面，气枪轻吹 10s，使用吸潮纸捻吸除根尖处多余粘接剂，光固化照射 10s（图 13-11）。

（8）充填树脂水门汀。使用树脂水门汀自带的混合枪头将水门汀充填入根管内（图 13-12）。

（9）纤维桩就位及固化粘接材料。将纤维桩插入根管内就位，轻微旋转以排除多余气泡，去除根管内挤出的多余粘接材料，以光固化灯从多个不同角度进行光照，确保粘接材料充分固化，使用核树脂堆塑树脂核（图 13-

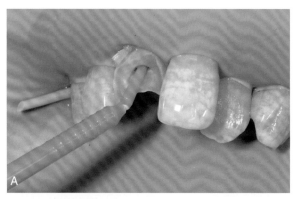
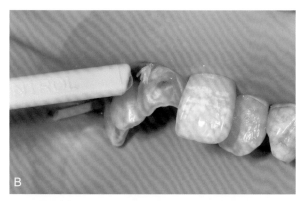
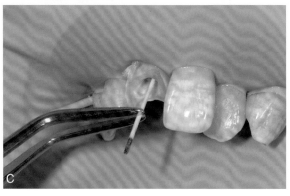
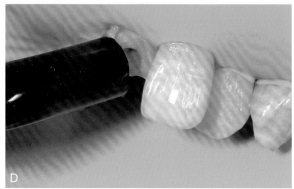

图 13-11 牙本质粘接剂处理 A. 根管壁涂布粘接剂；B. 气枪吹拂；C. 吸潮纸捻吸除多余粘接剂；D. 光照固化粘接剂

13、图 13-14）。

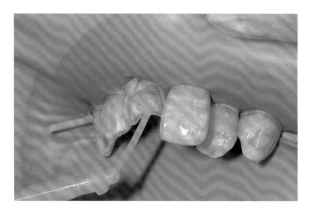

图 13-12 充填树脂水门汀

（10）基牙预备。按照全瓷冠的预备要求，对堆塑好树脂核的 11 进行全冠基牙预备（图 13-15）。

（11）排龈及取模（图 13-16）。

（12）冠粘固（图 13-17）。

（13）对患者的指导及术后维护治疗。术后医嘱包括勿用前牙啃咬硬物，维护口腔卫生，定期行牙周洁治术。

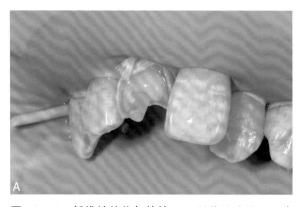
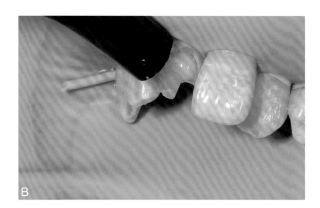

图 13-13 纤维桩就位与粘接 A. 纤维桩就位；B. 光照固化水门汀

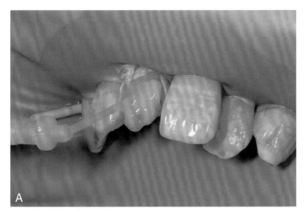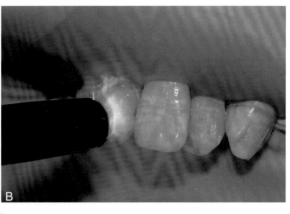

图 13-14　树脂核堆塑　A.堆塑树脂核；B.光照固化核材料

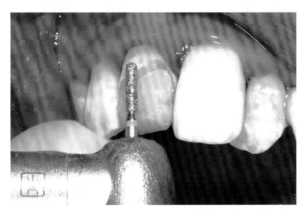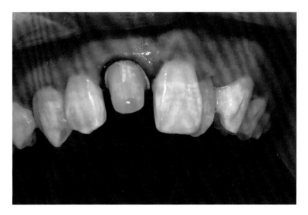

图 13-15　基牙预备

图 13-16　排龈

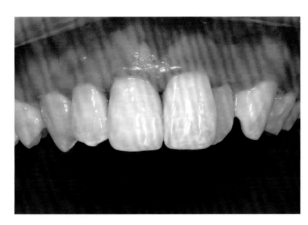

图 13-17　冠粘固

术后随访

患者每年行洁治术时随访记录。

病例小结

临床工作过程中，遇到牙体组织缺损面积较大且已经进行了完善的根管治疗的患牙，为保证修复体获得长期稳定的固位效果，同时避免天然牙冠折而导致修复失败，需要对患牙进行桩核冠修复。桩核系统包含金属铸造桩核、金属预成桩核、纤维桩 - 树脂核以及 CAD/CAM 一体化桩核等。年轻医生在接诊患者时，对于是否可行桩核修复，什么情况下适合选择纤维桩修复，仍缺乏指导。我们在此对纤维桩 - 树脂核系统的适应证及禁忌证进行介绍。

适应证：所有适合进行桩冠修复或者桩核冠修复的残根及残冠。前牙美学修复、全瓷修复优先选择纤维桩 - 树脂核系统进行修复。

禁忌证：①无法获得完整牙本质肩领（龈缘以上，高度 ≥ 1.5mm，厚度 ≥ 1.0mm 的颈缘一圈牙本质结构）的患牙；②较大程度改变牙体长轴时，通常建议患者采用正畸治疗改善牙体长轴问题，若患者不接受正畸治疗，则采用金属铸造桩核修复；③咬合间隙不足时，预备体较薄，纤维桩不足以提供足够的抗力，不建议采用纤维桩修复。

确认使用纤维桩进行修复后，如何根据患牙的情况合理选择纤维桩数量，有利于提高桩核的固位力、应力的均匀分布，提高纤维桩－树脂核修复的远期成功率。

前牙：若前牙牙体组织中缺损面积较小、对冠修复体的固位影响小时，可以不行桩核修复。但是，由于牙冠预备过程中，牙颈部的切削量大，剩余牙体组织抗力减弱，可利用纤维桩弹性模量与牙体组织接近这一优势，在前牙常规使用纤维桩核进行修复。前牙通常为单根管，建议采用单根纤维桩。

前磨牙：牙体缺损量很少、无须进行冠修复的死髓牙、仅有开髓洞型的变色前磨牙进行冠修复时，或仅有小面积洞壁缺损的患牙，常认为可不进行纤维桩－树脂核修复。但是，因为前磨牙颈部缩窄明显，冠修复牙体预备后颈部剩余牙体组织较薄弱，采用纤维桩可增强其强度，因此可以常规使用纤维桩修复。需要强调的是，当患牙为双根管或扁根的情况下，应采用两根与根管直径协调的纤维桩。

磨牙：小于一壁缺损时，不需要采用纤维桩修复；一壁缺损采用一根纤维桩；二壁缺损采用两个根管粘接纤维桩；三壁及三壁以上缺损在不影响纤维桩就位的情况下可选择尽量多的根管粘接纤维桩。

选择适当的纤维桩，并按照产品说明书完成桩道预备后，选择合适的粘接系统有助于提高纤维桩的粘接效果。初学者推荐使用自粘接树脂系统，因其操作敏感性低，可降低因隔湿问题造成的粘接失败的概率，且建议采用双固化树脂。同时，需关注树脂固化前的流动性以及固化后的强度。

纤维桩－树脂核系统建立完成后，何时截断纤维桩，是困扰很多临床医生的一大问题。一般来说，只要不是多根管之间存在明显的交叉阻挡，不建议在口外对纤维桩进行裁切，即使需要进行裁切，建议采用手持＋锋利裁切盘的方式进行裁切，避免纤维桩纤维束散开，纤维桩截断后，在粘接前需要用99.9%乙醇溶液进行超声清洗消毒。一般情况下，建议在牙冠的精细预备过程中，口内切割纤维桩。需要注意的是，理想情况下，应在树脂核堆塑固化后间隔15min，开始牙冠的精细预备，并且在堆塑树脂核时，将树脂尽可能多地包绕纤维桩，使得纤维桩切割时是以纤维桩－树脂核整体的形式进行的，有利于保护纤维桩的结构。

（张　凌　李　芳）

病例 14　桩核冠2（前牙纤维桩改向美学修复）

患者信息

性别：男；年龄：35 岁。

病　史

主诉　左上前牙向外突出多年影响美观。

现病史　左上前牙向外突出多年，现要求修复治疗以改善美观。

既往史　无家族史，否认系统性疾病及与牙科治疗相关的过敏史。

检　查

口外检查　左上唇部稍突，面型丰满度正常；面部无明显不对称及肿胀；无颞下颌关节弹响，下颌运动范围正常，无张口受限及开口偏斜。

口内检查　口内唇、颊、舌及黏膜等软组织正常。21与11牙龈外形轻微不对称。21唇倾，切端位于牙弓外侧3mm，松（-），叩（-）。口腔卫生状况尚可。

咬合检查　Ⅰ度深覆𬌗，覆盖正常，余牙咬合关系基本正常。

影像学检查　X线片：21可用根长约13.8mm，根周无明显暗影（图14-1）。

诊　断

错位牙（21，唇向）。

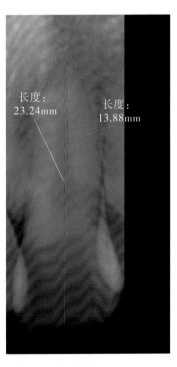

图14-1　术前21牙根尖片

长度：23.24mm
长度：13.88mm

治　疗

治疗计划

制取上前牙局部印模，并翻制石膏模型，观察21唇倾度、龈缘位置，分析21与11唇面宽度关系（图14-2）。

本病例特点如下，21位于美学区，目前为活髓牙，唇倾错位超过3mm。从微创治疗理念出发，首选方案建议进行正畸相关治疗，但患者因个人原因拒绝；其次是采用冠方改向修复方案，但因改向角度较大，波及髓腔，需先完成根管治疗。具体考虑到前牙区的美学要求

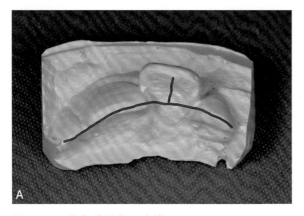 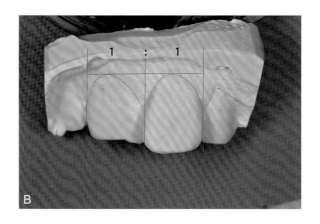

图 14-2　修复前局部研究模

以及改向时桩道对桩的形态要求，最终拟采用 everStick 可塑纤维桩 + 树脂核进行舌侧改向，外加全瓷冠的修复方案。另因患牙唇倾导致 11 与 22 之间间隙不足，修复前还需部分调改 11 牙近缺隙侧外形，以使后期 21 修复后能够获得与 11 同样的近远中向空间。

　　告知患者详细治疗计划、所需时间、费用以及修复完成后 11 与 21 牙龈不对称的美学缺陷、根折等风险，患者知情同意。

　　具体治疗计划为：21 根管治疗后，调整 11 及 21 外形，21 行 everStick 纤维桩 + 树脂核改向及全瓷冠修复。

治疗步骤

　　（1）告知患者治疗目的及其局限性，再次确认患者无正畸意愿，并同意进行之前制定的修复方案。向患者宣传口腔预防及口腔卫生保健相关知识。

　　（2）21 根管治疗完成（图 14-3）。

　　（3）everStick 纤维桩改向、树脂成核。

　　①冠方牙体组织预备：去除 21 前突于牙弓之外的大部分牙体组织及根面薄壁弱尖，同时调整 11 及 22 近缺隙侧外形，以获得 21 与 11 有相同近远中向空间，并调整 11 及 22 外形尽可能符合正常牙体解剖形态。21 去倒凹，在接近根管口部位时，桩道应逐渐向腭侧倾斜，并将桩道预备成圆三角形，以增加颈部受力壁的抗折能力。同时使桩核在根管口处向腭侧弯

曲改向时避免形成应力集中，预留出 2mm 的牙本质肩领。

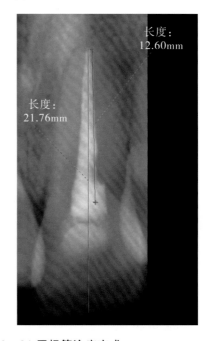

图 14-3　21 牙根管治疗完成

　　②桩道预备：参照 X 线片，确定根管桩的直径及长度，采用间断提插法，P 钻逐级预备，完成桩道深度达总根长 2/3~3/4 并预留 4~5mm 的根尖封闭区（图 14-4、图 14-5）。

　　③纤维桩粘固：预估恢复牙体长轴方向，取与 11 牙桩道等长的 everStick 纤维桩，放入桩道内，根据预计恢复的牙冠外形方向改变冠部纤维形态，呈扇形展开，注意唇腭侧预留冠的空间，初步光照固化 20s 形成冠部形态，取出纤维桩再光照固化 40s 形成根内形态（图 14-6）。

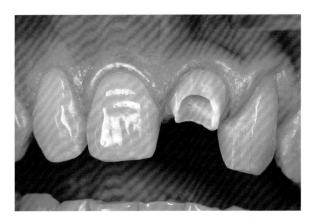

图 14-4   桩道及初步牙体预备完成

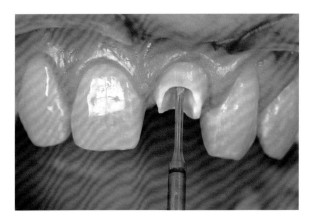

图 14-5   P 钻预估恢复牙长轴的方向

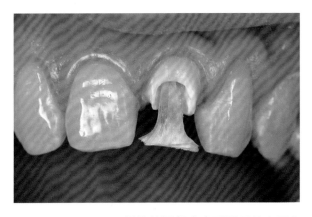

图 14-6   everStick 纤维桩冠部成扇形展开并光固化成型

④树脂核堆塑：使用专用的根内处理剂处理根面及纤维桩表面 20s，涂布粘接剂并将已成型的纤维桩粘固于桩道内，光照 40s，分层堆塑树脂核，每层光照 20s，待树脂核完全硬化后进行全瓷冠基牙预备（图 14-7）。

（4）排龈、硅橡胶取模。

压入排龈线，硅橡胶二次印模法取模。送修复工艺中心制作全瓷修复体。

（5）制作临时修复体、比色。

采用粘蜡成型直接法制作临时冠。首先粘蜡在患牙上塑形，藻酸盐制取印模，临时冠桥树脂修复材料注满 21 的成型印模空间内，将印模完全就位，稳定至材料固化后取下。根据邻牙外形、牙周状况及咬合状态，调整临时冠，要求冠边缘不压迫牙龈，并对龈缘进行一定的塑形，最后戴临时冠、比色（图 14-8、图 14-9）。

（6）最终修复体口内试戴并粘接固位。

戴 21 全瓷冠，检查就位情况、冠边缘密合无悬突、邻接触紧密、外形和颜色患者满意、调改咬合接触达到最大牙尖交错关系，无咬合高点及咬合干扰，抛光，树脂粘固全瓷冠修复体，

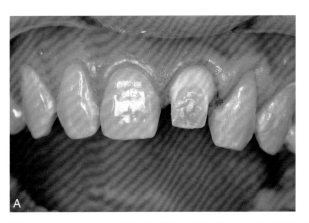

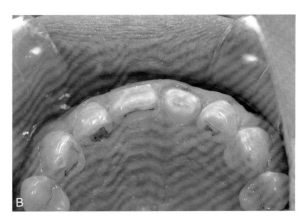

图 14-7   everStick 纤维桩粘接、树脂堆核，牙体预备完成

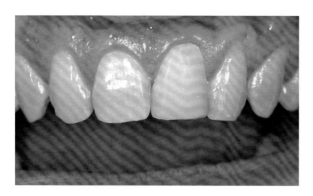

图 14-8　牙临时冠就位

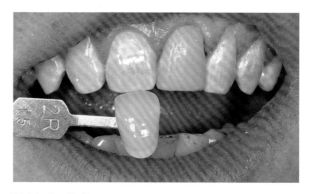

图 14-9　比色

去净粘接剂，戴牙完成（图 14-10）。

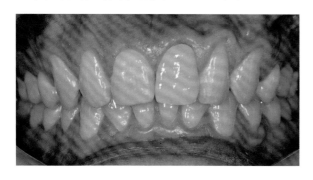

图 14-10　戴用最终修复体咬合照

（7）对患者的指导及术后维护治疗。

术后口腔卫生指导包括用软毛牙刷、牙线维持口腔清洁，有条件者可配合冲牙器一起使用。两周后患者复诊进行咬合关系及牙龈情况评估。患者对治疗效果十分满意，并愿意通过良好的口腔卫生行为维护最终修复体。

术后随访

术后 3、6、12 个月随访及之后每年随访检查并记录。

病例小结

利用 everStick 可塑纤维桩进行改向的方式是在患者拒绝正畸方案后，在短时间内取得美学与功能兼顾的一种修复方案，但治疗前须

向患者说明此操作不可逆，去除牙体量大，应慎重选择。

EverStick 光固化前具有良好的柔韧性，易成形并能适合根管的解剖形态，且具有与牙本质近似的弹性模量，𬌗力的传导比较均匀，不易在桩核根尖处形成应力集中而导致根折；适合非典型根管形态，如弯曲，椭圆形以及非常大的根管，对于错位的畸形过小牙，由于牙根过细，固位和抗力均不足时本方法慎用。

改向方向及角度：临床上进行桩核改向时，冠向唇侧改向比向舌侧改向更为有利。向舌侧改向时，抵抗唇向应力集中的牙体组织磨切过多，意味着向舌侧改向的角度越大，牙根折裂的风险越高；而当患牙舌倾需向唇侧改向时，相应的牙体组织能够被较多地保留下来。临床实践中无论是唇向或舌向错位，近中向或远中向扭转，改向角度应控制在 30° 以内，以避免剩余牙体受力过大，导致牙折。

虽然利用 everStick 高强度可塑纤维桩能一定程度上满足前牙改向修复的美观及功能要求，国内临床医师也已经开展这项技术，但由于临床应用时间仍较短，其远期修复效果有待进一步研究。

（吴珺华　谢培进　付梦辰）

病例 15 桩核冠 3（前牙铸造桩核冠修复）

患者信息

性别：女；年龄：27岁。

病史

主诉 右上前牙桩核冠修复后松动 2 个月，脱落 2d。

现病史 患者 4 年前因外伤致使右上前牙部分折断，曾于外院行根管治疗及桩核冠修复，2 个月前右上前牙修复体出现松动，2d 前脱落，今来我科要求治疗。

既往史 无家族史，否认系统性疾病及与牙科治疗相关的过敏史。

检查

口外检查 面下 1/3 高度正常，面型饱满度基本正常；口角无明显下垂；面部无明显不对称及肿胀；无颞下颌关节弹响，下颌运动范围正常，无张口受限及开口偏斜。

口内检查 口内唇、颊、舌、口腔黏膜及咽部软组织正常。上下颌与面部中线一致。面下距离约等于面中距离，垂直距离基本正常。12 残根，断端位于龈下 2~3mm，冷刺激不敏感，探（-），叩（-），无明显松动。全口卫生欠佳，牙石（+），色素（+），部分牙龈退缩，余未见明显异常。

影像学检查 X 线片示：12 残根，根长尚可，约 13mm，根管内可见充填物，根管充填长度不足，根尖周可见少许暗影。

诊断

牙体缺损（12 牙残根）。

治疗

治疗计划

患者 12 残根，牙冠完全折断，没有足够牙体组织提供固位形，且 12 根长约 13mm，根长尚可，建议患者行桩核 + 全冠修复。12 残根已行根管治疗，根充欠填，且根尖周可见暗影，告知患者需行 12 根管再治疗后方可行桩核修复；12 残根部分断端位于龈下约 2~3mm，因此需行牙冠延长术，充分暴露牙体组织断面，提供足够的牙本质肩领后方可行修复治疗，鉴于 12 残根牙体余留量过少，建议行金属或全锆桩核加全冠修复。经过与患者充分沟通，患者知情同意，最终确定具体治疗计划如下：

（1）12 根管再治疗；

（2）12 牙冠延长术 + 全口牙周基础治疗；

（3）12 铸造金属桩核 + 全冠修复。

告知患者详细治疗计划、所需时间、费用及可能存在的风险，患者知情同意。

治疗步骤

（1）告知患者治疗目的及其局限性，并向患者宣传口腔预防及口腔卫生保健相关知识。

（2）12根管再治疗及牙周治疗（图15-1）。

（3）12桩道预备。

12根管桩道预备及基牙初预备，桩道直径达到根面直径1/3左右，根尖保留4~5mm

的根尖封闭区，制取硅橡胶印模，暂封（图15-2至图15-5）。

（4）纯钛桩戴入，预备体精细预备并行暂时冠修复。去暂封，12纯钛桩试戴，戴入顺利，固位稳定良好，桩与牙体衔接密合，消毒、粘接。一次性吸引器吸引，排龈，基牙预备，取硅橡胶印模，暂时冠修复，比色（图15-6、图15-7）。

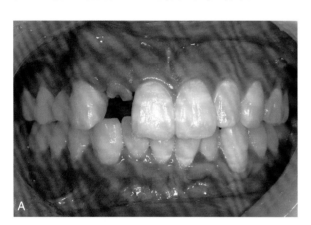

图15-1　冠延长术后口内照

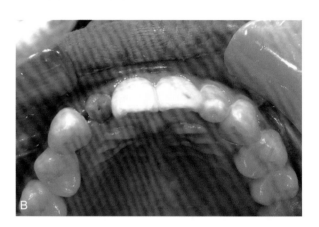

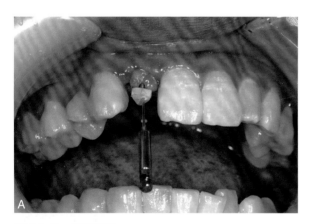

图15-2　桩道预备

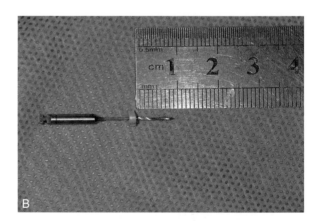

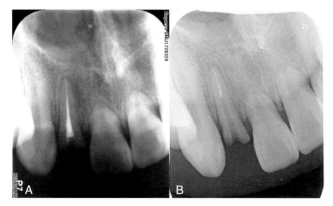

图15-3　桩道预备前后X线片

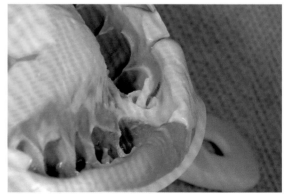

图15-4　桩道硅橡胶模型

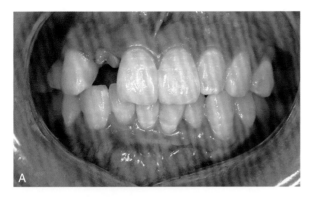

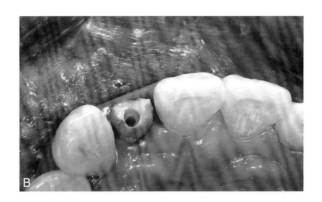

图 15-5　桩道预备完成后口内照

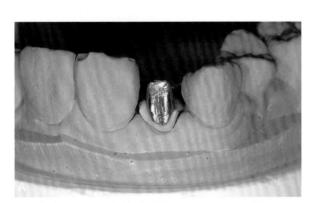

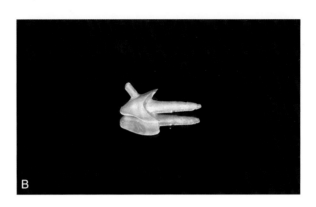

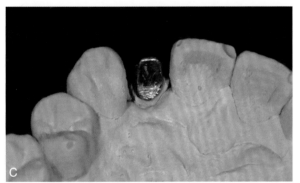

图 15-6　纯钛铸造桩

（5）最终修复体口内试戴并粘接。

在口内试戴全瓷冠，检查就位情况、冠边缘密合无悬突、邻接触紧密、外形及颜色患者满意、调改咬合接触达到最大牙尖交错关系，无咬合高点及咬合干扰，上釉完成。粘固冠修复体（图 15-8）。

（6）对患者的指导及术后维护治疗。

术后口腔卫生指导包括用软毛牙刷、牙线等保持口腔卫生。患者复诊进行咬合关系及软组织情况评估。患者对治疗效果十分满意，

并愿意通过良好的口腔卫生行为维护最终修复体。定期复查。

病例小结

桩核冠是修复大面积牙体缺损的一种常用修复方法。由于剩余牙体组织量少，无法单独使用全冠获得良好固位。为了增加固位，将修复体的一部分插入根管内获得固位，插入根管内的这部分修复体称为桩。桩核冠制作时的要求：①桩的长度为根长的 2/3~3/4，且不短于

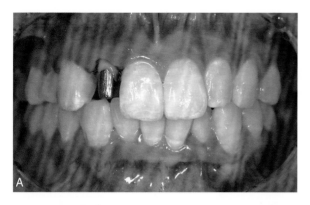
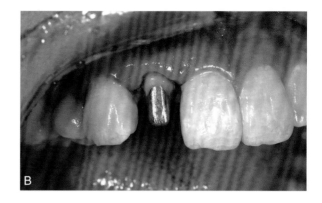
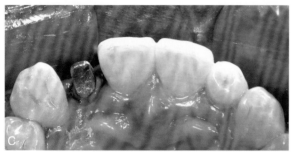

图 15-7　纯钛桩戴入、基牙预备完成后口内照

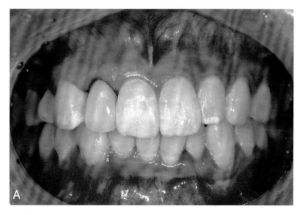
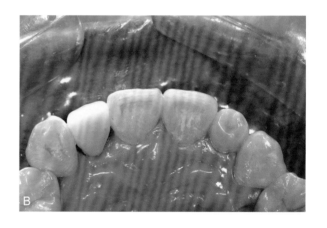

图 15-8　修复体戴入后口内照

临床牙冠长度；②桩的直径为根管截面直径的1/3；③桩的形态可适应根管形态，常为锥形；④核的形态应与牙冠保留的牙体组织共同形成冠制备体形态；⑤冠的边缘要位于根面牙体组织上。

　　最终冠修复体的边缘应覆盖所有缺损区与原有修复体并在其边缘上方保留足够的健康牙本质，原则上核的边缘与冠边缘之间应有至少1.5mm的牙本质即为牙本质肩领。牙本质肩领的存在可以起到抵抗牙齿折裂，增加修复体固位的作用。

　　本病例中患者12残根断面位于龈下2~3mm，没有牙本质肩领结构，影响修复体的固位，因此必须通过冠延长术暴露断面，预留出牙本质肩领的位置，才能保证桩核冠的良好固位。

（牛　林　仝相瑶　许英华）

病例 16

桩核冠 4（前牙全锆桩核改向美学修复）

患者信息

性别：女；年龄：29 岁。

病史

主诉 右上前牙前突 3 年。

现病史 3 年前出现右上前牙前突，逐渐加重，8 个月前曾于我院牙周科行全口牙周基础治疗，6 个月前于我院正畸科咨询，正畸科表示矫正风险大，现以上前牙前突影响美观的问题就诊于修复科。

既往史 无家族史，否认系统性疾病、传染病史及过敏史。

检查

口外检查 上唇轻度前突，口唇闭合时未见露齿；面部无明显不对称及肿胀；开口度、开口型正常，无明显颞下颌关节弹响，下颌运动正常。

口内检查 口内唇、颊、舌、口腔黏膜软组织正常。11、41 唇侧倾斜，42 舌侧倾斜，松动（-）。31、32、41、42 牙龈唇舌侧退缩约 1~2mm，41、42 牙间龈乳头稍红肿。全口卫生尚可，牙石（-），色素（-），软垢（-）。Ⅰ度深覆𬌗，Ⅱ度深覆盖。

影像学检查 31、32、41、42 牙牙槽骨水平吸收至根中 1/3。

诊断

1. 牙列不齐（11、41 唇倾，42 舌倾）；
2. 慢性牙周炎。

治疗

治疗计划

前牙牙列不齐首选方案为正畸治疗，但本病例中患者有慢性牙周炎，已存在部分牙槽骨 Ⅰ°~Ⅱ°吸收，虽处于牙周炎静止期，正畸矫正风险仍较大。患者要求仅处理上前牙前突问题，尽管 11、41 唇倾和 42 舌倾程度较轻，患牙长轴与正常牙长轴交角 <30°，但 41 的唇倾使 11 内收改向有限，与患者充分沟通后，确定对于 11、41 同时进行改向，暂不处理 42。

综合考虑患牙情况、牙槽骨情况和患者主诉，提出修复方案：11、41 桩核改向 + 全冠修复，具体治疗计划如下：

（1）11、41 根管治疗；

（2）11、41 二氧化锆桩核改向 + 全瓷冠修复；

（3）定期牙周维护。

告知患者详细治疗计划、所需时间、费用以及可能存在的风险，如修复体的寿命有限、牙龈退缩、牙齿根管治疗后脆性增加、易折断等，患者知情同意。

治疗步骤

（1）在研究模型上制作诊断蜡型（图16-1），患者对诊断蜡型外形满意，转牙体科行11、41根管治疗。

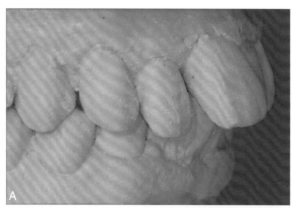

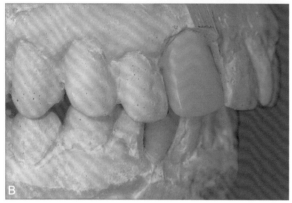

图 16-1　诊断蜡型

（2）牙体预备前拍摄根尖片（图16-

2），11、41根充恰填，根尖部骨质未见明显异常。

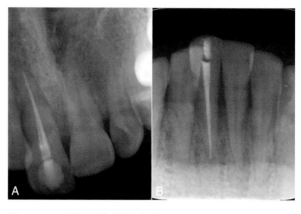

图 16-2　牙体预备前根尖片

（3）11、41磨除突出于正常牙列以外的唇侧牙体组织后，舌侧牙体组织尽量保留，冠部牙体预备基本完成后行桩道制备（图16-3），精修后一次印模法制取硅橡胶印模（图16-4），灌制桩核模型（图16-5）。

（4）模型送至修复工艺中心制作二氧化锆桩，口内试戴合适后，消毒并干燥桩核，于桩核表面均匀涂抹 Monobond N 处理剂，静置60s，气枪吹干。使用 3M relyxunicem 树脂粘接剂粘接（图16-6），聚羧酸锌水门汀粘接临时冠。

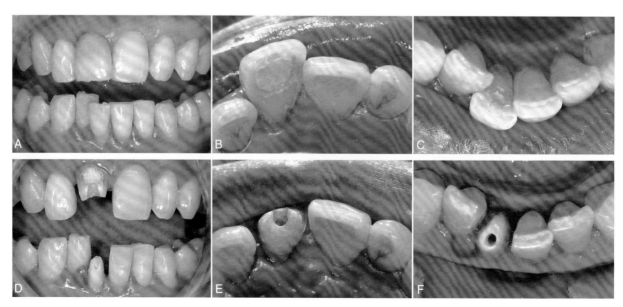

图 16-3　患牙桩道预备前后

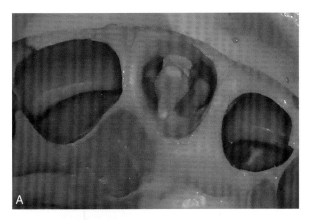
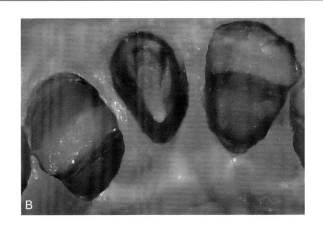

图 16-4　桩道印模

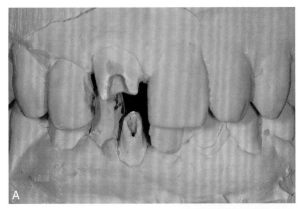
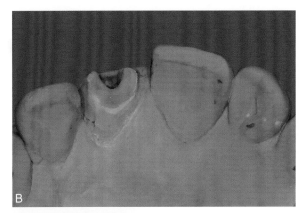

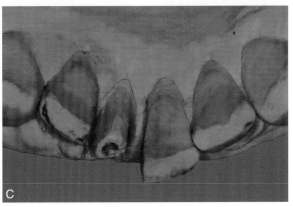

图 16-5　桩道模型

（5）因 41、42 牙间颊侧龈乳头红肿，BOP（+），可探及龈下牙石，转牙周科行局部基础治疗，炎症控制后行全冠修复（图 16-7）。

（6）在自然光下比色，排龈后精修 11、41 预备体（图 16-8），适当磨除双侧邻牙近远中面以加宽修复间隙，制取硅橡胶印模（图 16-9），灌制全冠模型。

（7）模型送至修复工艺中心制作二氧化锆全瓷冠，口内试戴，调整邻接及咬合，抛光后使用 DMG 树脂粘接剂粘接（图 16-10）。

（8）对患者的术后维护和口腔卫生指导，嘱患者勿咬过硬食物，使用牙线清理邻面。定期复诊。

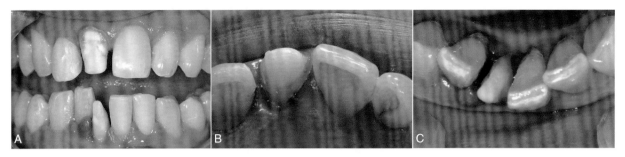

图 16-6　桩核修复

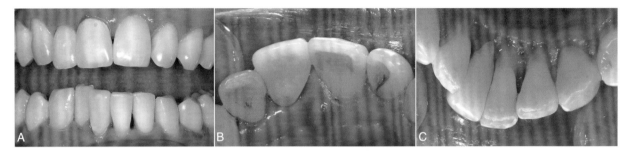

图 16-7　牙周治疗后

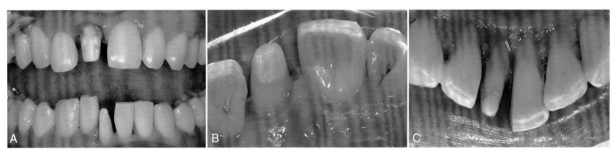

图 16-8　精修后

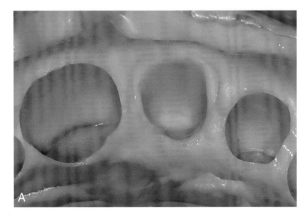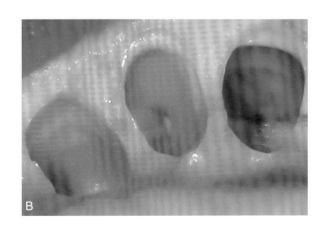

图 16-9　全冠印模

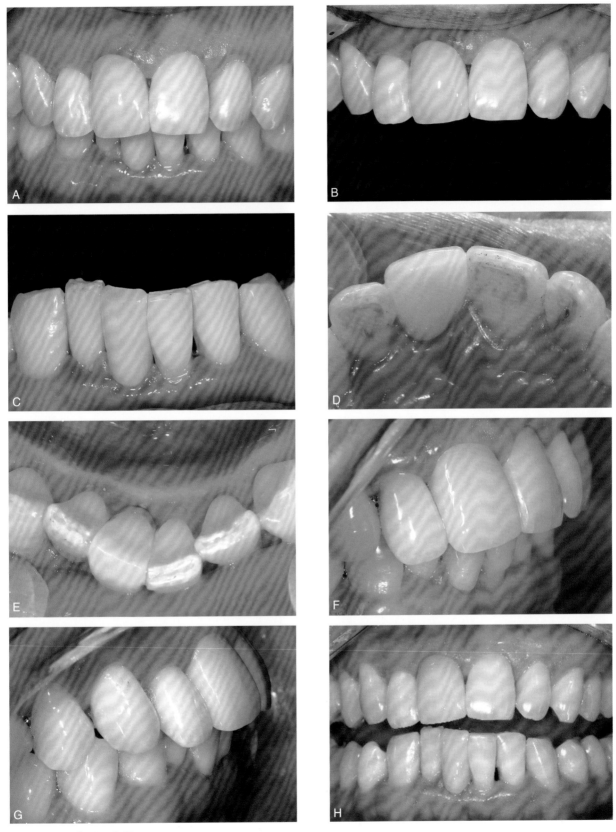

图 16-10 全冠口内照

病例小结

桩核改向：对于成年人上前牙唇倾，无条件进行正畸治疗的患者，采取铸造桩核改向前牙排列是一种高效、快速解决患者美学需求的方法。但对于上前牙唇向倾斜并伴有明显的骨性前突者不宜采用。改向修复属不可逆性治疗，需要和患者充分沟通并签署知情同意书后方能进行治疗。

全瓷桩核：桩核冠修复是临床上常见的牙体缺损修复方式。与传统铸造金属桩核相比，二氧化锆全瓷桩核具有良好的生物相容性和美学性能，不易引起牙龈变色，可以最大限度的保证修复体的美观性。

牙周维护：修复治疗与牙周的关系非常密切，尤其是患牙牙周情况不佳时，需要经过完善的牙周治疗，待患牙牙周情况稳定后再进行修复。修复期间及术后都需要密切观察牙周情况，定期进行牙周维护。

（逯　宜　孟雨晨）

桩核冠 5（前牙铸造桩改向修复）

患者信息

性别：女；年龄：60岁。

病　史

主诉　上前牙修复体拆除1周后要求重新修复。

现病史　10余年前患者于外院行上前牙固定义齿修复，1周前因边缘发黑于外院拆除后行根管治疗，今来我科就诊要求重新修复治疗。

既往史　无家族史，否认系统性疾病及与牙科治疗相关的过敏史。

检　查

口外检查　面下三分之一高度正常，上唇明显前突；口角无明显下垂；面部无明显不对称及肿胀；无颞下颌关节弹响，下颌运动范围正常，无张口受限及开口偏斜。

口内检查　口内唇、颊、舌、口腔黏膜及咽部软组织正常。11、12、21基牙呈牙体预备型，预备体呈锥形，切端聚合度大，冷（－），探（－），叩（－）；21松动Ⅰ度，22缺失，拔牙创未完全愈合，23树脂贴面修复，42先天缺失，32~41烤瓷桥修复，37𬌗面可见银汞充填，牙体变色，叩（－）。全口中度氟斑牙（图17-1）。

咬合检查　上前牙唇倾，Ⅲ度深覆𬌗，深覆盖，上颌中线偏左2mm，与面部中线不一致，下颌中线与面部中线一致。患者的习惯性闭口位及最大牙尖交错位一致。面下距离约等于面中距离，垂直距离正常。

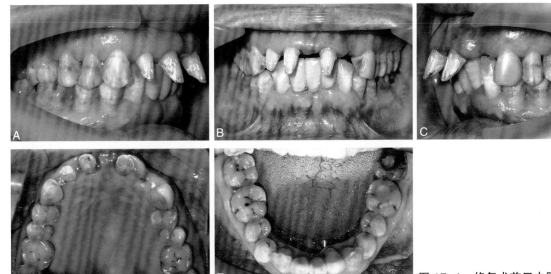

图 17-1　修复术前口内照

影像学检查 X线片：11、21、12根管充填完成，恰填；11近中、21近远中牙槽骨吸收1/3，根尖周未见明显异常。

诊 断

1. 11、12、21牙体缺损（修复体拆除后）；
2. 牙列缺损（22缺失）；
3. 前牙深覆𬌗、深覆盖；
4. 慢性牙周炎。

治 疗

治疗计划

患者全口慢性牙周炎，11、21及23基牙条件差，固定桥修复远期效果不佳，建议患者22活动义齿修复，与患者讲明预后，患者知情同意。

因患者上前牙唇倾角度较大，为满足美观要求，前牙改向磨除牙体组织较多，建议患者桩核冠修复以达到上前牙腭侧改向的目的，与患者讲明治疗目的及其局限性，患者知情同意。

经过与患者充分沟通，最终确定桩冠的修复方案，具体治疗计划如下：

（1）转牙周科行牙周基础治疗；
（2）11、12、21铸造桩核＋联冠修复；
（3）择期22活动义齿修复。

告知患者详细治疗计划、所需时间、费用及可能存在的风险，患者知情同意。

治疗步骤

（1）告知患者治疗目的及其局限性，并向患者宣传口腔预防及口腔卫生保健相关知识。

（2）取模，在研究模型上制作诊断蜡型（图17-2）。

制作诊断蜡型，设计预期的咬合关系及前牙修复后的排列关系。

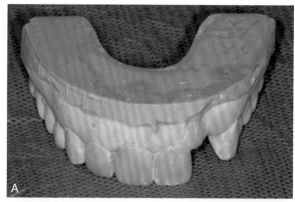
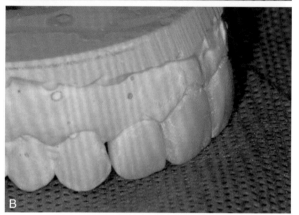

图17-2 诊断蜡型照

（3）牙体桩道预备并行暂时冠修复。

待11、12、21牙周治疗完成后，以诊断蜡型的修复体排列为参考进行11、12、21基牙预备及根管桩道的预备，保证根尖有4~5mm根尖封闭，制取硅橡胶印模（图17-3、图17-4）。复制诊断蜡型牙体外形，以其为导板制作暂时冠，戴入口内，观察并调整咬合接触；调整咬合平面，观察前牙微笑曲线，调整暂时冠长度。

（4）纯钛桩戴入，预备体精细预备并行暂时冠修复。

去暂时冠，11、12、21试戴纯钛桩，戴入顺利，固位稳定良好，桩与牙体衔接密合，消毒，粘接。一次性吸引器吸引、排龈、基牙预备、取硅橡胶印模，再次行暂时冠修复，比色（图17-5、图17-6）。

（5）最终修复体口内试戴并粘接固位。

在口内试戴全瓷联冠，检查就位情况、冠

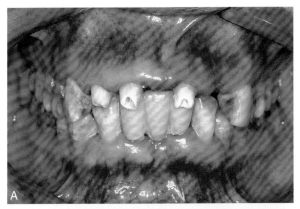

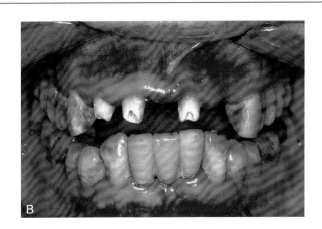

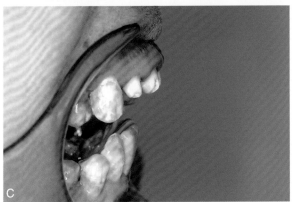

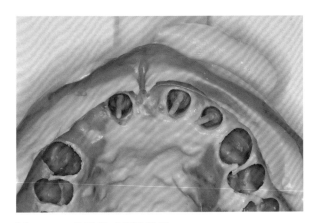

图 17-3　桩道预备、基牙初预备后口内观

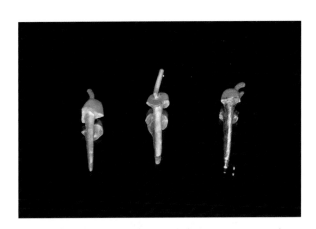

图 17-4　纯钛桩硅橡胶模型

图 17-5　纯钛桩（由右至左依次为 12、11、21）

边缘密合无悬突、邻接触紧密、外形与颜色患者满意、调改咬合接触达到最大牙尖交错关系，无咬合高点及咬合干扰，上釉完成。DMG 树脂粘接剂粘接冠修复体（图 17-7）。

（6）对患者的指导及术后维护治疗。

术后口腔卫生指导包括用软毛牙刷、牙线等保持口腔清洁。患者复诊进行咬合关系及软组织情况评估。患者对治疗效果十分满意，

并愿意通过良好的口腔卫生行为维护最终修复体。1 个月后患者复诊进行再评估，此后每 6 个月复查一次。

病例小结

桩核冠是修复大面积牙体缺损的一种常用的修复方法，当剩余的可利用牙体组织高度不

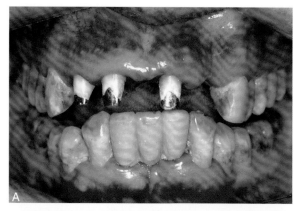
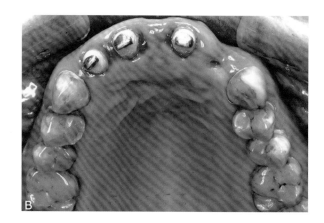
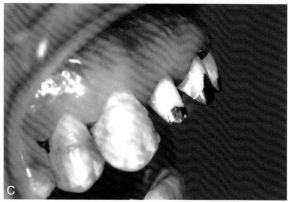

图 17-6　纯钛桩戴入、基牙预备后口内观

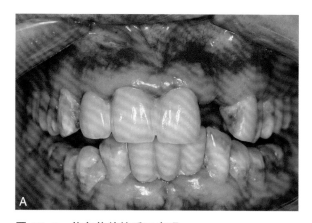
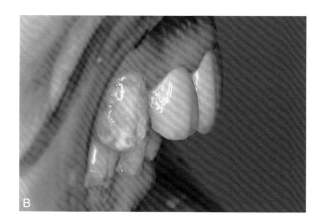

图 17-7　修复体粘接后口内观

足，无法形成足够的全冠固位形时，通常需要桩核来为最终全冠修复体提供支持和固位，即桩核冠。适用于：①临床牙冠中度以上缺损，剩余牙体组织无足够固位条件，直接充填后无法提供冠修复体固位力者；②临床冠完全缺损，断面达龈下，但牙根有足够长度，经过冠延长术或牵引术后可暴露出断面以下至少 1.5mm 的

根面高度，磨牙未暴露根分叉者；③错位、扭转牙而非正畸适应证者；④畸形牙直接预备固位形不良者。

在本例病例中，患者本身对美观的诉求，结合患者本身基牙及牙周条件，我们选择了桩冠改向修复 11、12、21＋活动义齿修复 22 的方法。因患牙唇倾程度较大，为达到腭侧改向的效果，磨除牙体组织较多，因而选择了金属桩修复，保证其具有一定的强度。同时，由于金属桩核需要改向的角度较大，我们在治疗前首先制作了 11、12、21 的修复体诊断蜡型，通过诊断蜡型指导根管预备过程中冠方剩余牙体组织的预备，同时也可以指导技师进行桩核制作的改向角度，保证制作的准确率和成功率，另外由于 11、21 有不同程度的牙槽骨吸收，本病例选择了联冠修复。

（牛　林　仝相瑶　张　辉）

病例 18 桩核冠 6（残根正畸牵引后桩核冠修复）

患者信息

性别：女；年龄：36 岁。

病　史

主诉　右上后牙缺损 2 个月，要求修复。

现病史　2 个月前，患者右上后牙因龋坏缺损，曾于我院行根管治疗，今来我科要求修复。

既往史　否认系统性疾病、传染病史及遗传病史，否认药物过敏史。

检　查

口内检查　15 牙残根，其断面位于牙龈下约 3.5mm，周围牙龈红肿，覆盖断面（图18-1、图18-2），无明显松动。对颌牙无伸长，颌间距离尚可。全口卫生差，牙石（++）、色素（+），牙龈红肿。余未见明显异常。

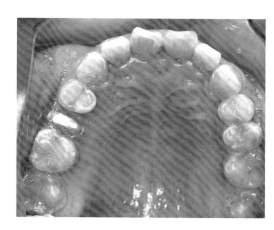

图 18-2　修复前𬌗面照

影像学检查　X 线片：15 残根，根长尚可，断面平牙槽骨下约 2.4mm，根管内可见充填物，根管充填尚可，根尖周暗影（图 18-3）。

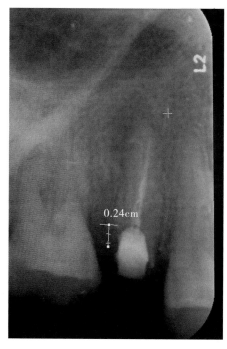

图 18-3　15 牙正畸术前 X 线片

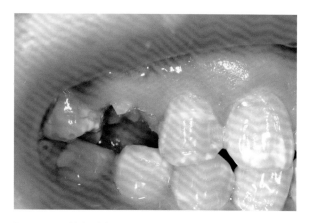

图 18-1　修复前颊侧照

诊　断

1. 15牙体缺损；
2. 慢性牙龈炎。

治　疗

治疗计划

患者因龋坏致15大面积缺损，仅余留残根，其远中尤其是腭侧轴角处，断面位于牙龈下约3.5mm，X线片显示残根近中断面位于牙槽骨下约2.4mm。治疗方案可分为两个方向，第一，不保留残根的拔牙方案。拔除残根后有3种修复方式：①种植修复；②固定桥修复；③可摘局部义齿修复。第二，保留残根的方案。该方案有两种修复方式：①根管治疗＋树脂平龈充填后行覆盖义齿修复；②根管治疗＋桩核冠修复。

与患者充分沟通，选择保留残根的桩核冠修复方案。桩核冠修复需要形成修复体颈部牙本质肩领，并且保证生物学宽度，防止修复体的边缘在龈下过分的延伸，影响修复后的牙周维护。因此，要保证牙体断面在牙槽骨上2.0mm。

暴露牙体组织有两种方法：第一种是冠延长术；第二种是正畸牵引残根后桩核冠修复，即正畸－修复联合治疗。虽然方案二的治疗时长大于方案一，但是方案二没有去除牙槽骨，若桩核冠修复失败后，尽可能地保留了骨量，有利于种植修复。因此，最终选择正畸－修复联合治疗。

具体治疗方案如下：

（1）全口牙周系统治疗；

（2）正畸科放置正畸附件，行正畸牵引；

（3）待患牙移动至合适位置后，转牙周科行牙龈修整术，彻底暴露断面牙体组织；

（4）常规桩核冠修复。

告知患者详细治疗计划、所需时间、费用及可能存在的风险，患者知情同意。

治疗过程

（1）正畸科就诊。于根管内植入牵引钉，对颌44、46粘接托槽，放置粗方丝，弯制随形弓，通过弹性牵引行15残根正畸牵引术，牵引力约30g（图18-4、图18-5），1周随访一次并根据情况加力。

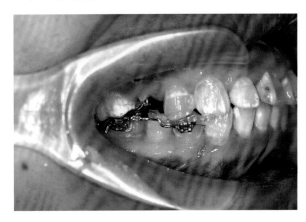

图18-4　正畸术中颊面照

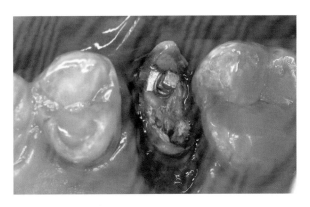

图18-5　正畸术后𬌗面照

（2）修复科复诊。X线片显示断面位于牙槽骨上约2.0mm（图18-6），符合桩核冠修复要求。转牙周科行15牙龈修整术。

（3）牙周科会诊。患者知情同意下，碧兰麻局部麻醉，15高频电刀修整牙龈，暴露断面，止血、冲洗，上牙周塞治剂。

（4）修复科复诊。牙周治疗后恢复3个月，去除15根管内牵引钉，制备桩道，硅橡胶取模、暂封。患者选择二氧化锆全瓷桩。

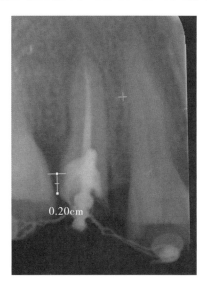

图 18-6　正畸术后 X 线片

（5）复诊。去除 15 暂封，桩道消毒，15
二氧化锆全瓷桩试戴合适（图 18-7、图 18-
8），桩体消毒，吹干后，桩体表面涂布义获
嘉 Monobond N 处理剂涂布 60s，吹干，根管
消毒干燥后，3M Unicem 树脂粘接剂粘固，常
规基牙预备，硅橡胶取模，暂时冠修复，比色，
患者选择 CerconII 二氧化锆全瓷冠。

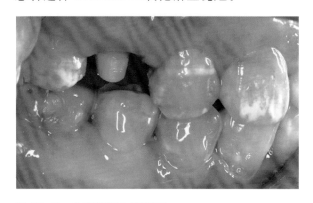

图 18-7　全瓷桩戴入颊侧照

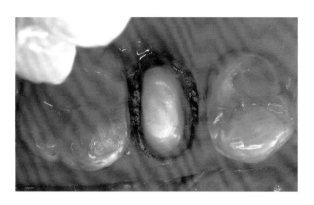

图 18-8　全瓷桩𬌗面照

（6）修复科复诊。去除 15 暂时冠，全瓷
冠试戴合适，患者对外形及颜色满意后，DMG
树脂粘接剂粘固（图 18-9、图 18-10）。嘱患
者保持口腔卫生，不适复诊。

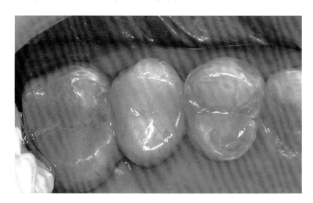

图 18-9　冠戴入后𬌗面照

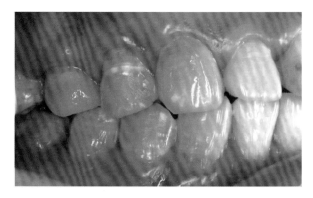

图 18-10　冠戴入后颊侧照

（7）对患者的指导及术后维护治疗。术
后口腔卫生指导包括用软毛牙刷、牙线等清洁
口腔，勿用患牙进食过硬、过黏食物。患者对
治疗效果十分满意，并愿意通过良好的口腔卫
生行为维护最终修复体。

病例小结

　　由于龋坏、外伤等，造成牙齿牙根冠 1/3
的破坏，致使残根近中、远中、颊、腭（舌）
侧有 1 个面以上的断面位于龈下，而义齿修复
时为了形成修复体颈部箍效应，形成牙本质肩
领，应防止修复体的边缘在龈下过分的延伸，
因此可以采用正畸 - 修复联合治疗方案。正畸
牵引残根的优点是可以较准确的估计牙体被牵

引出的距离。其适应证为：①残根无松动，无牙周组织病变；②残根与周围牙槽骨无粘连；③经过内科彻底的根管治疗，两周后无不适；④残根根长满足冠根比≥1∶1，且保证桩核冠修复时，骨内桩长度大于骨内根长度的 1/2；⑤根管直径≥ 1/3 根径。

正畸牵引残根的矫治方法主要有以下两种：一种方法是对矫治残根制作桩核或在根管内粘接固位丝，然后在邻牙粘接托槽，放置粗方丝，通过弹性牵引伸长残根；二是在邻牙粘接托槽或者带环，矫治残根配带环，并焊接托槽，利用不锈钢方丝或 β 钛丝弯制 T 型曲，伸长矫治残根。应避免直接使用软弓丝拉矫治残根，以防邻牙被压入，并向残根侧倾斜，导致矫治残根间隙变小，影响后期义齿冠的修复。

正畸牵引残根是成年人辅助性矫治（adjunctive treatment）治疗的主要内容之一，是指利用矫治器对牙齿进行少量牙移动（minor tooth movement，MTM），将基牙移至适合修复的位置，降低修复的难度，提高修复效果，是专门针对成人复杂口腔环境而形成的多学科联合治疗模式。在诊疗过程中需要注意以下 4 点：①口𬌗方面。成年人的牙𬌗，尤其是由长期代偿及磨耗达稳定的后牙弓，不应给予较大范围的改动，以免造成牙𬌗、咬合肌肉、颞下颌关节的不协调；②牙周健康方面。与青少年相比，正畸治疗中成人患者更有可能发生牙周附着丧失，但是有报告指出，经过完善治疗的牙周病正畸患者与正常患者的牙周附着丧失无统计学差异。因此，成人患者应更加强调整个治疗过程中牙周的维护；③牙根吸收方面。为了尽可能降低因正畸力而导致的牙根吸收，正畸过程中，牙齿所加的正畸力应该间断施加轻力；④修复治疗时机。一般建议正畸结束后稳定保持 3~4 个月再进行修复治疗。

（杜文治　裴丹丹）

后牙牙合贴面修复（牙列严重磨耗的贴面修复）

患者信息

性别：男；年龄：55岁。

病　史

主诉　半年来自觉面下三分之一缩短并伴有多个牙敏感，影响进食及美观，要求治疗。

现病史　患者多年来全口牙齿磨耗逐渐加重，半年来自觉面下三分之一缩短，咀嚼无力，偶感颌面部肌肉酸痛，影响进食及美观，要求全面治疗。

既往史　患者全口牙列重度磨耗，自述曾接受牙体治疗，否认系统性疾病及与牙科治疗相关的过敏史。

检　查

口外检查　面下三分之一高度降低；面部无明显不对称及肿胀；无颞下颌关节弹响，下颌运动范围正常，无张口受限及开口偏斜。

口内检查　软组织：口内唇、颊、舌、口腔黏膜及咽部软组织正常。

硬组织：全口牙中至重度磨耗，上前牙舌面、下前牙唇面、后牙功能尖磨耗严重，其中32~42牙唇侧磨耗至龈缘，冷（－），探（－），叩（±），无明显松动。

垂直距离降低，口腔卫生状况尚可。

咬合检查　Ⅱ度深覆牙合，覆盖1~2mm，

上颌中线居中，与面部中线一致，下颌中线与面部中线一致。患者的习惯性闭口位与最大牙尖交错位一致。面下距离稍短于面中距离，垂直距离降低（图19-1）。

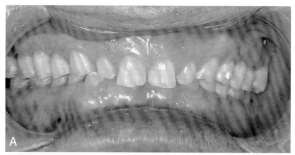

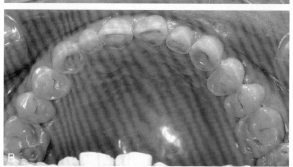

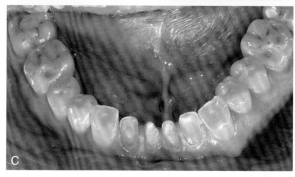

图19-1　修复术前口内观

辅助检查　全口曲面断层片：32~41根管内未见充填物，根尖周暗影。双侧髁突表面完整、居中（图19-2）。

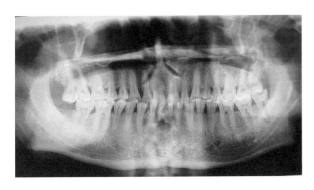

图 19-2　下前牙治疗前全口曲面体层片

诊　断

1. 上下颌牙列重度磨耗；
2. 32~42 牙体缺损、慢性根尖周炎。

治　疗

治疗计划

因患者重度磨耗后垂直距离降低，缺少修复体所需空间，且患者出现面下三分之一变短及关节、肌肉等症状，因此第一步佩戴骀垫抬高垂直距离，创造修复空间。

因全口咬合重建对咬合情况改变较大，应戴用临时修复体并不断调整咬合高度，直到患者适应新的垂直距离，更换为全口临时固定义齿，待患者适应后，再利用面弓、全可调式骀架转移最终的上下颌三维空间关系及临时义齿的骀面形态，在此基础上制作最终修复体。

治疗方案如下：

（1）骀垫升高垂直距离；

（2）32~42 根管治疗；

（3）全牙列行微创功能贴面咬合重建。

告知患者详细治疗计划、所需时间、费用及可能存在的风险，患者知情同意。

治疗步骤

（1）告知患者治疗目的及其局限性，并向患者宣传口腔预防及口腔卫生保健相关知识。

（2）骀垫试行抬高垂直距离并转移新的颌位关系。

根据拟抬高垂直距离制作可摘式骀垫，口内戴入 6 个月后复查，检查有无颞下颌关节及咀嚼肌症状及体征（图 19-3、图 19-4）。将带有可摘骀垫的上下颌研究模型上骀架获得新的上下颌三维空间关系（图 19-5）。

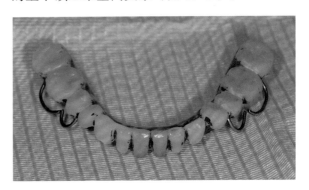

图 19-3　可摘式骀垫抬高

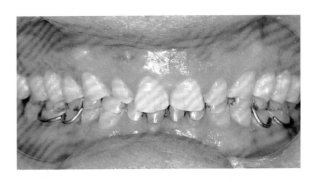

图 19-4　骀垫口内咬合照

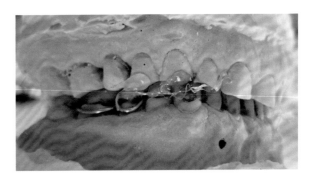

图 19-5　骀垫复位至石膏模型

（3）按照骀垫确定的咬合关系制作诊断蜡型，利用诊断蜡型制作硅橡胶导板，进行诊断饰面（mock-up），制作树脂暂时修复体。观察并调整咬合接触。调整咬合平面，观察前牙微笑曲线，调整暂时修复体长度（图 19-6）。

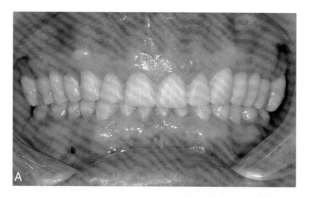
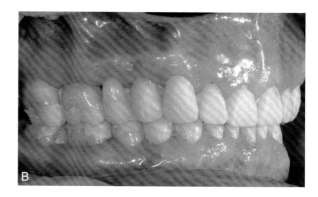
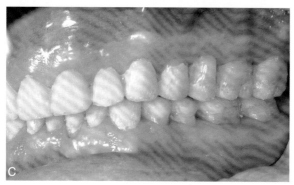

图 19-6　牙体初预备并行暂时冠修复

（4）临时固定修复体使用 2 个月后，再次评估关节、咀嚼肌、咬合接触、牙体牙周健康，在患者知情同意后开始正式修复。分区段精细预备基牙并取模制作工作模型。

最终修复体设计：32~42 为纤维桩树脂核＋全冠（重度磨耗行 RCT），余牙均为贴面。全口分 5 次预备完成：① 17~23 预备：前牙切端预备出 1.5~2mm 的间隙；前牙及前磨牙唇颊侧按常规贴面的备牙要求，预备出 0.3~0.7mm 的修复体间隙；磨牙在预备完殆面间隙的基础上，轴面向根方额外预备 1~2mm，以便于修复体的戴入及增加固位，后牙殆面略微修整，预留出 1.5~2mm 的殆面间隙（图 19-7）；② 43~47 牙体预备方法同 17~23；③ 24~27 牙体预备方法同 17~23（图 19-8）；④ 32~42 由于重度磨耗导致大量牙体缺损及慢性牙髓炎，行完善根管治疗后对 32~42 行纤维桩＋树脂核修复，全冠牙体预备（图 19-10 至图 19-12）；⑤ 33~37 体预备方法同 17~23（图 19-9）。

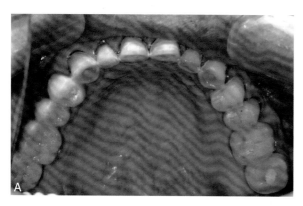
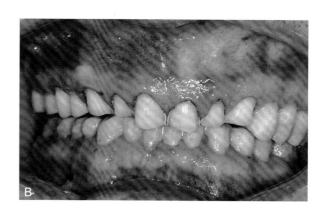

图 19-7　17-23 牙体预备

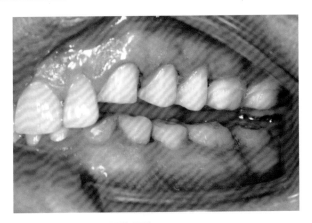

图 19-8　24~27 牙体预备

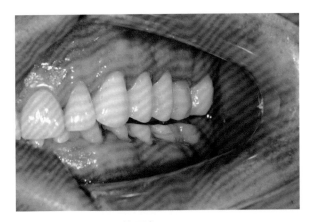

图 19-9　33~37 牙体预备

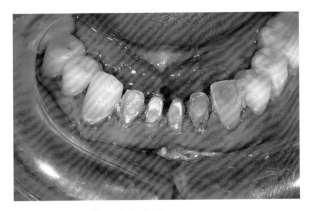

图 19-10　下前牙重度磨耗

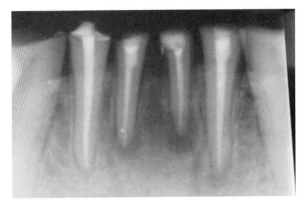

图 19-11　32~42 根管治疗

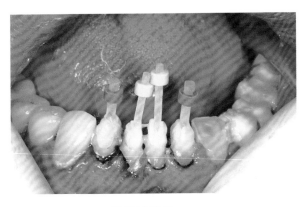

图 19-12　32~42 桩核冠修复

（5）面弓转移、记录运动数据及𬌗位关系。

每次预备一个区段基牙，使用面弓记录上颌牙齿与颞下颌关节的关系并测定前伸、侧方关节运动数据，使用该记录将上颌临时牙模型上𬌗架。临时冠修复（图 19-13）。

（6）在上下颌工作模型上制作全瓷功能贴面（图 19-14）。

（7）分区域口内试戴并粘接功能贴面。

按照基牙预备的顺序分次分别粘接 17~23（贴面）、43~37（贴面）、24~27（贴面）、32~42（纤维桩树脂核＋全冠）、33~37（贴面）最终修复体。

每次戴牙时在口内试戴功能贴面，检查就位情况、贴面边缘密合无悬突、邻接触紧密、外形及颜色患者满意、调改咬合接触达到最大牙尖交错关系，无咬合高点及咬合干扰。按照要求完成粘接（图 19-15）。

（8）对患者的指导及术后维护治疗。

术后口腔卫生指导包括用软毛牙刷、牙线等维持口腔健康。夜间戴用软弹性𬌗垫。患者复诊进行咬合关系及软组织情况评估。患者对治疗效果十分满意，并愿意通过良好的口腔卫生行为维护最终修复体。1 个月后患者复诊进行再评估，此后每 6 个月复查一次。术后定期随访。

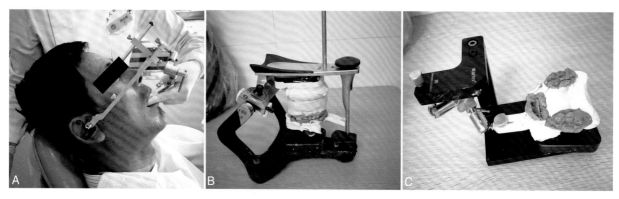

图 19-13　面弓、𬌗架转移

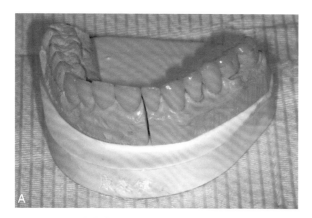

图 19-14　最终全瓷功能贴面示例

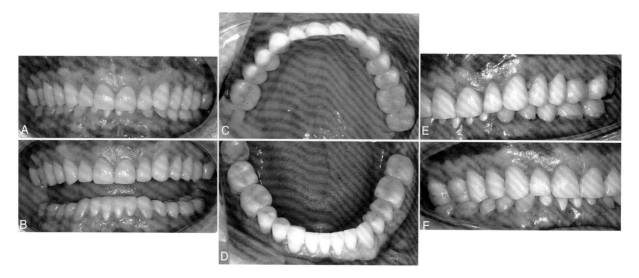

图 19-15　上下固定修复完成照

病例小结

　　咬合重建是一种风险高、花费大、周期长的复杂修复类型。由于颞下颌关节及口颌系统对咬合关系及垂直距离变化的敏感度高，微小的改变都可能引起口颌系统功能协调性的改变，所以咬合重建最终颌位关系的确定需要慎之又慎。可摘式𬌗垫戴用期间，可以根据患者的主观感受不断进行咬合调整，直至患者口颌系统适应新的咬合关系并自感舒适后才可将此位置确定为最终修复位置。

本病例采用分区备牙的方式进行修复，其优点在于预备各区域基牙时均有稳定的咬合关系及患者已长期适应的对颌𬌗面形态，使修复体设计制作的难度及风险大大降低。且分区预备可减少患者每次就诊时间，降低疲劳感。

该病例中的患者牙列因过度磨耗出现颞下颌关节及咀嚼肌系统的不适症状。对于此类患者应充分采集咬合关系，上𬌗架观察咬合状况，进行颞下颌关节影像及功能检查，充分了解病史，在综合分析的基础上构建新的颌位关系，采用临时可摘式𬌗垫或临时冠暂时修复，调改及观察颌位改变对患者不适症状的治疗作用。当临时修复体能有效缓解原不适症状且患者自感舒适，经过一定时间观察无异常才可将此位置确定为正式修复体的最终位置。在修复体的选择上综合微创的理念及患者要求，该病例对于活髓牙采用咬合贴面的形式进行修复，并应用软质𬌗垫进行修复后的保护，长期随访。

（王　方）

病例 20 | 固定桥及活动桥修复

患者信息

性别：男；年龄：43 岁。

病　史

主诉　口内多个牙缺失 5 年余。

现病史　5 年来口内多个牙因牙折及龋坏陆续拔除，未曾行义齿修复，今因影响咀嚼来我科要求修复治疗。

既往史　无家族史，否认系统性疾病及与牙科治疗相关的过敏史。

检　查

口外检查　面下三分之一高度正常，面型饱满度基本正常；口角无明显下垂；面部无明显不对称及肿胀；无颞下颌关节弹响，下颌运动范围正常，无张口受限及开口偏斜。

口内检查　口内唇、颊、舌、口腔黏膜及咽部软组织正常。14、36、47 缺失，缺牙间隙正常，拔牙窝愈合良好，缺牙区牙槽嵴低平，无明显骨尖，牙槽嵴黏膜尚可，邻缺隙牙无倾斜、无扭转，对颌牙无伸长，缺牙区骀龈距尚可。37 近中邻骀面可见牙色充填物，无明显松动。48 舌向倾斜错位。口腔卫生状况欠佳（图 20-1）。

影像学检查　37 根管内可见充填物，根管充填欠填，根尖周未见明显异常。

诊　断

牙列缺损（14、36、47 缺失）。

治　疗

治疗计划

综合考虑患者牙槽骨及牙周状况、余留牙状况以及咬合等因素，单个牙缺失可有 3 种修复方案：①种植修复；②固定桥修复；③可摘局部义齿修复。

患者不考虑种植修复。14 缺失，13、15 天然牙健康，牙冠形态正常，拟行 13~15 固定桥修复。47 缺失，48 牙冠舌向倾斜，咬合时 18 功能尖与 48 唇面接触，缺牙区骀龈距离较

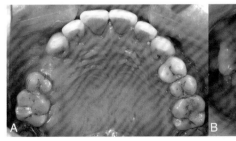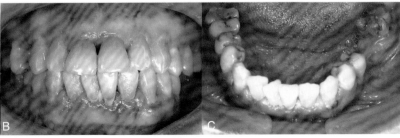

图 20-1　修复术前口内照

小，若固定桥修复则不易取得共同就位道，且48在口内位置靠后，基牙预备难度较大，因此47缺失拟行可摘局部义齿修复。

经过与患者充分沟通，最终确定14固定桥及47活动义齿修复的治疗方案，具体治疗计划如下：

（1）13~15固定桥修复；

（2）47活动义齿修复；

（3）37根管再治疗，择期修复36。

告知患者详细治疗计划、所需时间、费用及可能存在的风险（告知患者13、15为活髓牙修复，在预备过程中有穿髓风险，修复体戴用后有牙髓炎风险，若出现以上状况则需行根管治疗，费用另计），患者知情同意。

治疗步骤

（1）告知患者治疗目的及其局限性，并向患者宣传口腔预防及口腔卫生保健相关知识。

（2）基牙预备。

碧兰麻局部浸润麻醉，一次性吸引器吸引，13、15基牙预备，排龈精修，取硅橡胶印模，咬合记录，暂时冠修复，比色（图20-2、图20-3）。

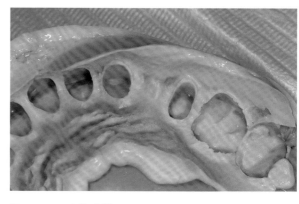

图20-3 硅橡胶模型照

（3）45、46、48支托窝及间隙卡沟预备，调整咬合曲线及就位道，下颌取终印模。

（4）修复体口内试戴并粘接固位。

在口内试戴固定桥，检查就位情况、冠及桥体边缘密合无悬突、邻接触紧密、外形及颜色良好、调改咬合接触达到最大牙尖交错关系，无咬合高点及咬合干扰。粘固修复体（图20-4、图20-5）。

（5）可摘局部义齿戴牙。

试戴下颌可摘局部义齿，顺利就位，观察固位情况及基托边缘密合性，患者对义齿满意后给予调𬌗，抛光（图20-6、图20-7）。

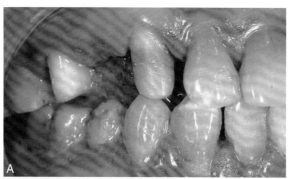

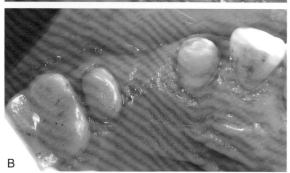

图20-2 基牙预备后口内照

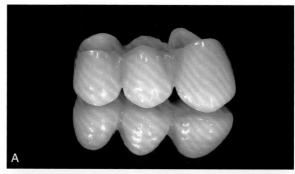

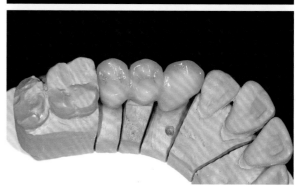

图20-4 固定桥修复体照

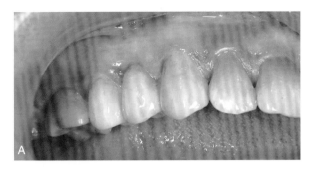

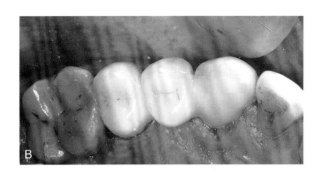

图 20-5 固定桥粘固后口内局部照

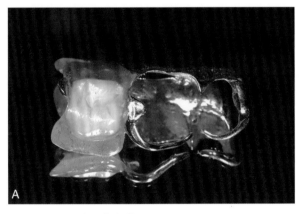

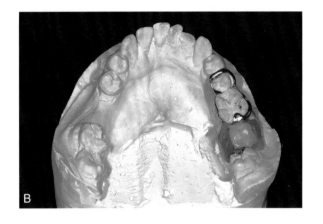

图 20-6 活动桥修复体照

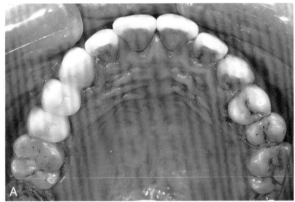

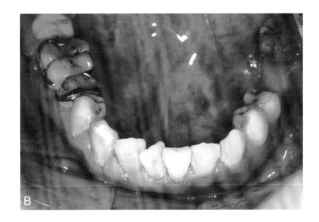

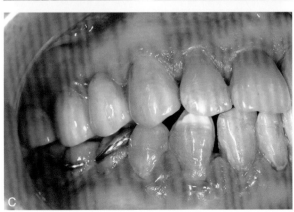

图 20-7 固定桥 + 活动桥修复后口内照

（6）对患者的指导及术后义齿维护。

建议患者做好术后的口腔卫生维护，包括用软毛牙刷、牙线及牙间隙刷等。并给患者强调下颌活动义齿体积较小有发生误吞可能，戴用时小心谨慎，一旦发生松动，及时就诊。定期随访。

病例小结

本病例中两个不同牙位的单颗牙缺失，我们选择了固定桥和活动桥两种不同的修复方式，两种修复方式有各自的优点。固定桥固位、支持、稳定作用好；修复体体积与原天然牙相似，无异物感；对舌的功能活动障碍小，不影响患者发音；美观且无须摘戴。而可摘局部义齿临床适应证广泛，切割基牙牙体组织比固定桥少，而且义齿制作简单，容易调整或修理。固定桥最大的缺点是对天然牙的磨切量比较大，而可摘局部义齿最大的缺点是异物感强，前牙区卡环不美观。

在临床治疗过程中根据患者客观条件及主观要求双向选择。本病例中14缺失，13、15条件好，患者考虑到功能和美观因素，选择了固定桥修复，而在47修复中考虑到48的前倾对固定义齿牙体预备的影响，选择了可摘局部义齿修复，而对义齿的设计，45、46放置卡环提供固位，在48上仅放置𬌗支托，避免义齿远中的下沉，提高义齿的稳定性。

（刘瑞瑞　徐小乔）

病例 21 双端粘接桥

患者信息

性别：女；年龄：22岁。

病　　史

主诉　左上前牙先天缺失多年，影响美观，要求修复缺失牙。

现病史　左上前牙先天性缺失多年，未行缺失牙修复，今自觉影响美观于修复科就诊，要求修复缺失牙。

既往史　无家族史，否认系统性疾病及与牙科治疗相关的过敏史。

检　　查

口外检查　面型饱满度基本正常；面部无明显不对称及肿胀；无颞下颌关节弹响，下颌运动范围正常，无张口受限及开口偏斜。

口内检查　口内唇、颊、舌、口腔黏膜及咽部软组织正常。12缺失，无缺牙间隙；22缺失，缺牙间隙约5mm，对颌牙齿无伸长，邻牙无倾斜。上颌中线偏右约2mm，双侧后牙咬合接触不均匀，部分开𬌗。余牙未见明显异常。口腔卫生状况尚可（图21-1）。

诊　　断

牙列缺损（12、22缺失）。

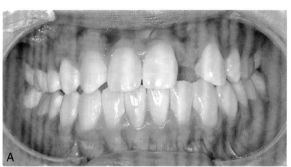
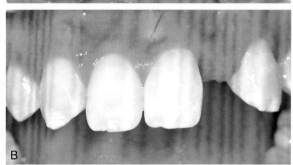

图21-1　修复术前口内观

治　　疗

治疗计划

患者12、22缺失，且中线偏移，后牙部分开𬌗。综合口腔情况，最佳治疗方案应为正畸治疗，可同时解决美观及功能问题。患者正畸咨询后，考虑时间因素，最终决定仅进行前牙缺失牙修复。

22缺失，21、23为健康天然牙，因此常用的修复方案有：①可摘局部义齿修复；②种植义齿修复；③固定义齿修复。患者为青年女性，不选择可摘局部义齿，另外由于患者唇侧牙槽嵴凹陷，种植义齿修复需要植骨并且疗程较长，综合考虑后患者考虑固定义齿修复。三单位双端固定桥是固定修复的一种方式，但是牙体组织的预备量大。结合固定义齿设计的基本原则中的保护基牙及口腔组织健康的原则，与患者充分沟通后选择粘接固定桥的设计。

具体治疗计划：

21~23 E.max 铸瓷粘接固定桥修复。

告知患者详细治疗计划、所需时间、费用及粘接固定桥修复可能存在的风险，患者知情同意。

治疗步骤

（1）告知患者治疗目的及其局限性，并向患者宣传口腔预防及口腔卫生保健相关知识。

（2）牙体预备、制取精细印模以及工作模型。

① 21、23 局部浸润麻醉，进行邻面及舌侧翼板预备（图 21-2）。取硅橡胶印模，灌制石膏模型。

②邻面预备：邻面预备终点线止于 21、23 近、远中邻面舌 1/2 处。

③舌面预备：舌面切端终点线止于距切缘 1.5mm 左右处，尽量避开咬合接触点；舌面龈方终点线根据边缘肩台的设计位于平龈或龈下，切端与龈端终点线之间的翼板区域均匀预

备 1mm 左右，尽量保存釉质层。

（3）修复体口内试戴并粘接。

口内试戴粘接固定桥，就位良好、冠边缘密合无悬突、邻接合适、桥体与牙龈接触紧密，患者对修复体色形满意，3M 双固化树脂粘接剂粘固。调𬌗、抛光（图 21-3 至图 21-5）。

（4）对患者的指导及术后维护治疗。

术后口腔卫生指导包括用软毛牙刷、牙线、牙间刷等保持口腔卫生，勿前牙咬硬物。患者对治疗效果十分满意。

病例小结

固定桥修复前必须对牙列缺损患者的口腔条件进行周密的检查，并结合患者的个体特点和全身情况进行综合分析。在临床实践中，需要正确对待患者对口腔治疗的要求，应与患者充分沟通交流，同时要把握固定桥修复的适应证及设计原则，做出合理的修复设计。

粘接固定桥是利用酸蚀、粘接技术将固定桥的固位体直接粘接在缺隙两侧的基牙上，其固位主要依靠粘接材料的粘接力，而预备体上的固位形只起辅助的固位作用。

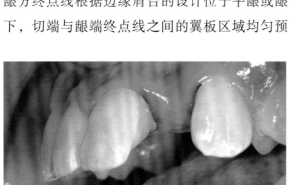
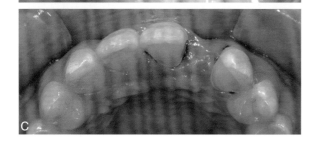
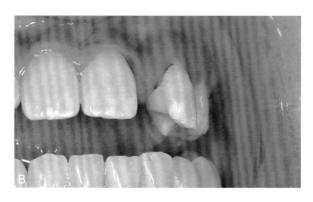

图 21-2　牙体预备后预备体图

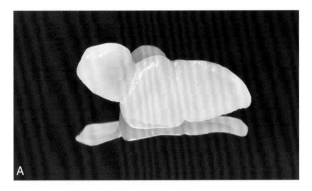 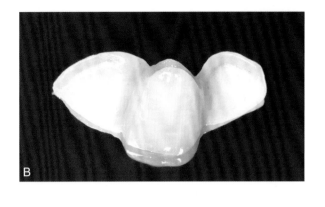

图 21-3 粘接固定桥全瓷修复体

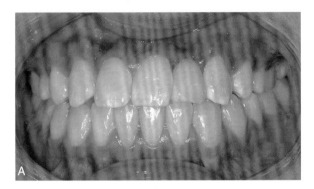 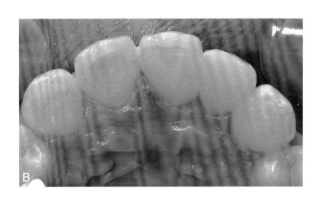

图 21-4 戴牙后口内照

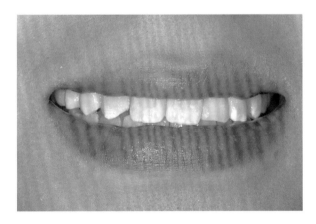

图 21-5 戴牙后微笑照

粘接固定桥修复基牙牙体组织磨切量少，对基牙造成的损害较小；早期的粘接桥以金属材料为翼板，美观效果欠佳，目前随着全瓷材料及树脂粘接剂的飞速发展，铸瓷粘接桥越来越多地被应用于临床。由于粘接桥的固位方式主要依靠粘接固位，对粘接性能要求高，故多用于单个缺失牙的修复，要求基牙无松动，牙周组织健康且牙釉质健康完整。

粘接固定桥的固位体比一般的冠固位体的体积更小。在前牙，固位体设计需要考虑美观要求，一般设计在舌侧以及邻面，不能在唇面暴露，这种设计往往会削弱其固位力，因此常常需要增加辅助固位形。除此之外，舌侧面向𬌗面延伸形成舌窝的形态也有利于𬌗力的分担。

在临床粘接固定桥的预备过程中，邻面预备到 1/2 处，既不破坏邻间隙形态又有利于连接体的设计并保证其强度。而舌侧切端终点线止于距切缘 1.5mm 左右，一方面为了保证桥体切端与邻侧基牙有天然的外展隙，形态更逼真；另一方面可以使修复体边缘尽量避开咬合接触区，利于修复体的长期稳定。

（牛　林　丰懿恬　许英华）

病例 22 单端粘接桥

患者信息

性别：女；年龄：21岁。

病　史

主诉　下前牙缺失十年余，要求修复。

现病史　患者下颌前部乳牙脱落后一直无恒牙萌出，未曾治疗，今来要求修复。

既往史　无家族史，否认系统性疾病及与牙科治疗相关的过敏史。

检　查

口外检查　面部无明显不对称及肿胀；无颞下颌关节弹响，下颌运动范围正常，无张口受限及开口偏斜。

口内检查　31、41缺失，缺隙窄，仅一个牙位，32、33间隙约1mm，42、43间隙约0.5mm，42、32无明显松动，口腔卫生状况尚可（图22-1、图22-2）。

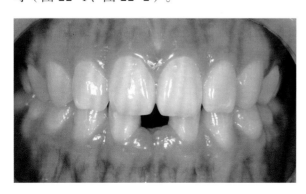

图 22-1　修复前口内正面观

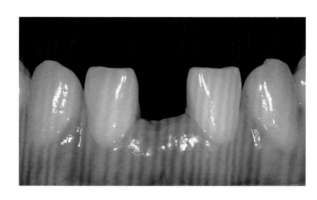

图 22-2　修复前缺牙区局部正面观

咬合检查　下前牙区小开𬌗（图22-3）。

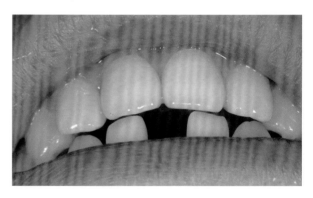

图 22-3　前牙覆𬌗覆盖关系

影像学检验　31、41缺牙区内无恒牙埋伏阻生。32、42无明显骨吸收。

诊　断

牙列缺损（31、41牙缺失）。

治　疗

治疗计划

综合考虑患者的牙槽骨、缺牙间隙、咬

合关系等因素，提出 4 种修复方案：①缺牙区采用种植修复；②单端粘接桥修复；③双端固定桥修复；④可摘义齿修复缺失牙。下前牙窄缺牙间隙的种植修复外科手术及美学风险均较高，且治疗周期长；双端固定桥修复存在牙体预备量大、穿髓及基牙折断的风险；可摘局部义齿戴用不方便，对美观及发音均有一定影响。考虑到本病例为前牙区小开𬌗，缺牙区承受的咬合力不大，经与患者充分沟通，最终确定单端粘接桥的修复方案。

32 舌面设计翼板，32、31 二硅酸锂玻璃陶瓷单端粘接桥修复（患者不接受正畸矫治关闭 32、33、42、43 间隙后再行修复）。

告知患者详细治疗计划、所需时间、费用及可能存在的风险，患者知情同意。

治疗步骤

（1）术前医患沟通。

告知患者治疗目的及其局限性，并向患者宣传口腔预防及口腔卫生保健相关知识。

（2）比色、牙体预备、制取印模。

牙体预备前进行口内比色（图 22-4）。

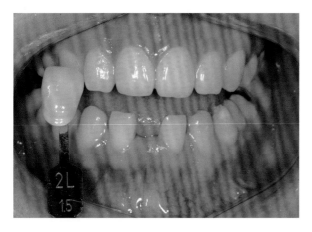

图 22-4　牙体预备前比色

32 牙舌面及近中邻面轴角牙体预备，消除轴面倒凹，增加修复体与基牙粘接面积，保证修复体舌侧翼板与桥体的连接体具有足够的体积，最后用抛光车针抛光预备体表面，避免应力集中。为保证粘接强度，牙体预备

控制在牙釉质范围内。本病例中基牙牙冠长，修复体边缘设计位于龈缘上方（图 22-5、图 22-6）。

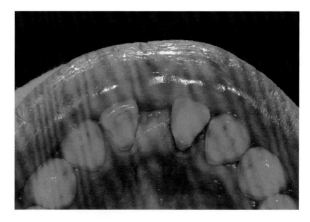

图 22-5　牙体预备后舌面观

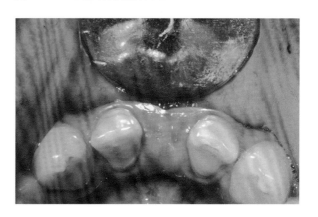

图 22-6　牙体预备后局部𬌗面观

牙体预备完成后用二次法制取硅橡胶精细印模，并灌注模型，送修复工艺中心完成 E.max 二硅酸锂玻璃陶瓷单端粘接桥的制作（图 22-7、图 22-8）。

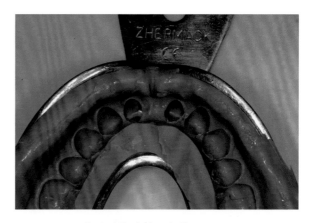

图 22-7　二次法硅橡胶精细印模

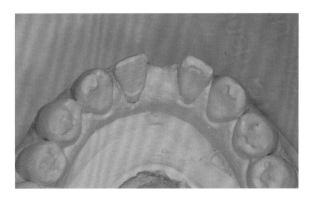

图 22-8　工作模型舌面观

（3）最终修复体口内试戴并粘固。

粘接桥口内试戴能顺利就位。用氢氟酸凝胶酸蚀粘接桥舌侧翼板的组织面，水冲洗，然后涂布 3M RelyX Veneer 树脂水门汀中配套的瓷处理剂（因为是舌侧翼板，直接用透明色膏，省略了水溶性试色糊剂的试色步骤），同时进行 32 基牙舌面及邻面的酸蚀、冲洗，并涂布 3M Single Bond 2，粘接桥舌侧翼板组织面瓷

处理剂吹干后放置 3M RelyX Veneer 树脂水门汀，口内就位，光照预固化 2~3s，清除多余的水门汀材料，清理邻间隙，最后边缘涂布阻氧剂，各面光照固化 30s，完成粘固。粘固后行精细调𬌗，消除前伸𬌗、侧方𬌗咬合干扰（图 22-9 至图 22-13）。

（4）对患者的戴牙指导及术后维护治疗。

术后口腔卫生指导包括用软毛牙刷、牙线清理邻间隙。避免用患牙啃咬硬食。患者对治疗效果十分满意，并愿意通过良好的口腔卫生行为维护最终修复体。术后随访 8 年修复体无松动、折裂，基牙未见异常。

病例小结

随着微创牙科学（minimal-invasive dentistry）的兴起，全瓷粘接桥因牙体预备量少、无须麻

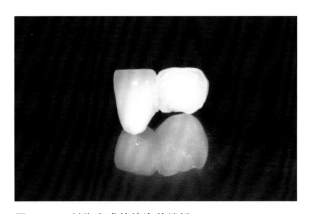

图 22-9　制作完成的铸瓷单端桥

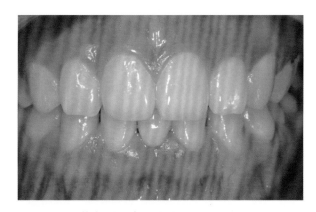

图 22-10　修复后口内正面观

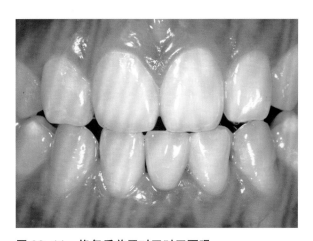

图 22-11　修复后前牙对刃时正面观

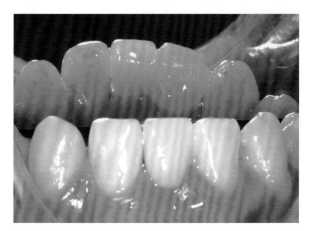

图 22-12　修复后口内正面局部观

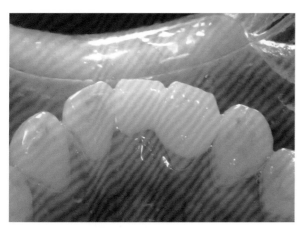

图 22-13　修复后口内舌面观

醉、椅旁操作简便、美观、经济等优点而受到医患的关注，尤其对于单颗下前牙缺失、缺隙小不适于种植修复、基牙牙周健康、咬合负载不大的病例，粘接桥不失为最佳修复设计。

什么情况下选择单端粘接桥？

若前牙缺失，缺牙隙大小正常，且邻牙健康，前牙咬合负载不大时，建议选择单个基牙的单端粘接桥修复形式，尤其适用于下前牙缺失。连续两颗下颌切牙缺失，缺隙不过大，可两侧分别行单基牙单端粘接桥修复。

粘接桥的单端设计可避免多颗基牙彼此之间产生的干扰应力，降低固位体的脱落率，延长修复体的使用寿命。此外，单端粘接桥因为仅有一个基牙，不易发生双端粘接桥一侧固位体发生松动，未及时发现而造成继发龋的现象。

粘接桥修复过程中应注意的技术要点有哪些？

适应证的严格把握、扩大修复体与基牙的粘接面积、精准的印模、规范的粘接操作以及精细调𬌗是影响粘接桥临床成功率的关键因素。特别应注意的技术要点如下。

（1）粘接桥多用于单个缺失的前牙或前磨牙的修复，尤其是下前牙，也可用于缺牙隙不超过前磨牙宽度的单个磨牙缺失的修复。基牙应选择牙周健康、具有合适的牙周支持能力，牙釉质健康完整，临床牙冠高度不低于 4mm 的天然牙。严重的牙列不齐、咬合异常（如前牙深覆𬌗）或存在紧咬牙、夜磨牙等口腔副功能的患者、患龋风险高的患者都不适用。

（2）前牙粘接桥多使用全瓷材料，目前最常用的是二硅酸锂玻璃陶瓷，后牙粘接桥更常使用金属材料。

（3）在不影响美观和功能的前提下，应尽可能扩大粘接面积，并尽可能将粘接面局限于牙釉质层内。

（4）前牙粘接桥的基牙多采取舌侧翼板的预备形式，可增加固位沟、钉洞等辅助固位形，修复后应仍保持患者原有的切导。后牙粘接桥设计更为灵活，可根据基牙牙体缺损情况，设计嵌体固位、带环状结构或𬌗支托加舌侧翼板（或颊舌侧翼板）等形式，应该包绕基牙轴面至少 180°，也可增加固位沟等辅助固位形。固位体边缘最好能避开咬合接触区，以减少继发龋的发生。

（5）粘接桥粘固应选择树脂水门汀，前牙二硅酸锂玻璃陶瓷粘接桥翼板厚度应超过 0.7mm，若选择氧化锆陶瓷材料时，应选用双固化树脂水门汀。

（6）粘接桥试戴时仅需调磨使修复体完全就位，并检查边缘密合性及邻接关系，咬合调整必须在粘固后进行，以免修复体折裂。

（方　明　牛丽娜　邓再喜）

病例 23　21 种植修复（同期 GBR 恢复牙槽骨缺损）

患者信息

性别：男；年龄：30 岁。

病　史

主诉　前牙因外伤拔除 2 月余，现因影响发音及美观要求修复治疗。

现病史　患者 2 个月前因外伤拔除左上前牙，未行修复治疗。现因前牙缺失影响发音及美观，于我科就诊要求修复左上前牙缺失。

既往史　无相关疾病家族史，否认系统性疾病与牙科治疗相关的过敏史。无吸烟及酗酒等嗜好。

检　查

口外检查　面下三分之一高度正常，面型饱满度正常；口角无明显歪斜；面部无明显不对称及肿胀；无颞下颌关节弹响，下颌运动范围正常，开口度正常，开闭口运动轨迹正常（图23-1）。

口内检查　软组织：唇、颊、舌、口腔黏膜及咽部软组织未查见明显异常。全口牙龈轻微退缩。厚龈生物型，龈乳头圆钝。21 唇侧软组织轻微塌陷，局部拔牙创愈合尚可，未见明显溃疡、红肿。低笑线。硬组织：21 缺失，缺牙区近远中径稍宽。余牙未查见明显异常。全口牙齿轻度磨耗，未查见明显偏侧咀嚼痕迹（图23-2）。

咬合检查　浅覆𬌗浅覆盖，上下颌中线齐，与面部中线一致。患者习惯性闭口位及最大牙尖交错位一致。

影像学检查　CBCT 检查示：患者 21 缺失，缺牙区剩余牙槽骨可见垂直向吸收，唇腭向宽度约 6.4mm，冠根向高度约 14mm，近远中向宽度 9.1mm（图23-3、图23-4）。

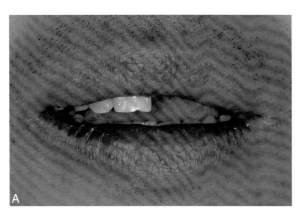
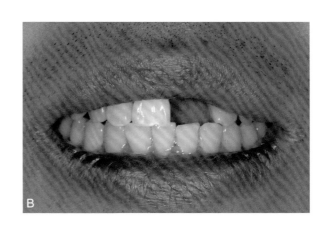

图 23-1　患者术前面下 1/3 微笑照片示其低美学风险

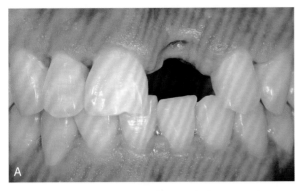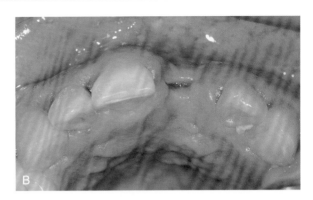

图 23-2　患者术前口内检查　A.患者唇侧咬合照，可见患者术区部分软硬组织吸收，邻牙龈乳头圆钝，牙齿方圆形；B.患者粭面照示患者唇侧软组织部分吸收，外形轮廓塌陷

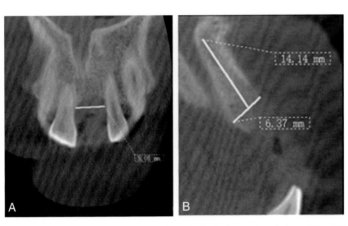

图 23-3　患者术前 CBCT，检查示患者术区近远中径正常，剩余牙槽骨骨量尚可

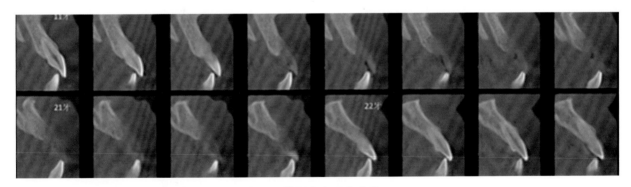

图 23-4　患者术前 CBCT 断层图片，可见术区牙槽骨高度吸收变化

诊　断

牙列缺损（21 缺失）。

治　疗

治疗计划

患者 21 因外伤缺失，缺牙区软硬组织垂直向和水平向稍吸收，剩余牙槽骨宽度及高度满足种植体治疗指征。

患者单牙缺失，无吸烟等不良嗜好，牙龈厚龈生物型，龈乳头圆钝，低笑线，低美学风险。

患者浅覆粭、浅覆盖，全口咬合关系正常，面下三分之一垂直高度正常。

综上，建议治疗方案如下：

（1）21 种植体植入 +GBR，全瓷冠修复；

（2）21 活动义齿修复。

告知患者详细的治疗计划、费用、时间、潜在风险、手术并发症及预后，患者经综合考量选择方案一：21 种植体植入 +GBR，全瓷冠修复。

治疗步骤

（1）术前取得患者知情同意，排除手术禁忌证。

（2）常规消毒铺巾，21 注射碧兰麻局部麻醉。麻药显效后于 21 区行近远中向横行切口，于 11 远中及 22 近中行垂直附加切口。翻瓣，充分暴露术区，见术区骨量不足，唇侧牙槽骨缺如。球钻定位，先锋钻确定种植窝洞深度及方向，常规扩孔，最终植入 NobelActive4.3mm×12mm 种植体一枚。收集自体骨屑覆盖于种植体颈部周围，Bio-Oss 骨

充填材料充填缺损区，恢复术区外形轮廓，覆盖 Bio-Gide 生物膜。减张，严密缝合（图 23-5 至图 23-7）。

（3）术后 10d 拆线，见软组织愈合尚可，未查见明显溃疡红肿（图 23-8）。

（4）术后 16 周行二期手术暴露种植体连接部。因患者工作原因需减少就诊次数，故同期取模，制作并戴入树脂切削临时修复体，进行缺牙区软组织塑形（图 23-9、图 23-10）。

（5）临时冠塑形后 1 个月复诊，见术区软组织愈合良好，无可见的溃疡红肿。近远中龈乳头欠丰满。𬌗面观可见唇侧牙龈组织丰满度良好，外形较为自然（图 23-11）。

（6）塑形 3 个月后复诊，见缺牙区软组织愈合尚可，龈乳头欠充填。行 CBCT 检查见 21 近远中牙槽骨高度位于邻牙根中 1/3 处。与患者交流得知患者需尽快结束治疗，患者美观

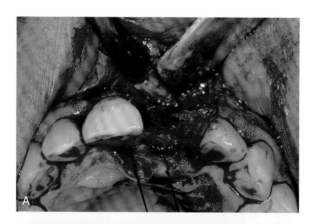
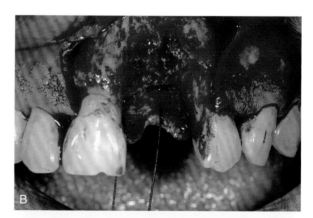
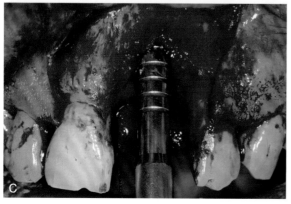
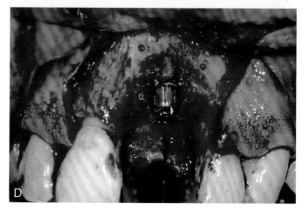

图 23-5 种植体植入过程 A、B. 切开翻瓣，见术区牙槽骨垂直及水平吸收；C. 方向杆指示备洞方向及深度；D. 植入种植体

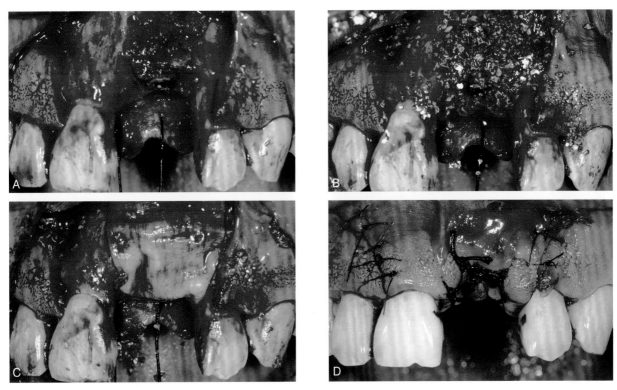

图 23-6　引导骨再生术（GBR）　A. 以自体骨屑覆盖种植体颈部；B. Bio-Oss 骨粉充填，恢复术区外形轮廓；C. 覆盖 Bio-Gide 胶原膜；D. 严密缝合，关闭创口

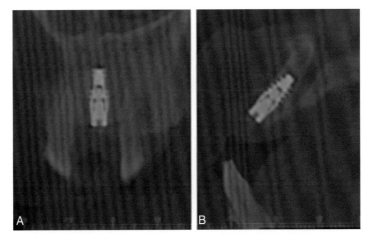

图 23-7　术后 CBCT 示种植体方向可，唇侧填充物饱满

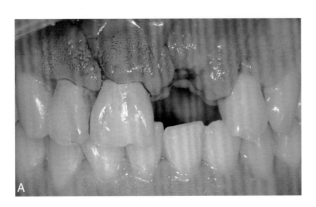
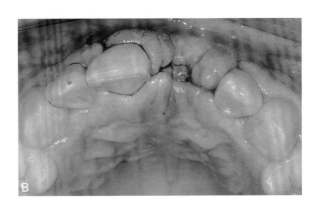

图 23-8　术后 10d 拆线情况

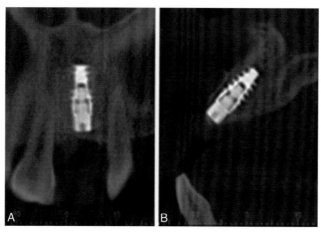

图 23-9　术后 16 周 CBCT 图片。可见种植体形成了良好的骨结合，唇侧骨板完整

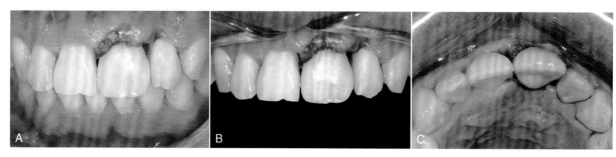

图 23-10　佩戴临时冠后口内照　A、B. 唇侧咬合及黑背景照片示临时冠外形及近中龈乳头充填情况；C. 咬合面照片示患者牙槽骨丰满度良好

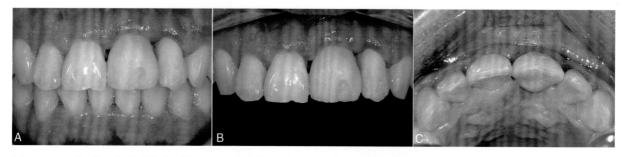

图 23-11　塑形 1 个月后复查口内照，见患者软组织愈合良好，唇侧外形轮廓丰满

要求较低。综上，决定行最终修复，修整修复体形态，于近远中龈乳头处留"黑三角"间隙以期患者在后期愈合过程中龈乳头向冠方生长充填（图 23-12 至图 23-14）。

（7）修复 1 年后复诊，查见 21 修复体近远中龈乳头恢复良好，充填尚可。22 卫生状况差，探诊出血（图 23-15）。局部冲洗，口腔卫生宣教。

病例小结

上前牙单牙缺失由于常伴有软硬组织的缺损，其种植修复常常涉及到较高的美学要求和复杂的美学设计，需要根据患者的个体情况进行个性化治疗方案的设计。通常，美学风险的评估是诊疗的开始。详细的美学风险因素和美学风险评估要求可参见 ITI 治疗指南第一卷关

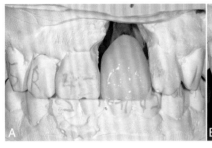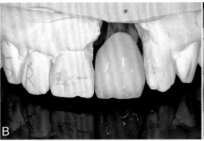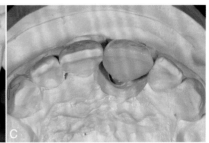

图 23-12　最终修复体唇、殆侧照

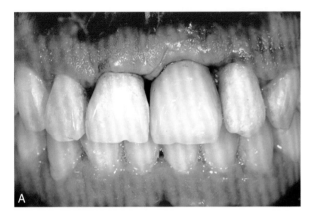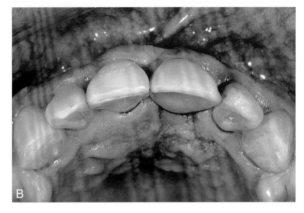

图 23-13　最终修复口内照，可见患者牙槽嵴丰满度良好，近远龈乳头欠充填，预留"黑三角"以备后期生长间隙

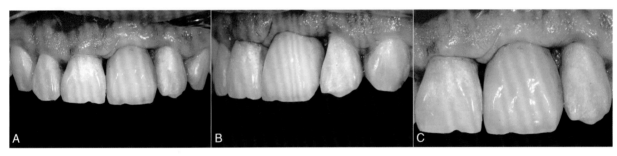

图 23-14　最终修复口内黑背景照

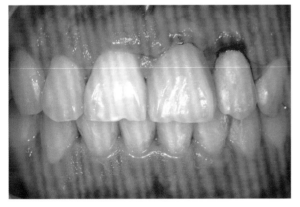

图 23-15　修复 1 年后口内照

于前牙美学治疗的阐述。结合本病例，患者男性，职业武警，其美学要求相对不高，由于职业原因对于适当简化治疗流程，尽快完成种植修复的要求相对较高；患者健康状态良好，无影响种植体骨结合的全身性疾病；患者无吸烟史，唇线（笑线）低，不显露牙龈及龈乳头；患者牙龈低弧线，龈乳头圆钝，属于厚龈生物型；种植位点未发现明显感染情况；邻牙无修复体，单牙缺失且缺牙间隙正常，软硬组织有轻到中度缺损。综合以上分析，患者的美学风险低，预后较好，因此结合患者主观诉求，选择简化治疗流程，在一期手术同期进行 GBR 骨增量；二期手术后常规运用临时修复体进行软组织塑形，并在塑形结束后尽快完成了永久修复，达到了患者满意的治疗效果。

（郭雨晨　张士文）

患者信息

性别：男；年龄：28 岁。

病 史

主诉 患者自述 19 年来上前牙牙齿变色，要求修复治疗。

现病史 患者幼年（约 19 年前）左上前牙曾受外伤，之后牙冠变黑，曾行"根管治疗术"，8 个月前于内科行"根尖周肉芽肿摘除术及根管倒充填术"，3 个月前，左上前牙颊侧牙龈反复流脓肿胀，牙体科建议拔除后修复，现来我科要求会诊。

既往史 无家族史，否认系统性疾病及与牙科治疗相关的过敏史。

检 查

口外检查 无颞下颌关节弹响，下颌运动范围正常，无张口受限及开口偏斜。

口内检查 软组织：口内唇、颊、舌、口腔黏膜及咽部软组织正常。

硬组织：21 牙冠色泽暗，可见纵向裂纹，叩（+），松动约 I 度。唇侧牙槽黏膜可见瘘管，挤压可见白色脓液流出。口腔卫生状况尚可（图 24-1、图 24-2）。

咬合检查 浅覆𬌗、浅覆盖，上颌中线偏右 2mm，与面部中线不一致，下颌中线与面部中线一致。

影像学检查 CBCT 示：21 根尖 1/3 已吸收，见明显阴影（图 24-3、图 24-4）。唇侧骨板菲薄且不连续。

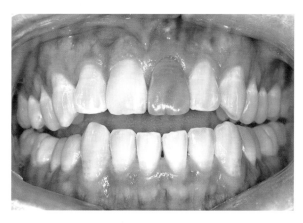

图 24-1 术前口内照（唇颊侧）

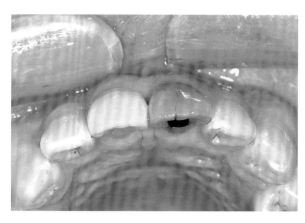

图 24-2 术前口内照（𬌗向）

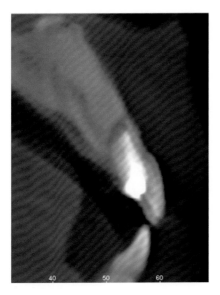

图 24-3　CBCT 示 21 已行 RCT，牙根较短

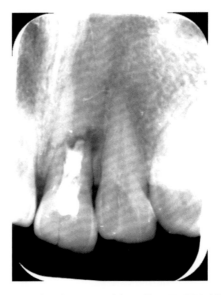

图 24-4　牙片示根尖 1/3 破坏吸收，见明显暗影

诊　断

21 根尖周炎、牙隐裂。

治　疗

治疗计划

由于患者 21 在内科已进行多次治疗，效果不好，转诊而来，21 已无保留价值；同时结合 X 线检查，患者 21 颊侧牙槽骨缺损，根尖有瘘管，故患者不适合进行即刻拔牙即刻种植治疗。经过与患者充分沟通，结合患者年龄职业需求，最终确定了种植修复治疗的方案，具体治疗计划如下：

（1）微创拔除 21，行牙槽窝保存术，临时修复缺失区；

（2）4~6 个月后行种植美学修复。

告知患者详细治疗计划、所需时间、费用及可能存在的风险，患者知情同意。

治疗步骤

（1）术前准备工作。

拍摄术前常规照片，并行口腔卫生保健宣教。

（2）拔牙并行牙槽窝保存术。

微创拔除 21 后，探查拔牙创颊侧骨壁，发现瘘管直通颊侧骨壁缺损处，并有脓液位于根尖部，翻瓣，彻底刮除冲洗根尖部病变组织后，植入 Bio-Oss 骨替代品，并覆盖双层 Bio-Gide 胶原膜（图 24-5 至图 24-10）。

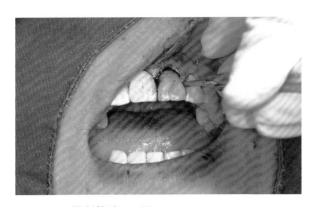

图 24-5　微创拔除 21 牙

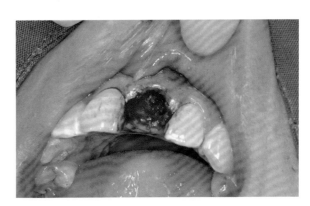

图 24-6　探查颊侧骨壁，瘘管直通颊侧骨壁缺损处

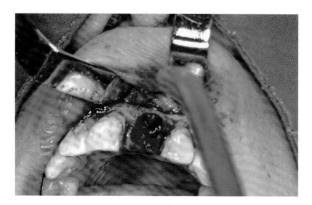

图 24-7　翻瓣，发现根尖部白色脓液

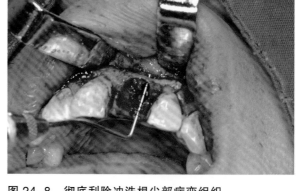

图 24-8　彻底刮除冲洗根尖部病变组织

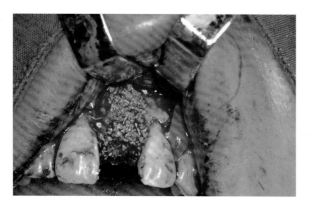

图 24-9　植入 Bio-Oss 骨替代品

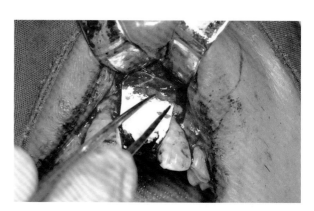

图 24-10　覆盖双层 Bio-Gide 胶原膜

（3）临时修复。

拔牙后 3 周拆缝线，伤口愈合良好，行改良马里兰桥临时修复，注意桥体底部对牙槽嵴不形成挤压力（图 24-11）。

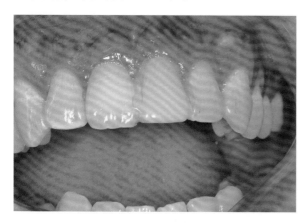

图 24-11　行改良马里兰桥固定临时修复

（4）21 行种植一期手术。

植骨后 5 个月，去除临时牙，牙龈愈合良好（图 24-12），使用简易导板辅助预备种植窝洞（图 24-13 至图 24-16），注意种植三维方向，植入拓美 ELEMENT4.0mm×12.5mm 柱状种植体（图 24-17 至图 24-19），牙槽骨颊侧远中稍欠丰满，刮取术区少量自体骨植入颊侧（图 24-20、图 24-21），无张力缝合切口（图 24-22），可摘义齿临时修复（图 24-23）。

（5）二期手术 2 周后取模进行临时冠修复。

3 个月后行种植二期手术；2 周后取模行临时冠修复，每 2 周调整一次临时冠，塑造牙龈形态（图 24-24 至图 24-27）。

（6）完成最终修复体制作。

完成牙龈塑造的袖口形态呈不规则圆锥状（图 24-28、图 24-29），制作个性化印模桩转移袖口形态（图 24-30），使用聚醚制取印模（图 24-31）。

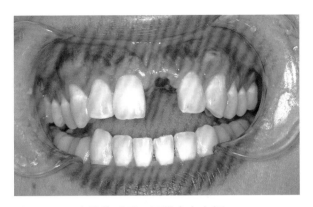

图 24-12　去除临时牙，牙龈愈合良好

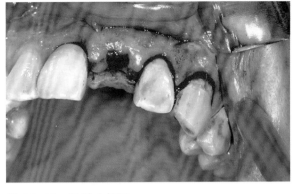

图 24-13　设计小切口

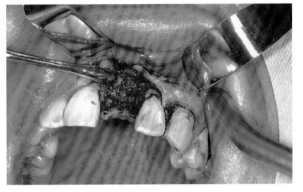

图 24-14　翻瓣，发现植骨材料愈合良好

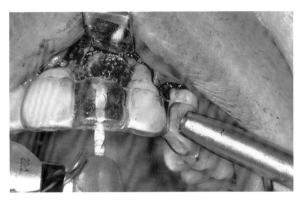

图 24-15　使用简易导板辅助，预备种植窝洞

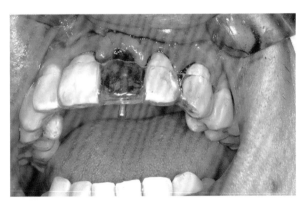

图 24-16　预备方向良好

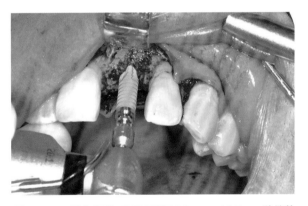

图 24-17　植入拓美 ELEMENT 4.0mm×12.5mm 种植体

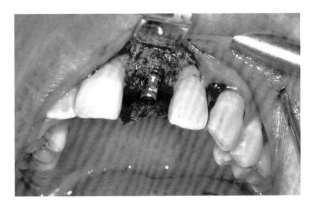

图 24-18　种植体植入深度

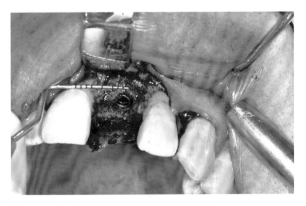

图 24-19　植入颊舌向近远中向均良好

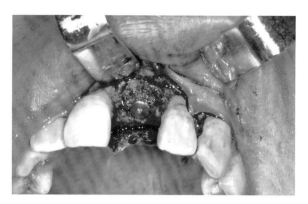

图 24-20　牙槽骨颊侧远中稍欠丰满

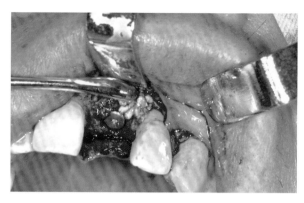

图 24-21　刮取术区自体骨植入

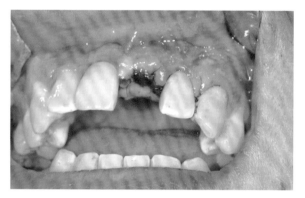

图 24-22　无张力缝合切口

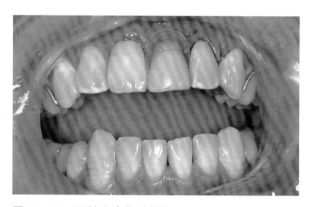

图 24-23　可摘义齿临时修复

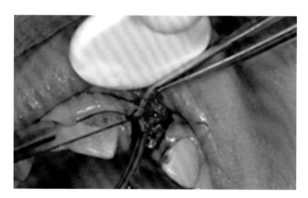

图 24-24　3 个月后行二期手术

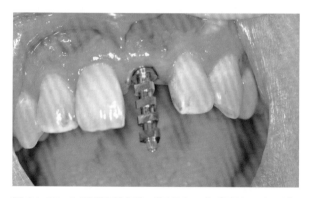

图 24-25　2 周后取模行临时冠修复，塑造颈部牙龈形态

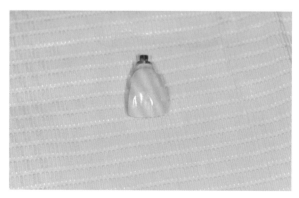

图 24-26　制作种植修复临时冠

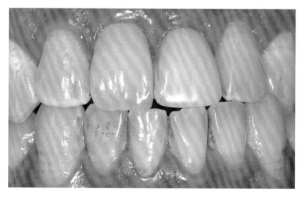

图 24-27　每 2 周调整一次临时冠，塑造牙龈形态

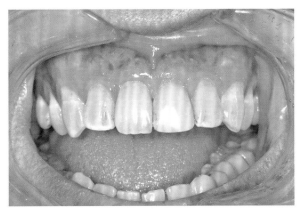

图 24-28　塑造的最终牙龈形态

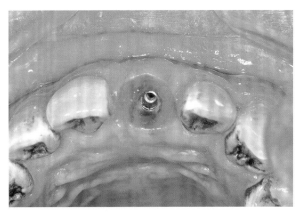

图 24-29　塑造牙龈袖口形态成不规则圆锥状

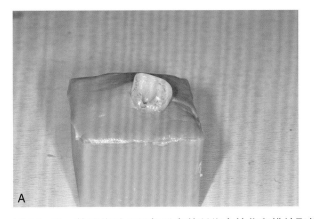

A

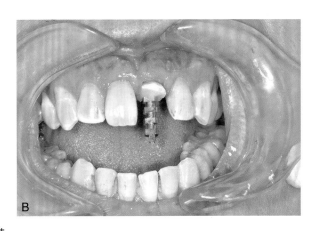

B

图 24-30　转移临时牙颈部形态并制作个性化印模桩取模

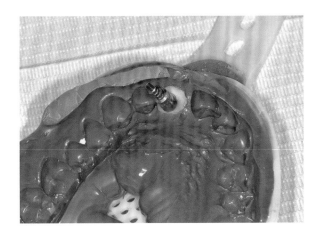

图 24-31　聚醚印模

（7）戴入最终修复体。

制作全瓷冠及个性化钛质基台，基台上遮色瓷。由于种植体方向良好，牙冠基台螺丝开孔在舌侧，故可在体外粘接基台牙冠后，再将牙冠戴入口内，有效去除溢出的粘固材料（图 24-32、图 24-33）。戴入基台后牙龈略微有压迫变白（图 24-34）；患者对红白美学表示满意后，上固位螺丝，牙胶充填垫底树脂封闭螺丝孔（图 24-35、图 24-36）。

术后随访

1 年后随访 21 咬合功能、红白美学均保持稳定（图 24-37）。

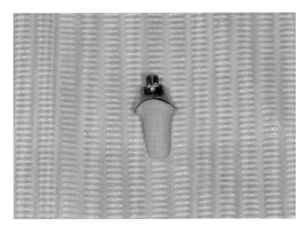

图 24-32　个性化基台并上遮色瓷

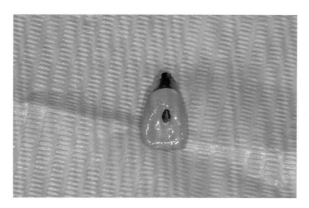

图 24-33　基台螺丝开孔在舌侧，故可在体外粘接

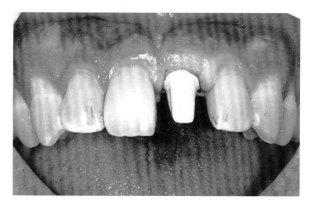

图 24-34　试戴基台，牙龈稍有受压

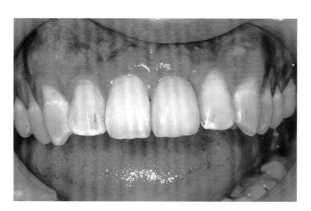

图 24-35　戴入牙冠，红白美学良好

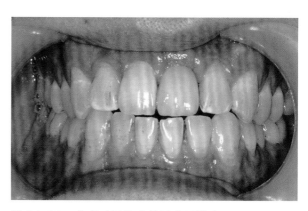

图 24-36　患者对于治疗效果表示满意

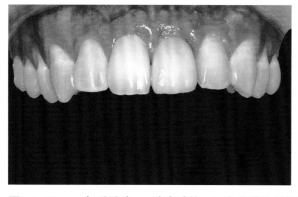

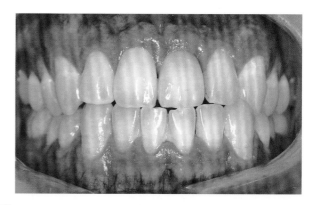

图 24-37　1 年后随访 21 咬合功能、红白美学均保持稳定

病例小结

　　美学区的牙列缺损，美学效果是患者和临床医生最为关注的问题。美学修复包括"红色美学"及"白色美学"。在本病例中，获得良好的红色美学需要满足两个条件：一方面是植入位点有足够的软硬组织量；另一方面，过渡义齿在美学修复中有非常重要的作用。

　　拔牙后位点保存技术指拔牙后保存软硬组织轮廓的技术，目前报道的拔牙位点保存技术包括即刻种植、GBR、骨移植等技术。GBR 技术操作方法简单，创伤小。在较严重骨缺损的病例中可明显改善牙槽骨的高度和丰度，以取得良好的效果，是目前比较理想的骨增量技术。

在本病例中，患者 21 根尖部有严重感染，且 CBCT 示唇侧骨壁大量缺损，故微创拔除 21 患牙后，不适宜即刻种植技术，因此使用了 GBR 技术进行缺损骨的治疗。

种植过渡义齿修复决定了最终种植体周围软组织的外形轮廓，对获得良好的红白美学效果具有重要意义。首先，种植体支持式过渡义齿可以进行直接的牙龈塑形，是美学修复不可或缺的工具，通过调整修复体的龈缘形态及突度，调整修复体对软组织的压力，从而为永久修复时的红色美学创造条件。另一方面，过渡义齿有诊断性的作用，有助于美学分析与设计。医生可以通过过渡义齿确定及修改牙冠的形态与比例，确定切缘的形态，龈缘的位置等重要信息。在本病例中，通过使用种植体支持式临时牙的牙龈塑形作用，患者获得了良好的红白美学效果。这一方法在前牙美学种植修复过程中值得推广。

（雷文龙　裴丹丹）

病例 25   23 种植修复（同期颊侧 GBR）

患者信息

性别：男；年龄：37 岁。

病 史

主诉　左上前牙缺失 1 年余。

现病史　1 年前患者左上前牙乳牙自行脱落后无恒牙萌出，未做修复治疗，现到我科要求种植修复。

既往史　既往体健，无家族史，否认系统性疾病史，否认传染病史，否认过敏史。

检 查

口外检查　面部无明显不对称及肿胀；无颞下颌关节弹响；下颌运动范围正常；无张口受限及开口偏斜。

口内检查　口内唇、颊、舌、口腔黏膜及咽部软组织正常。腮腺、颌下腺腺体导管检查未见异常。23 缺牙区近远中间隙约 7.5mm；缺牙区唇侧牙龈可见凹陷；对颌牙未见明显伸长；邻牙未见明显倾斜，牙齿形态未见异常。口腔卫生：牙龈出血（+），牙石（++）（图 25-1）。

影像学检查　23 区牙槽嵴宽度：靠近牙槽嵴顶处 5.8mm，靠近牙槽嵴中部 4.0mm；牙槽嵴顶距鼻底距离：16.3mm（图 25-2）。

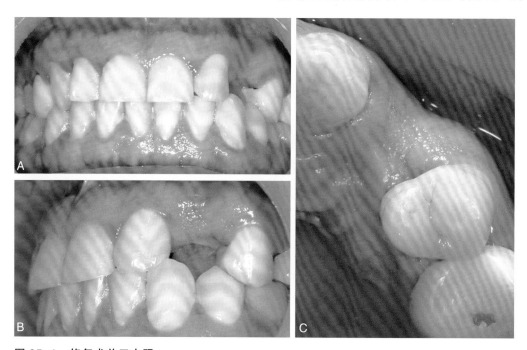

图 25-1　修复术前口内照

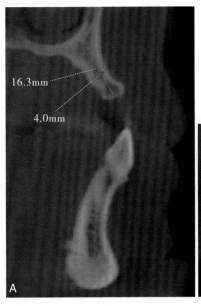
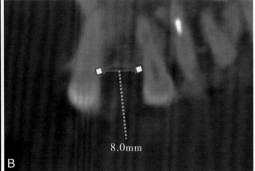

图 25-2　术前患者缺牙区 CBCT 检查

诊　断

1. 牙列缺损（23 缺失）；

2. 慢性牙龈炎；

3. 无功能牙（18、28）。

治　疗

治疗计划

根据患者邻牙条件、剩余牙槽骨及咬合状况，提出 3 种修复方案：①可摘义齿修复；②固定桥修复；③种植修复。

因可摘局部义齿体积较大，异物感明显，稳定性、咀嚼效能及美观性均不如固定义齿，还可能给患者带来基牙损伤、黏膜溃疡、菌斑形成及牙石堆积、牙槽嵴加速吸收等不良后果，经告知患者暂不考虑可摘义齿修复。

因固定桥靠粘接剂将固位体与缺牙两侧预备好的基牙连接在一起，23 位于牙弓转折处，缺牙间隙较大约 7.5mm，承受的力较大，而 22 的支持能力有限，且由于缺牙区长期缺少牙齿支持，龈乳头及唇侧龈边缘失去原本形态，直接进行固定桥修复可能会导致"黑三角"的存在，或龈边缘形态欠佳等而影响美观，故暂不考虑固定桥修复。

种植牙固位性、稳定性、咀嚼效能及美观性优良，可不磨除牙体组织，作为单颗牙缺失的常规治疗方法，被称为人类的第三副牙齿。经与患者沟通，制定治疗计划如下：

（1）牙周基础治疗；

（2）23 区种植体植入术 +GBR；

（3）修复时建议行种植支持式临时义齿牙龈塑形，需要调磨个别牙齿以建立更好的咬合关系；

（4）择期拔除 18、28 无功能牙。

告知患者详细治疗计划、所需时间、费用及可能存在的风险，患者知情同意。

治疗经过

（1）种植手术。

术前半小时患者口服阿莫西林 0.5g，复方氯己定溶液含漱 3 次，每次 3min。面颈部常规消毒、包头、铺巾，阿替卡因肾上腺素行浸润麻醉。于缺牙区嵴顶正中做横行切口，近中辅以邻牙龈沟松弛切口，33 远中垂直切口，全层翻开黏骨膜瓣，暴露缺牙区牙槽嵴，牙槽嵴唇侧中部呈凹陷状（图 25-3）。于缺牙区中点处球钻定点，先锋钻定位，常规预备至直径 3.25mm，深度 11.5mm。机动植入 BEGO-S 种植体直径 3.25mm× 长度 11.5mm 一枚（图 25-4），更换覆盖螺丝，骨凹陷区植体唇侧骨板薄，可见植体螺纹金属色，于骨凹陷区预备植骨床，刺激出血，置 Bio-Oss 骨粉 0.25g（图 25-5），修剪 Bio-Gide 胶原膜 13mm×25mm 双层覆盖于植骨区，缝合（图 25-6）。术后 CBCT 示植体位置方向良好，植体颊侧可见高密度骨粉样影像（图 25-7）。

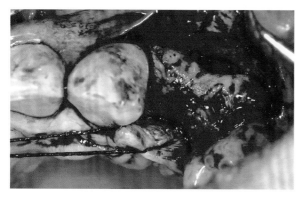

图 25-3　术中切开翻瓣后口内观（可见骨凹陷）

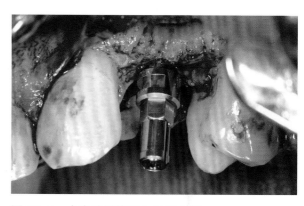

图 25-4　术中种植体植入后口内观

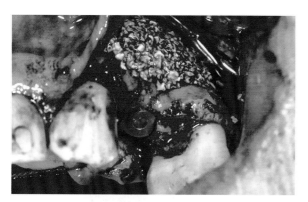

图 25-5　术中颊侧植骨

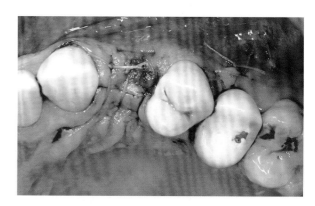

图 25-6　缝合

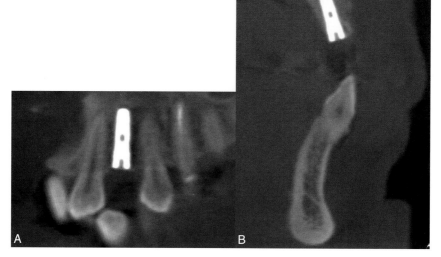

图 25-7　术后即刻 CBCT 检查

（2）术后第 10 天拆线。

23 术区正常愈合中，牙龈略红肿，缝线存，部分缝线松弛。消毒后间断拆除部分缝线。

（3）植入后 6 个月行二期手术。

CBCT 检查：骨结合良好（图 25-8）。消毒，局部麻醉下于 23 区牙槽嵴顶切开，更换愈合基台。可吸收线拉拢缝合伤口（图 25-9）。拍摄 X 线片示愈合基台完全就位（图 25-10）。2 周后取模，制作种植支持式临时义齿（患者选择树脂冠）对缺牙区软组织塑形。

（4）临时修复体牙龈塑形。

旋除 23 愈合基台，清理消毒（图 25-11）。戴入临时基台 + 树脂冠（预粘接）（图 25-12）。X 线片检查：基台与植体衔接良好（图 25-13）。

（5）临时冠塑形 6 周后复诊。

23 临时冠牙龈塑形良好，龈乳头充满楔状隙，未见明显炎症红肿，唇侧牙槽骨突度可（图 25-14）。

（6）复诊取模。

临时冠牙龈塑形 3 个月余，患者对牙龈形态满意。检查显示：23 临时冠在位，牙龈塑

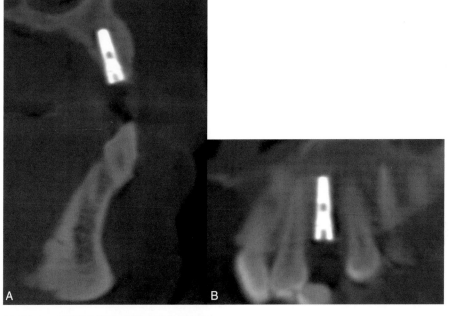

图 25-8 种植二期手术前 CBCT 检查

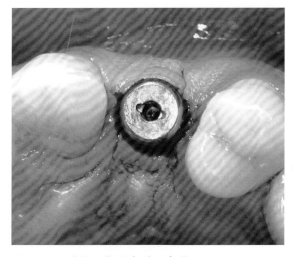

图 25-9 种植二期手术后口内观

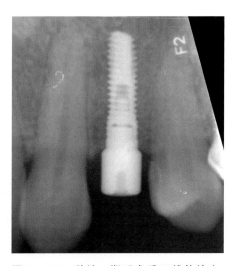

图 25-10 种植二期手术后 X 线片检查

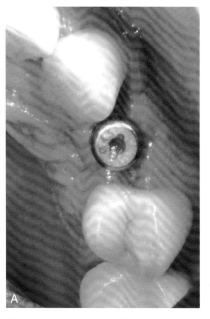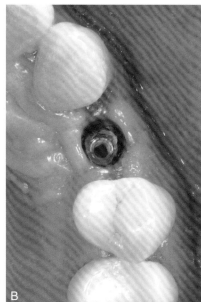

图 25-11　临时修复前口内观

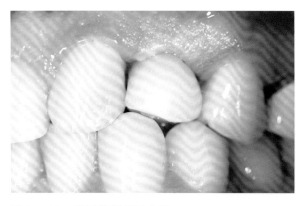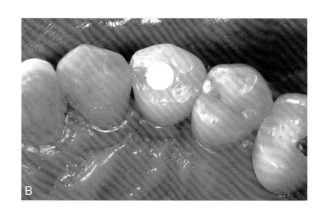

图 25-12　临时修复后口内观

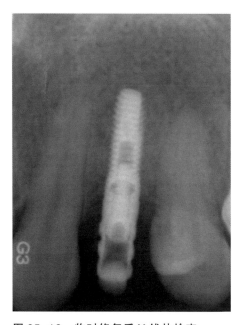

图 25-13　临时修复后 X 线片检查

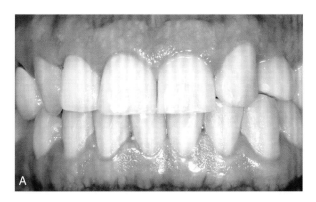

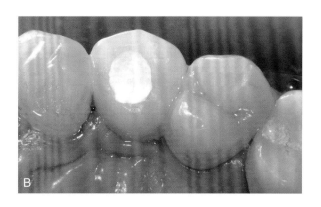

图 25-14　临时修复 6 周后复查口内观

形良好，龈乳头充满楔状隙，未见明显炎症红肿（图 25-15）。去除 23 临时基台一体冠，袖口形态良好，无明显渗出。个性化取模（图 25-16）。

（7）戴牙。

旋除 23 区种植支持式临时义齿，牙龈袖

口塑形良好（图 25-17）。戴入钛 BASE+ 全瓷基台 + 全瓷冠预粘固一体冠（图 25-18）。X 线片检查：基台就位良好，边缘密合（图 25-19）。

术后随访

戴牙 1、3、6 个月后患者复诊进行再评估，

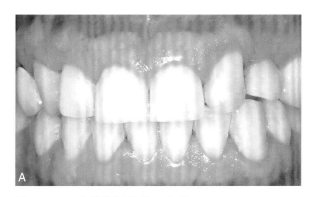

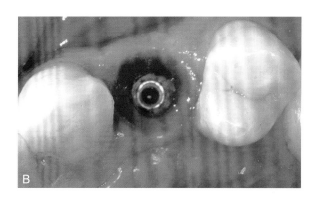

图 25-15　个性化取模前口内观

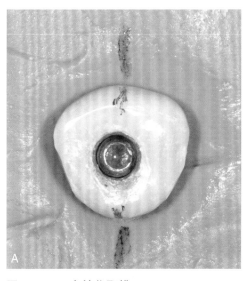

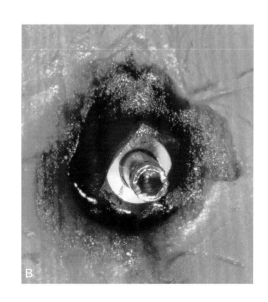

图 25-16　个性化取模

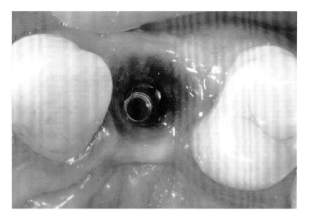

图 25-17　戴牙前牙龈袖口

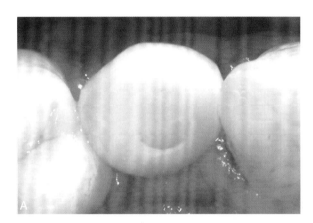

图 25-18　戴牙后口内观

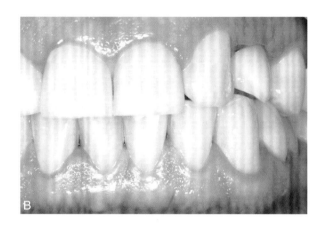

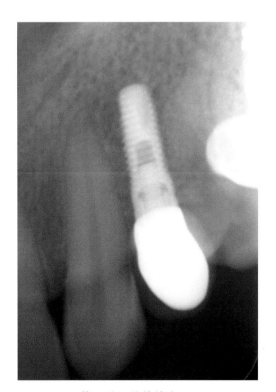

图 25-19　戴牙后 X 线片检查

此后每年复查一次。

病例小结

　　本病例患者由于先天缺少 23 恒牙胚导致乳牙滞留，后乳牙牙根逐渐吸收，最终无法保留自动脱落。由于缺少功能刺激，23 区牙槽骨厚度不足，给缺牙区的种植提出了挑战。

　　因此，我们在种植的同期进行 GBR（引导骨再生术），保证了种植体颊侧骨板的厚度，增加了软组织丰满度，提高了种植修复体长期稳定性。

　　修复前缺牙区长期缺少牙齿支持，龈乳头及唇侧龈边缘失去原本形态，直接进行最终修复可能会导致"黑三角"的存在及龈边缘形态欠佳等而影响美观，所以我们进行了种植支持式的临时修复体进行牙龈塑形，通过改变穿龈部分及邻面形态，以及邻接区的位置等，来对缺牙区牙龈进行引导成型。待牙龈成型基本完成后，再戴用一段时间临时修复体，使牙龈变化趋于稳定，再进行最终修复。

为了维持临时修复体的牙龈塑形效果，需要准确转移临时修复体的穿龈轮廓，这里我们运用了个性化取模的方法，使临时冠的塑形结果得以转移到印模及石膏模型上。

最终修复体的咬合方面，本病例牙位为23，侧方运动时如果作为尖牙引导，会对种植体造成很大的负荷。种植体所能承受的侧向咬合力有限，为了长期修复的稳定，本病例将左侧修复后的侧方运动调整为组牙功能𬌗。

（周　秦　孙　斌　段路路）

患者信息

性别：女；年龄：22 岁。

病　　史

主诉　左上后牙因龋坏拔除 4 个月余，现因影响咀嚼要求修复。

现病史　患者 4 个月前因龋坏拔除左上后牙，未行修复治疗。现因影响咀嚼，于我科就诊要求修复左上后牙缺失。

既往史　无相关疾病家族史，否认系统性疾病及与牙科治疗相关的过敏史。无吸烟及酗酒等嗜好。

检　　查

口外检查　面下三分之一高度正常，面型饱满度正常；口角无明显歪斜；面部无明显不对称及肿胀；无颞下颌关节弹响，下颌运动范围正常，开口度正常，开闭口运动轨迹正常。

口内检查　软组织：唇、颊、舌、口腔黏膜及咽部软组织未查见明显异常。全口牙龈未见明显退缩。26 颊侧软组织丰满度尚可，局部拔牙创愈合良好，未见明显溃疡、红肿。硬组织：26 缺失，对颌牙未见明显伸长。27 𬌗面见窝沟龋。余牙未见明显异常。全口牙齿未查见明显磨耗，未见明显偏侧咀嚼痕迹（图 26-1）。

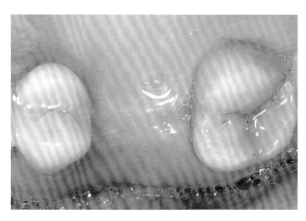

图 26-1　患者术前口内𬌗面照，可见牙槽骨丰满度尚可，缺牙间隙可

咬合检查　浅覆𬌗浅覆盖，上下颌中线齐，与面部中线一致。患者后牙临床牙冠高度较低，可查见缺牙区咬合间隙高度偏低。患者习惯性闭口位及最大牙尖交错位一致（图 26-2）。

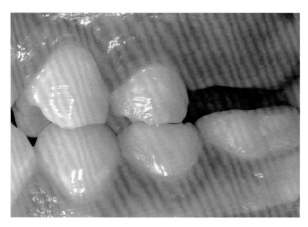

图 26-2　患者术前咬合照，可见缺牙间隙高度稍低，患者临床牙冠短小

影像学检查　CBCT 检查示（图 26-3）：患者 26 缺失，缺牙区剩余牙槽骨未见明显垂直向吸收，颊腭向宽度约 8mm，冠根向高度约

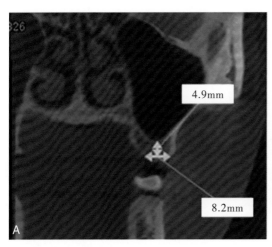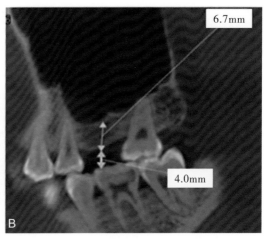

图 26-3　患者术前 CBCT 检查，可见患者剩余牙槽嵴宽度良好，高度较低，咬合间隙偏低；上颌窦底黏膜健康，术区无明显骨嵴分隔

5mm。CBCT 测量剩余牙槽嵴顶至对颌牙高度约 4mm。上颌窦底黏膜未见明显增厚，缺牙区上颌窦底平坦，未查见明显分隔。

诊　断

牙列缺损（26 缺失）。

治　疗

治疗计划

患者 26 缺失，剩余骨高度不足，缺牙区咬合间隙不足。上后牙根方因毗邻上颌窦底，余留牙槽嵴高度不足病例常需行上颌窦底提升术。上颌窦底提升术可行经牙槽嵴顶上颌窦底提升术及侧壁开窗上颌窦底提升术，前者无须开辟第二术区，手术创伤相对较小，在符合纳入标准之前提下常为首选术式。此患者剩余牙槽嵴高度 5mm，大于经典文献回顾要求的 4mm 剩余牙槽嵴高度；患者剩余牙槽嵴宽度 8mm，宽度充足，大于经典文献回顾要求的 7mm 宽度；患者上颌窦底黏膜健康，窦底骨壁未见明显分隔，术中上颌窦底黏膜破溃风险较低。因此首选经牙槽嵴顶上颌窦底提升术。患者剩余牙槽嵴可见完整的双层骨皮质，可在术

中为种植体提供较好的初期稳定性，考虑行上颌窦底提升术同期植入种植体。

患者剩余咬合高度较低，但对颌牙未查见明显伸长，全口咬合关系良好，颞下颌关节健康，且患者无明确的正畸治疗要求，因此不优先考虑正畸治疗方案。经医患沟通后，患者选择经牙槽嵴顶上颌窦底提升术同期植入种植体，以螺丝固位一体化冠修复。

治疗步骤

（1）术前取得患者知情同意，排除手术禁忌证。

（2）常规消毒铺巾，26 注射碧兰麻局部麻醉。麻药显效后于 26 区行近远中向横行切口。翻瓣，充分暴露术区，球钻定位，先锋钻确定种植窝洞深度及方向，常规扩孔同时收集自体骨屑。用 DASK 工具盒仔细剥离术区上颌窦底黏膜，嘱患者鼻腔鼓气，见上颌窦底黏膜完整，随气压变化运动。于术区植入 Bio-Oss 骨粉行上颌窦底提升，最终植入 Straumann 4.8mm×8mm 种植体一枚。收集自体骨屑覆盖于种植体颈部周围。拧入 6mm×2mm 愈合帽，严密缝合（图 26-4、图 26-5）。

（3）术后第 15 天拆线，见术区软组织愈合良好，愈合帽已被软组织完全覆盖（图 26-6）。

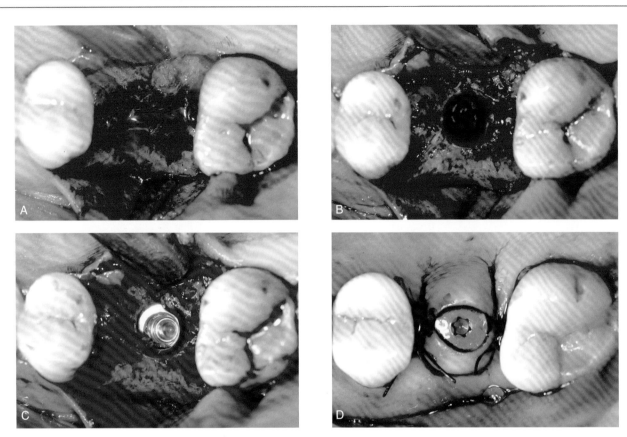

图26-4　种植体植入术中照片　A.切开翻瓣见术区牙槽骨宽度良好；B.备洞，经牙槽嵴顶内提升，可见窦底黏膜完整；C.植入种植体；D.严密缝合，关闭创口

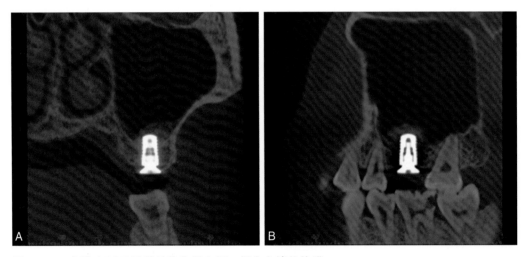

图26-5　术后CBCT示种植体位置良好，根方充填物饱满

（4）术后16周复诊，口内查见术区愈合良好，角化龈宽度充足，CBCT示上颌窦底成骨良好，为减小损伤以环切刀切开术区软组织，行二期手术暴露种植体连接部。同期取模，比色，选择Straumann多能基台制作螺丝固位一体化冠（图26-7至图26-9）。

（5）2周后戴牙，术区愈合良好。调整咬合关系，降低种植体支持单冠垂直𬌗力，前伸咬合为前牙引导，侧方咬合为尖牙引导𬌗。扭矩扳手以35N*cm扭矩紧固中央螺丝，树脂封洞（图26-10）。

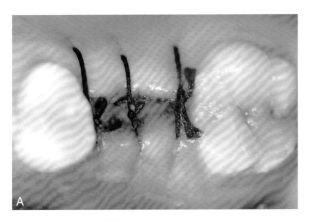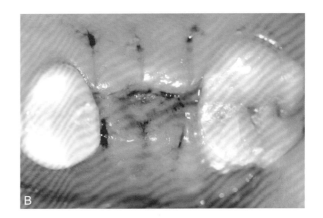

图 26-6　术后拆线情况

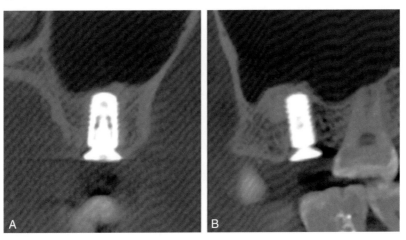

图 26-7　二期 CBCT 影像示上颌窦底成骨良好

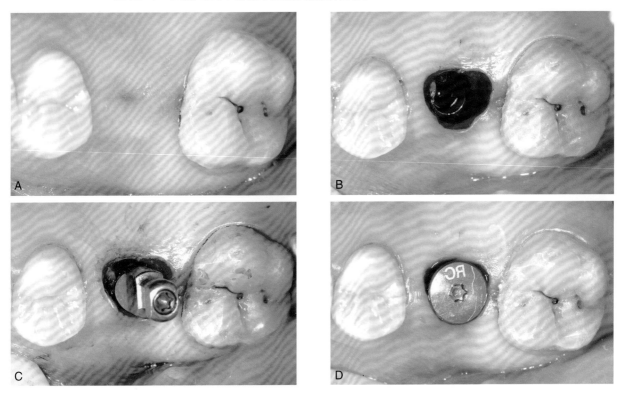

图 26-8　二期及取模照片　A. 操作前𬌗面照示术区愈合良好；B. 环形切开术区黏膜，暴露种植体愈合帽；C. 常规取模；D. 更换高愈合帽，关闭创口

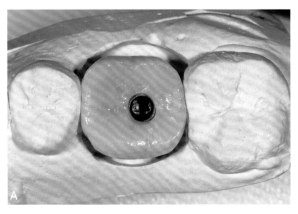
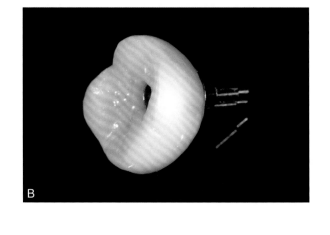

图 26-9　最终修复体照片

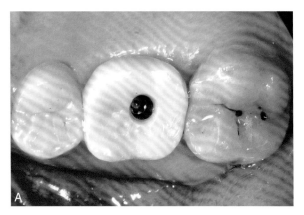
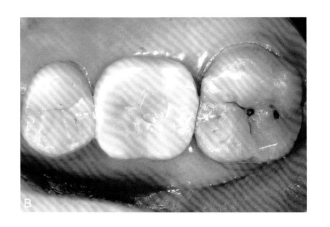

图 26-10　患者戴牙𬌗面照

病例小结

上颌后牙的单牙缺失，特别是上颌第一磨牙的缺失，是口腔种植医师临床工作中常见的病例。由于上颌后牙根方毗邻上颌窦底这一特殊解剖结构，需在种植治疗中注意相应的治疗风险和术前评估。

通常，通过 CBCT 检测可以较为准确的测量患者剩余牙槽嵴高度（窦嵴距），也可以观察上颌窦窦底黏膜健康状态，骨嵴分隔及窦底宽度等几何形态因素。通常，上颌后牙剩余牙槽嵴高度大于等于 8mm 时，可以通过种植体长度的选择进行常规的种植体植入，同时，近年来各个种植体厂商短种植体的发展成熟也进一步拓宽了此类情况的适应证；经典理论认为，

剩余牙槽骨高度大于 4mm 时，可以使用经牙槽嵴的上颌窦底提升术进行相应的骨增量，近年来，随着口腔种植医生对上颌窦解剖及生理学反应的进一步研究，同时随着手术技术的进一步发展，也有部分学者开展了一定数量高度在 2mm 左右的"极限"上颌窦提升，并且获得了较好的预后；而根据经典理论，在剩余牙槽骨高度小于 4mm 时，通过侧壁开窗的上颌窦提升进行骨增量是比较成熟的技术。

上颌窦窦底黏膜健康状况也是影响种植治疗成功的一个重要因素。常见的相关表现有上颌窦窦底的囊肿，黏膜的炎性水肿增厚，上颌窦积液等等，应在术前检查中注意规避。近年来随着内窥镜技术的发展成熟，极大地增强了口腔医生对上颌窦内软硬组织的可视度及可操

作性，目前已有部分业内先驱积极运用内镜经牙槽嵴顶或侧壁开窗进入上颌窦，进行相应的观察及手术操作，一定程度上扩展了上颌种植治疗的适应证，简化了治疗流程，提升了患者的就诊体验。

在进行术前检查时，上颌窦内骨嵴分隔也是一个重要观察指标。若种植术区毗邻上颌窦底骨嵴分隔，在术中易发生上颌窦底黏膜的破溃，增加手术难度和手术风险。因此，应该在术前检查时利用影像学资料仔细检查术区上颌窦底情况，排除手术禁忌证，合理规避手术风险。

（袁　泉）

患者信息

性别：女；年龄：18 岁。

病　史

主诉　右下后牙松动 2 年余，要求诊治。

现病史　患者 2 年前自觉右下后牙松动，因学业安排未行诊治，现来我科要求治疗。

既往史　无相关疾病家族史，否认系统性疾病及与牙科治疗相关的过敏史。无吸烟及酗酒等嗜好。

检　查

口外检查　面下三分之一高度正常，面型饱满度正常；口角无明显歪斜；面部无明显不对称及肿胀；无颞下颌关节弹响，下颌运动范围正常，开口度正常，开闭口运动轨迹正常。

口内检查　软组织：唇、颊、舌、口腔黏膜及咽部软组织未查见明显异常。全口牙龈未见明显退缩。全口卫生状况良好。

硬组织：CV 牙乳牙滞留，Ⅲ度松动（图 27-1）。余牙未查见明显异常。全口牙齿未见明显磨耗，未查见明显偏侧咀嚼痕迹。

咬合检查　浅覆𬌗、浅覆盖，上下颌中线齐，与面部中线一致。患者习惯性闭口位与最大牙尖交错位一致。

影像学检查　CBCT 检查示：患者 CV 牙滞留，可见 CV 牙牙根短小，仅与软组织粘连。45 缺失，影像学检查未见 45 根方阻生齿。45 区剩余牙槽骨高度及宽度良好，颊腭向宽度约 7.3mm，冠根向高度约 14mm（图 27-2）。

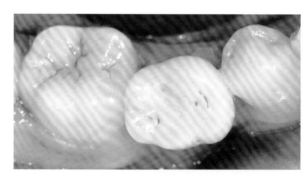

图 27-1　患者术前照，可见滞留乳牙唇侧倾斜

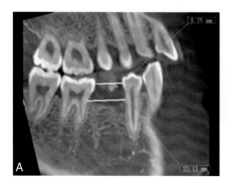
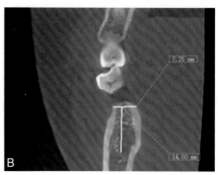

图 27-2　术前 CBCT 示患者剩余牙槽嵴高度和宽度良好，术区根方未查见颏神经孔穿出

诊 断

CV 牙乳牙滞留，45 缺失。

治 疗

治疗计划

患者 CV 牙滞留，Ⅲ度松动，仅与软组织粘连。考虑拔除。

拔除后可选择种植体支持单冠修复和活动义齿修复。与患者充分交流后选择种植体支持单冠修复方式。

因 CV 牙仅与软组织粘连，拔牙术不波及该区牙槽骨，且剩余牙槽骨充足，可提供良好的初期稳定性，考虑在拔牙同期行种植体植入，穿龈愈合。

治疗步骤

（1）术前取得患者知情同意，排除手术禁忌证。

（2）常规消毒铺巾，45 区注射碧兰麻局部麻醉。麻药显效后拔除 CV 牙。于 45 区行近远中向横行切口，翻瓣，充分暴露术区，见术区骨量充足。球钻定位，先锋钻确定种植窝洞深度及方向，常规扩孔，最终植入 Straumann 4.8mm×10mm 种植体一枚。拧入 6mm×4mm 愈合帽，严密缝合（图 27-3 至图 27-5）。

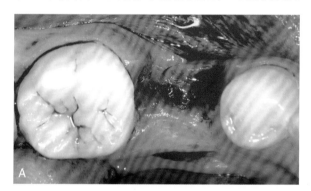
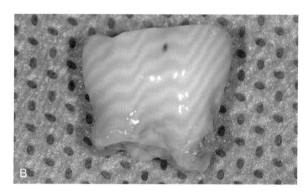

图 27-3　术中拔除滞留乳牙，见乳牙牙根短小，仅与术区软组织粘连

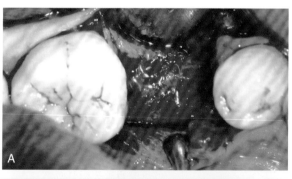
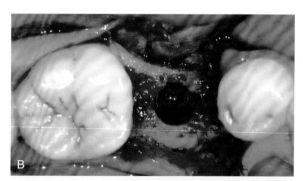
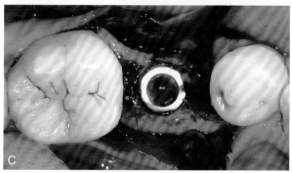
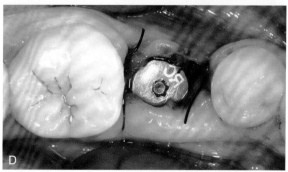

图 27-4　常规种植体植入过程　A. 切开翻瓣可见术区剩余牙槽骨骨量充足；B、C. 逐级备洞，植入种植体；D. 严密缝合，关闭创口

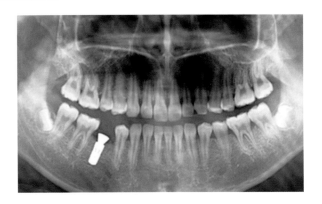

图 27-5 术后全景影像，见种植体位置良好，周围骨质致密，无明显低密度影

（3）术后 12 周，复诊，见术区软组织愈合良好，术区卫生状况尚可。去除愈合帽可见种植体穿龈部分软组织健康。常规取模，比色，

选择 Straumann RC 粘接基台，制作牙冠（图27-6、图 27-7）。

（4）2 周后戴牙。基台就位，探针检查基台就位良好。牙冠试戴，调𬌗，减轻种植体支持单冠垂直𬌗力，前伸咬合由前牙引导，侧方咬合为尖牙引导𬌗。粘接牙冠，树脂封闭螺丝孔（图 27-8）。

病例小结

在口腔种植临床诊疗工作当中，下颌后牙的单牙缺失是常见病例。据患者牙列缺损病因及病程时间不同，下颌牙槽骨可发生不同程度

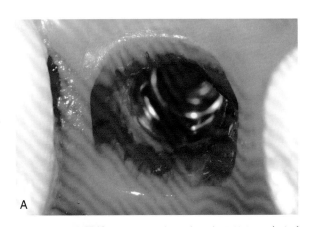
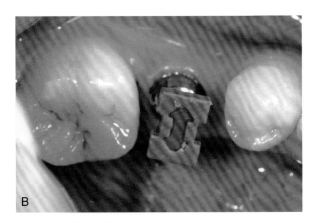

图 27-6 取模情况 A.口内照片示术区软组织愈合良好；B.安放印模杆，常规取模

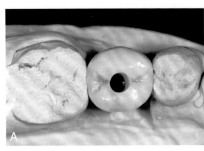
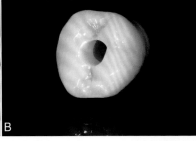
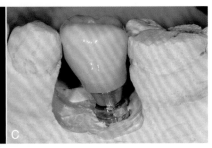

图 27-7 最终修复体照片

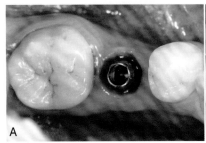
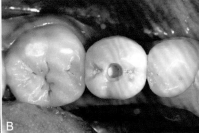
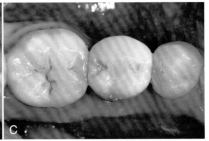

图 27-8 患者戴牙𬌗面照 A.基台就位，方向良好；B.最终修复体粘接；C.树脂封洞

的萎缩吸收，邻牙可发生近远中移位，对颌牙伸长等情况。因此应在初诊检查中详细检查术区软硬组织缺损程度，邻牙情况及全口咬合关系。本病例患者为乳牙滞留年轻女性，虽然牙根短小，但其滞留的乳牙起到了一定的"间隙保持"作用，一定程度上避免了邻牙的倾斜及对颌牙的伸长。患者咬合关系良好，可进行常规的后期修复。

同时，下牙槽神经管于下颌骨内部走行，是下颌后牙种植中重要的毗邻结构。根据其走行位置不同，常可将其分为高位、中位和低位走行，其中高位走行的下颌神经管由于离牙槽嵴顶较近，术中波及风险较高，应充分注意。值得注意的是，下颌神经管行经下颌第一前磨牙、第二前磨牙牙位根方常形成回袢，于颏孔穿出。回袢走行方向和穿出位置因不同患者常有变异，应在术前检查中结合影像学资料仔细判断，避免术中伤及。本病例患者下颌神经管属于偏低位走行，同时其剩余牙槽骨未出现明显吸收，余留骨量理想；结合 CBCT 仔细检查其颏孔穿出位置，发现其位于种植位点近中根方，距离假想的种植体植入处有足够的安全距离，术中损伤风险较低，因此选择了由自由手植入常规种植体，未行骨增量。

后期修复过程中，考虑到患者后期复查及可能出现的维护需要，经医技交流后，于患者修复体𬌗面余留一螺丝刀可穿出的开孔，并以树脂封洞，如若后期需要，以便去除树脂，探及中央螺丝，更换或拆卸种植体上部结构。

（郭雨晨　张士文）

病例 28 固定桥修复 1（前牙全瓷固定桥）

患者信息

性别：男；年龄：56 岁。

病 史

主诉 左上前牙折断 1 周，要求修复。

现病史 半年前上前牙因松动拔除，曾行隐形义齿修复，1 周前左上前牙折断，现要求解决美观问题就诊于修复科。

既往史 无家族史，否认系统性疾病及与牙科治疗相关的过敏史。

检 查

口外检查 上唇部塌陷；面部无明显不对称及肿胀；无颞下颌关节弹响，下颌运动范围正常，无张口受限及开口偏斜。

口内检查 口内唇、颊、舌、口腔黏膜及咽部软组织正常。11、21、25、26 缺失，缺牙间隙正常，11 缺牙区唇侧牙槽骨少量吸收，其余缺牙区牙槽嵴较丰满；12、21 残根，12、22 断端位于龈上 1mm，断面软龋，可见暂封物，叩诊无不适，无松动；13、23、24 可见牙色充填物，叩诊无不适，无松动。口腔卫生状况较差（图 28-1）。

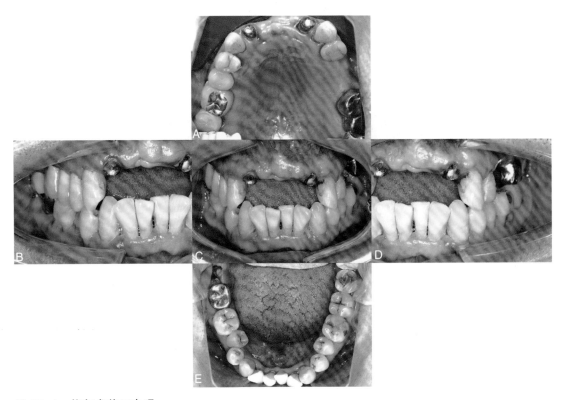

图 28-1 修复术前口内观

影像学检查　X 线片：12、13、22、23、24 根充恰填，根尖部骨质未见明显异常；13、23 根粗大，牙槽骨高度位于根中上 1/3（图 28-2、图 28-3）。

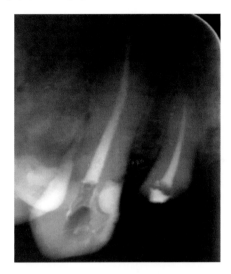

图 28-2　术前患者 12、13 牙根尖片

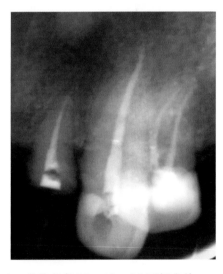

图 28-3　术前患者 22、23、24 牙根尖片

诊　断

1. 牙列缺损（11、21、25、26 缺失）；
2. 牙体缺损（12、22 残根）。

治　疗

治疗计划

综合考虑牙槽骨情况、余留牙情况以及咬合情况等因素，提出 3 种修复方案：①缺牙区均采用种植修复；②固定桥修复；③可摘义齿修复缺失牙。

因患者 12、22 残根较短（根面尚存在软龋，去龋后有效根长会更短），牙槽骨吸收至根中 1/2，无法达到骨内根长、桩长的理想比例关系，12、22 单独行桩核冠修复存在桩核脱落、根折的风险较大。12、13、22、23 因龋坏已完成了完善的根管治疗。经过与患者充分沟通，最终确定了固定桥的修复方案，具体治疗计划如下：

（1）牙周基础治疗；

（2）12、22 纤维桩 +13~23 固定桥修复；

（3）24 单冠修复；

（4）择期种植修复 25、26。

告知患者详细治疗计划、所需时间、费用及可能存在的风险，患者知情同意。

治疗步骤

（1）告知患者治疗目的及其局限性，并向患者宣传口腔预防及口腔卫生保健相关知识。

（2）面弓转移，记录术前颌位关系（图 28-4、图 28-5）。

（3）运用口内外数码照片及 DSD 设计软件进行牙体美学设计，在研究模型上制作诊断蜡型（图 28-6、图 28-7）。

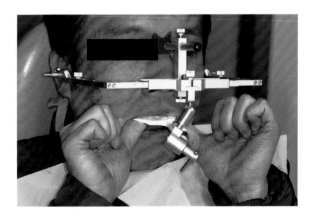

图 28-4　面弓转移

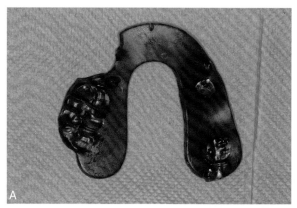

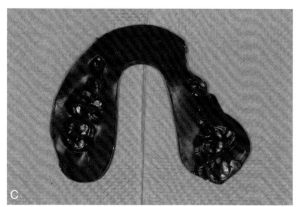

图 28-5　记录术前颌位关系

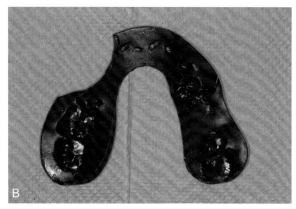

图 28-6　DSD 美学设计

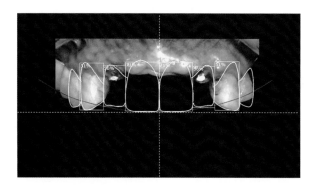

图 28-7　制作诊断蜡型

（4）进行术前比色后，对 12、22 行纤维桩核修复，之后使用微创刻度钨钢车针系列 -HX6 套装对各牙行精准牙体预备。切端预备：使用 HX-02、HX-03 车针进行切端的定深和磨除；唇舌面预备：使用 HX-01 定深车针分别在唇舌面制备 1mm 和 0.7mm 定深孔，并用 HX-06 测量杆检查每个定深孔深度，然后使用 HX-02、HX-05 分别磨除唇舌面定深孔间的牙体组织；在排龈后进行共同就位道的调整和精修，制取硅橡胶印模（图 28-8 至图 28-13）。

（5）制作临时冠，并利用临时冠进行牙龈诱导，通过逐步调整桥体盖嵴部形态，实现牙龈的塑形（图 28-14 至图 28-16）。

（6）将模型送至修复工艺中心制作加工，修复体制作完成后，进行口内试戴，调𬌗并检查功能颌位修复体咬合状态。待将邻接、咬合均调至合适后，使用树脂水门汀粘固完成（图 24-17 至图 24-23）。

（7）对患者的指导及术后维护治疗。

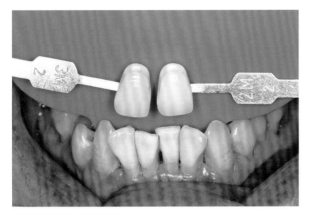

图 28-8　比色

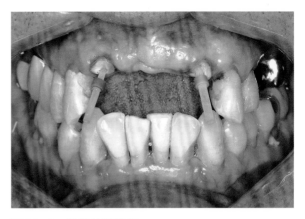

图 28-9　纤维桩核修复

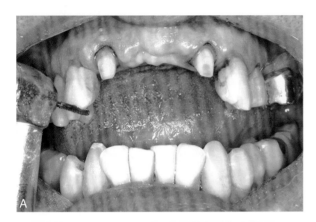

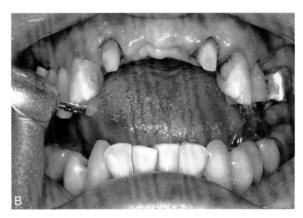

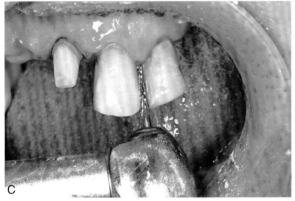

图 28-10　切端、邻面制备

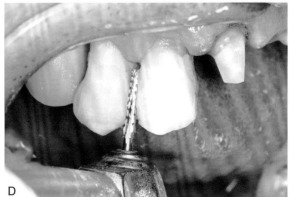

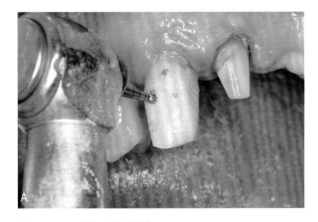

图 28-11　唇、舌面制备

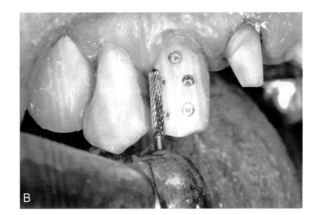

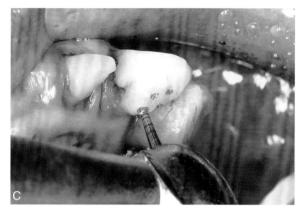

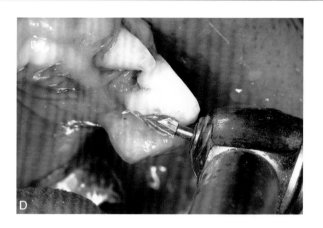

图 28-11（续）

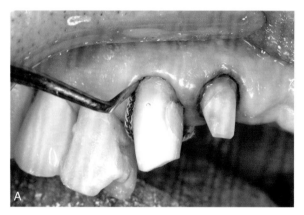

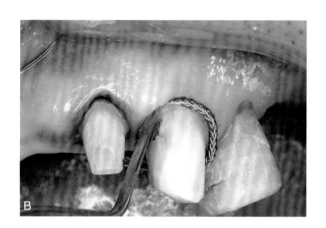

图 28-12　排龈

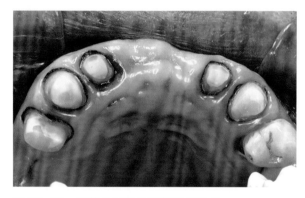

图 28-13　修整共同就位道并精修完成

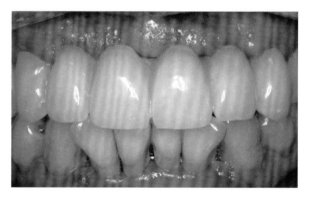

图 28-14　戴用临时冠

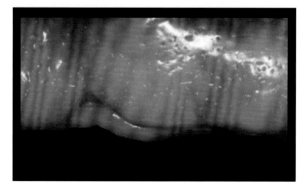

图 28-15　临时冠牙龈塑形前

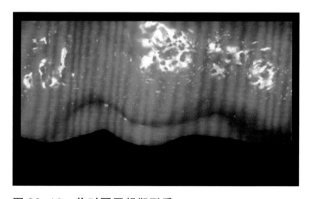

图 28-16　临时冠牙龈塑形后

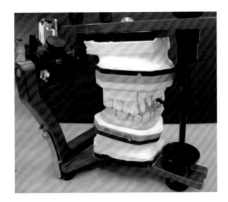

图 28-17 全可调𬌗架转移颌位关系

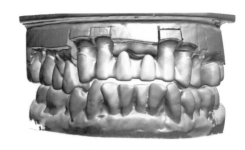

图 28-18 计算机辅助设计

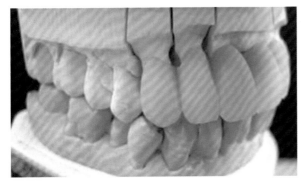

图 28-19 饰瓷堆塑、烧结

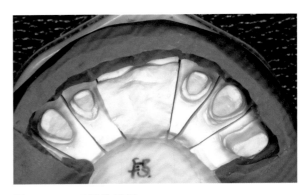

图 28-20 硅橡胶导板

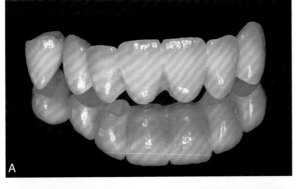

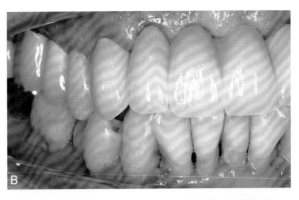

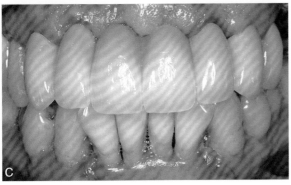

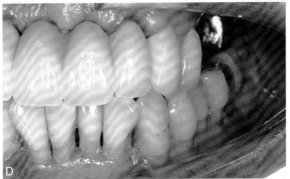

图 28-21 修复体制作完成

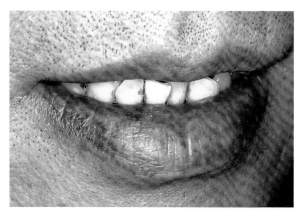

图 28-22　修复术前微笑照

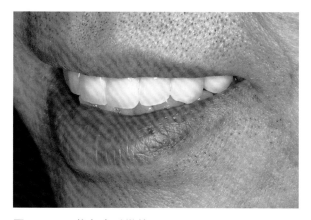

图 28-23　修复术后微笑照

术后口腔卫生指导包括用软毛牙刷、牙线保持口腔卫生。修复体避免啃咬过硬食物。患者对治疗效果十分满意，并愿意通过良好的口腔卫生行为维护最终修复体。定期复查。

术后随访

3、6、9、12 个月后随访，患者牙龈健康，口腔卫生状况良好。

病例小结

经过 1 年多的使用，患者对修复体非常满意，认为此次修复还原了他缺牙前的美学及功能状态。在本病例的完成过程中，笔者认为以下几点保证了修复的成功。

（1）牙龈诱导。牙龈诱导是红色美学实现的关键步骤，并通过义齿人工牙外展隙及颈缘染色技术，使红白美学更加协调。

（2）功能性咬合平衡的实现。通过全可调𬌗架的应用，不改变患者修复前的功能位咬合引导结构，使微量调𬌗的目的得以实现，使下颌在咀嚼运动时能够沿上颌原始引导结构顺畅、自如的运动，最终达到了美学与功能的统一。

（3）即刻及远期牙周健康的维护。修复体粘固剂的清除是非常重要的步骤，它是修复后维持牙周健康不可或缺的关键。

（崔　蜜）

病例 29 固定桥修复2（种植体支持式固定桥）

患者信息

性别：女；年龄：48岁。

病史

主诉 双侧上后牙缺失多年，要求种植修复。

现病史 患者多年前因牙周病拔除多颗上后牙，未行修复治疗。现因影响咀嚼，至我科就诊，要求种植修复后牙缺失。

既往史 无相关疾病家族史，否认系统性疾病及与牙科治疗相关的过敏史。无吸烟及酗酒等嗜好。

检查

口外检查 面下三分之一高度正常，面型饱满度正常；口角无明显歪斜；面部无明显不对称及肿胀；无颞下颌关节弹响，下颌运动范围正常，开口度正常，开闭口运动轨迹正常。

口内检查

唇、颊、舌、口腔黏膜及咽部软组织未查见明显异常。全口牙龈明显退缩。全口卫生状况欠佳。14、15、17残根，龈下断面，未查见明显根管充填物；16、22、24~27缺失；11、12、23轻度扭转；11~13、21、23 I度松动，叩（-）。缺牙区丰满度尚可。33殆面中龋，叩（-），冷（-）；36殆面窝沟龋，叩（-），冷（-）；45殆面可见银汞充填物，充填物边缘继发龋，叩（-），冷（-）；46殆面窝沟龋，叩（-），冷（-）；31、32、41、42扭转，33唇侧移位，34舌侧移位，下前牙拥挤。余牙未查见明显异常（图29-1）。

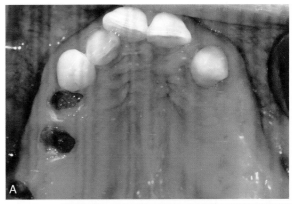

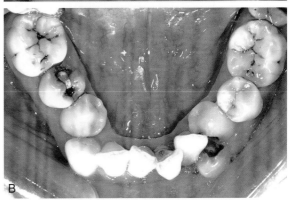

图 29-1 患者术前口内照

咬合检查 中度覆殆、覆盖，上下颌中线齐，与面部中线一致。患者23与33锁殆，12与42锁殆。上颌A区剩余咬合间隙小（图29-2）。

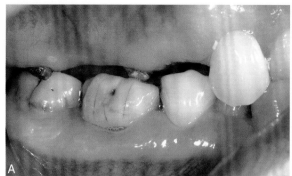
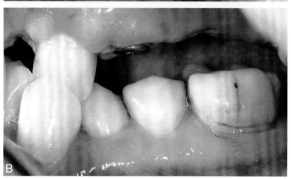

图 29-2　患者术前咬合照。可见患者咬合紊乱，部分牙位锁𬌗　A. A区咬合间隙小；B. B区间隙尚可

医学检查　CBCT 检查示：14、15、17 残根；16 缺失。14 区剩余牙槽嵴宽 5.2mm，高

19mm；16 区剩余牙槽嵴宽 6.3mm，高 9.4mm；17 区剩余牙槽嵴宽 9.6mm，高 6.1mm；24 区剩余牙槽嵴宽 4.9mm，高 9.8mm；27 区剩余牙槽嵴宽 7.2mm，高 10.6mm。患者骨质致密（图 29-3、图 29-4）。

诊　断

1. 牙列缺损（16、22、24~27 缺失）；
2. 牙体缺损（14、15、17 残根）。

治　疗

治疗计划

患者 14、15、17 残根，未行根管治疗，龈下断面，建议拔除。

患者多牙龋坏，建议内科会诊治疗。

患者全口卫生不良，建议牙周科基础治疗。

患者咬合关系紊乱，前牙部分牙位锁𬌗，

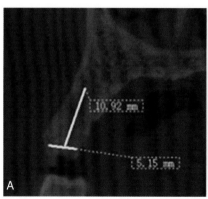
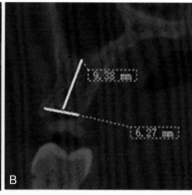
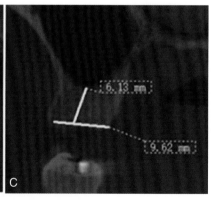

图 29-3　患者 A 区 CBCT 示患者剩余牙槽嵴骨量尚可　A、B、C 依次为 14、16、17 牙位

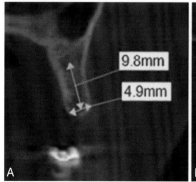
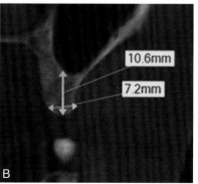

图 29-4　患者 B 区 CBCT 示患者剩余牙槽嵴骨量尚可　A、B 依次为 24、27 牙位

后牙咬合间隙稍低，建议进行正畸治疗，排齐余牙，抬高咬合高度。

具体修复治疗方案如下：

（1）活动义齿修复后牙缺失；

（2）种植体支持固定义齿修复后牙缺失。拟在双侧后牙分别植入 2~3 枚种植体，行种植体支持固定桥修复。

充分与患者沟通交流后，患者结合自身时间安排和治疗期望，拒绝正畸治疗，要求行种植体支持固定义齿修复后牙缺失。

治疗步骤

（1）术前排牙，制作压膜式简易手术导板，以指导术中种植位点。

（2）术前取得患者知情同意，排除手术禁忌证。

（3）常规消毒铺巾，14~16 区，24~27 区注射碧兰麻局部麻醉。麻药显效后拔除 14、15、17 残根。于 14~16 区，24~27 区行近远中向横行切口，翻瓣，充分暴露术区，见术区骨量尚可。简易导板就位，导板指导下球钻定位，先锋钻确定种植窝洞深度及方向，常规扩孔，最终于 14、16、17、24 和 27 区各植入 Straumann 种植体一枚。II 类骨，骨质致密。扭矩扳手查见种植体初期稳定性良好，安放愈合帽，穿龈愈合。严密缝合关闭创口（图 29-5 至图 29-7）。

（4）术后第 15 天拆线，见术区软组织愈合良好，无可见溃疡、红肿（图 29-8）。

（5）术后 2 个月取模，见术区软组织愈合良好，无可见溃疡、红肿。制作个别托盘，安置印模杆，以树脂分别连接左右两侧印模杆，开窗取模（图 29-9）。比色，制作修复体。

（6）2 周后戴牙。基台就位，探针检查基台就位良好。桥体试戴、调𬌗，减轻种植体

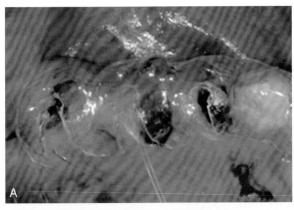

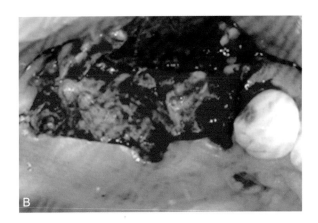

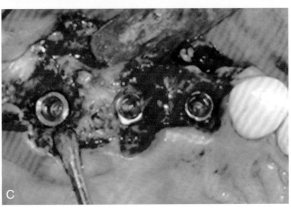

图 29-5　A 区手术过程　A. 简易导板试就位；B. 切开翻瓣，可见术区剩余牙槽骨骨量尚可；C. 14、16、17 位点植入种植体

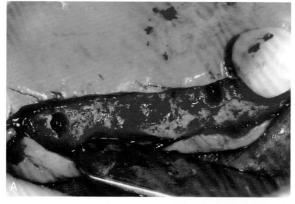

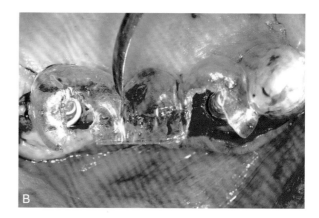

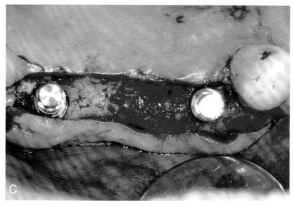

图 29-6　B 区手术过程　A. 切开翻瓣，见术区剩余牙槽骨骨量尚可；B. 简易导板就位；C. 24、27 位点植入种植体

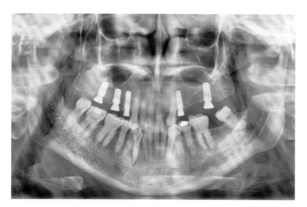

图 29-7　术后曲面体层全景片影像

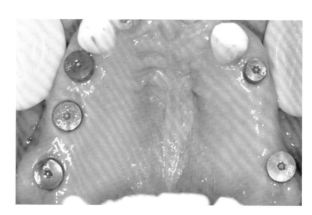

图 29-8　术后拆线见术区愈合良好

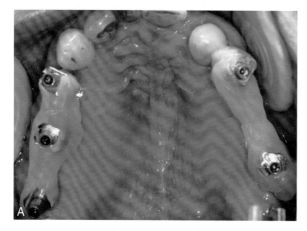

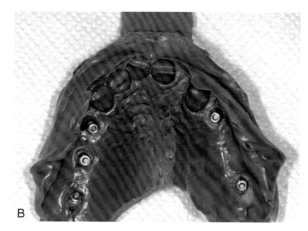

图 29-9　取模情况　A. 转移杆就位，树脂分别连接 A、B 区转移杆；B. 印模制取清晰

支持桥体垂直殆力，前伸咬合由前牙引导，A区侧方咬合为组牙功能殆；B区侧方咬合为尖牙引导殆。固定桥粘固，树脂封闭螺丝孔（图29-10、图29-11）。

病例小结

　　后牙多牙的连续游离缺失是种植临床医生在工作中时常会遇到的较为复杂的病例，患者因不同病因造成的多牙缺失，常伴有复杂的软硬组织缺损及咬合关系紊乱，需要特别关注其后期修复的咬合关系和关节健康。以此患者为例，患者双侧后牙连续多牙游离缺失，咬合关系紊乱，局部牙位反殆，锁殆；因缺牙时间较长，后牙咬合间隙明显下降，低于正常咬合高度。通常情况下，建议此类患者进行正畸科 – 关节科的联合治疗，排齐余牙，提升咬合高度，排除潜在关节疾病后，再进行种植修复。然而，本病例患者因常住地较远，交通不便，公务繁忙等原因，拒绝进行长时间的正畸序列治疗。需要强调的是，在日常工作当中，此类患者优先进行正畸治疗是远期效果更为良好的选择。

　　为满足本病例患者尽快修复牙列缺损的强烈诉求，为患者制定了上述种植体支持式桥体

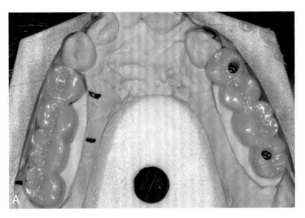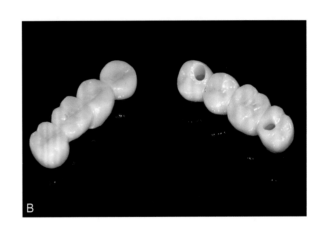

图 29-10　最终修复体照片

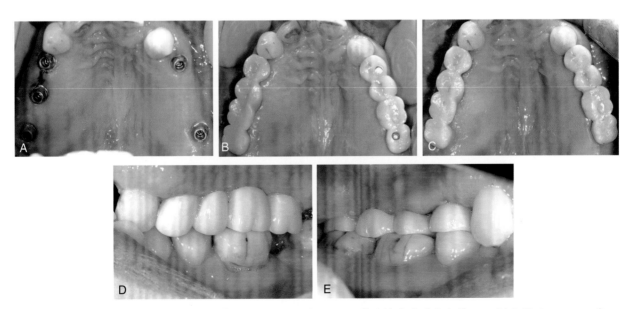

图 29-11　戴入最终修复体照片　A.基台就位，方向良好；B.最终修复体就位粘接；C.树脂封洞；D、E.戴入最终修复体咬合照

修复的方案。患者余留牙槽骨骨量尚可，骨质较好，可以进行常规种植体植入，无须进行复杂的骨增量手术。值得注意的是，本病例患者限于其经费预算原因，选择双侧总共植入 5 枚种植体。根据患者的余留骨量及咬合情况，在咬合间隙更低的 A 区植入了 3 枚种植体，以利于后期修复体的固位和抗力。同时，在后期修复体的设计当中，A 区的修复体没有预留𬌗面开孔，以增加粘接面积，一定程度上可提升修复体固位。咬合间隙稍高的 B 区，修复体设计为𬌗面开孔，便于后期的维护。

（郭雨晨　张士文）

病例 30 Kennedy 第一类缺损（活动义齿修复）

患者信息

性别：女；年龄：67 岁。

病 史

主诉 双侧上颌后牙缺失多年，现因影响咀嚼要求修复。

现病史 患者多年前因牙周炎致双侧上颌后牙先后脱落，未行修复治疗。现因后牙缺失影响咀嚼功能，于我科就诊要求修复缺失牙。

既往史 无相关疾病家族史，否认系统性疾病及与牙科治疗相关的过敏史。

检 查

口外检查 面下三分之一高度正常，面型饱满度正常；口角无明显歪斜；面部无明显不对称及肿胀；无颞下颌关节弹响，下颌运动范围正常，开口度正常，开闭口运动轨迹正常。

口内检查 软组织：全口牙龈退缩。12~22、33~43 牙龈明显萎缩，吸收至根中 1/3。BOP（+）。硬组织：16、17、25、26、27 和 47 缺失，A 区缺牙区软组织见轻度红肿，B 区缺牙区未见明显异常。12~21、32~42 Ⅱ度松动，36、46 和 47 Ⅰ度松动。38 近中邻面中龋，36 和 46 殆面见银汞充填物。全口牙齿中度磨耗（图 30-1）。

咬合检查 浅覆𬌗、浅覆盖，12 及 42、43 局部反𬌗；22 及 32 局部反𬌗（图 30-1）。

医学检查 曲面断层影像检查示：16、17、26、27 和 47 缺失。全口牙槽嵴水平吸收至根中 1/3。其余未查见明显异常（图 30-2）。

诊 断

1. 牙列缺损（16、17、25、26、27 和 47 缺失）；
2. 36、46 根分叉病变；
3. 慢性牙周炎。

治 疗

治疗计划

患者牙列缺损，双侧上后牙游离缺失，缺牙区软硬组织状况欠佳。全口牙体牙周健康状况欠佳，多牙松动、龋坏。局部反𬌗。结合患者主诉要求修复上颌后牙，恢复部分咀嚼功能，建议治疗方案如下：

（1）全口牙周基础治疗，拔除松动患牙，治疗龋坏患牙，完成基础治疗后行种植修复；

（2）活动义齿修复。

告知患者详细的治疗计划、费用、时间、潜在风险、手术并发症及治疗预后，患者考虑治疗费用和治疗周期后，选择方案二，行活动义齿修复。

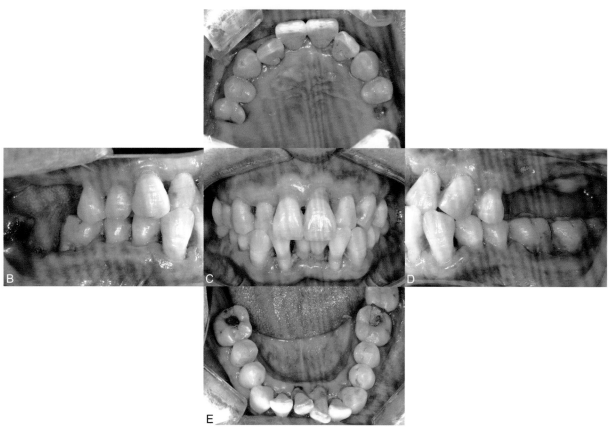

图30-1 初诊口内照片 可见患者16、17、25、26、27、47缺失。36和46根分叉暴露。全口卫生情况差,牙龈明显退缩

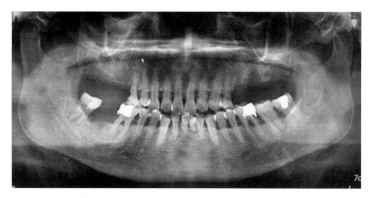

图30-2 患者口腔全景片

治疗步骤

(1)经患者知情同意后,藻酸盐印模材料取研究模型。结合研究模型初步设计,并制作个别托盘(图30-3)。

(2)患者多牙松动,倒凹较深,使用暂封材料于患者口内填倒凹后,使用个别托盘、硅橡胶印模材料(轻体和重体)取工作模(图30-4至图30-6)。

(3)修复工艺中心制作金属支架,口内试戴。见支架就位良好,稳定性良好(图30-7)。

(4)排牙和充胶,口外完成义齿(图30-8、图30-9)。

(5)口内试戴义齿,义齿就位良好,稳定性良好。口内调咬合,达到前伸、侧方殆平衡(图30-10)。抛光完成,嘱定期复诊。

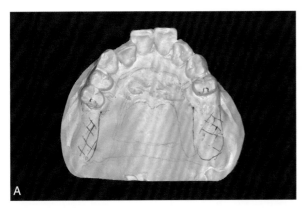
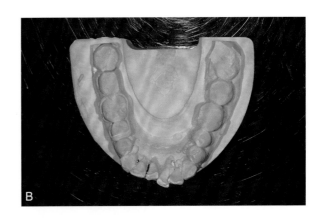

图 30-3　诊断模型照片

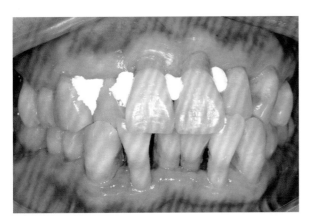

图 30-4　前牙松动，倒凹较大，暂封材料填倒凹

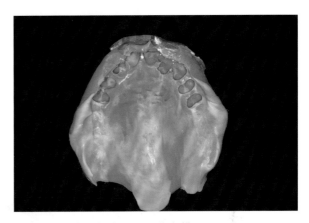

图 30-5　个别托盘制取工作印模

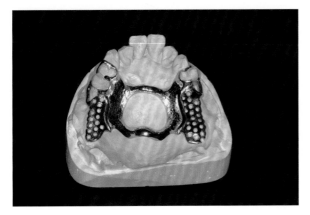

图 30-6　金属支架照片

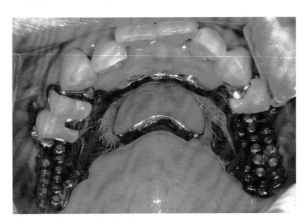

图 30-7　口内试支架照片

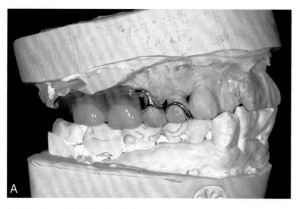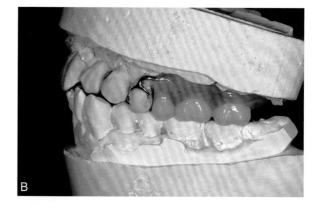

图 30-8　修复体完工照

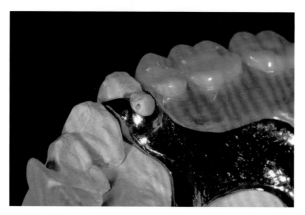

图 30-9　修复体局部照

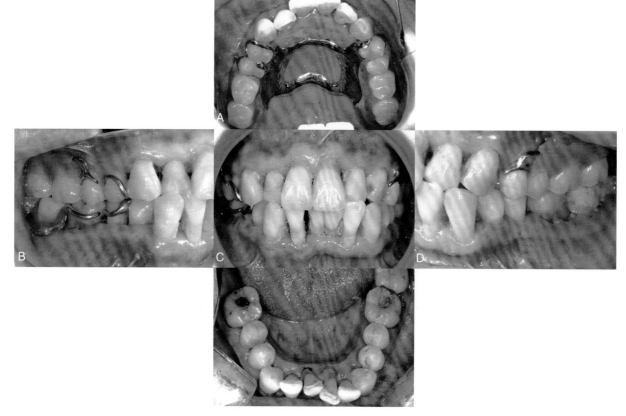

图 30-10　修复体口内试戴照

病例小结

本病例患者双侧后牙游离缺失，患者因口内基础条件不良，行完善的全局治疗周期长、费用高。患者结合自身时间安排及经济情况，要求简化治疗流程，尽快完成修复，恢复部分咀嚼功能，因此选择活动义齿修复方案。

患者双侧后牙游离缺失，属于肯氏（Kennedy）第一类缺失。由于患者远中无基牙提供支持，义齿行使功能时容易翘动，设计时需特别注意。肯氏（Kennedy）第一类缺失常规使用 RPI 卡环组，由近中𬌗支托、远中邻面板、I 杆三部分组成。义齿受力后，I 杆离开牙面，邻面板也移向倒凹区，可以减小对基牙的扭力；而近中支托义齿受力后，即使有使基牙向近中倾斜的分力，由于得到近中余留牙的支持，可以保持不动。为了增强固位力，本例把 I 杆换成了 T 形卡。同时利用患者之前已有的卡环间隙，在 14 上增加了一个间隙卡环增加固位。

（郭雨晨　张士文）

患者信息

性别：男；年龄：72岁。

病　史

主诉　口内多颗牙齿缺失数年，影响正常进食，要求镶牙。

现病史　近几年，患者口内多颗牙齿脱落，曾在外院行活动义齿修复。近期自觉旧义齿固位不良，影响进食，来我院要求重新修复。

既往史　否认心血管疾病、糖尿病等系统性疾病及与牙科治疗相关的过敏史。

检　查

口外检查　面下三分之一高度略有降低，鼻唇沟加深；直面型；面部左右对称；无颞下颌关节弹响，下颌运动范围正常，无张口受限及开口偏斜。

口内检查　软组织：口内唇、颊、舌、口腔黏膜及咽部软组织正常。硬组织：上半口牙齿仅余留13、23，缺牙间隙正常，缺牙区牙槽嵴较丰满。23烤瓷冠修复，腭侧预留有环形支托窝。下颌牙齿有不同程度的牙槽骨吸收，牙周袋4~5mm。口腔卫生一般，牙石（+），色素（+）（图31-1）。

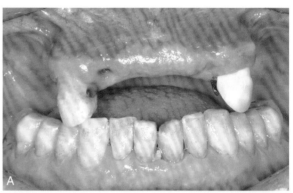
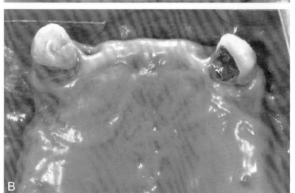

图 31-1　修复术前口内观

诊　断

1. 上颌牙列缺损（Kennedy 第一类第一亚类）；

2. 慢性牙周炎。

治　疗

治疗计划

综合考虑牙槽骨情况、余留牙情况等因素，提出3种修复方案：①拔除13、23，all-on-4

或者 all-on-6 种植修复；②13、23 行去髓治疗后行磁性附着体覆盖义齿修复；③可摘局部义齿修复缺失牙。经与患者充分沟通，最终选择可摘局部义齿修复缺失牙。

治疗步骤

（1）完善的牙周基础治疗，并向患者宣传口腔预防及口腔卫生保健相关知识。

（2）义齿设计（图 31-2）。

在进行治疗之前，先做好义齿设计：①连接体：前腭板 + 后腭杆的刚性连接设计；②13、23 近远中邻面板；③𬌗支托：13、23 设计环形支托窝；④固位体：13、23 设计唇侧 I 杆，I 杆进入倒凹深度为 0.25mm。

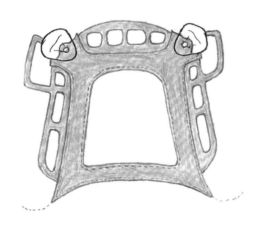

图 31-2　义齿设计图

（3）制取初印模，并在初模型上制作个别托盘（图 31-3、图 31-4）。

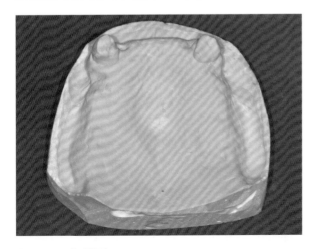

图 31-3　初模型

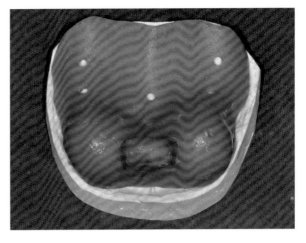

图 31-4　个别托盘

用金刚砂球钻在 13 腭侧预备环形支托窝，藻酸盐印模材料制取初印模，灌注超硬石膏后，在初模型上制作个别托盘。

（4）制取细模，灌注超硬石膏，并将义齿设计画在石膏模型上（图 31-5 至图 31-8）。

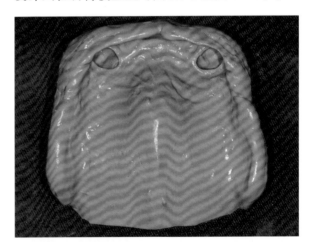

图 31-5　精细印模

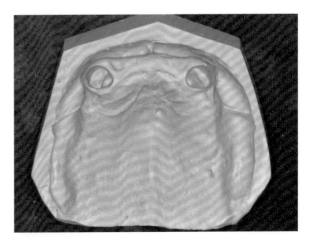

图 31-6　精细超硬石膏模型

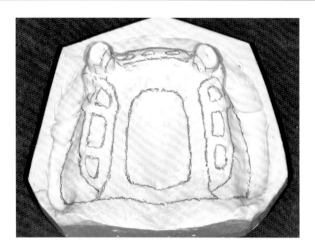

图 31-7 在精细超硬石膏模型上绘制义齿设计图

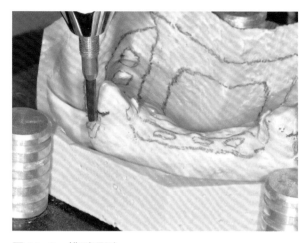

图 31-8 模型观测

（5）制作纯钛支架，口内试戴（图 31-9、图 31-10）。

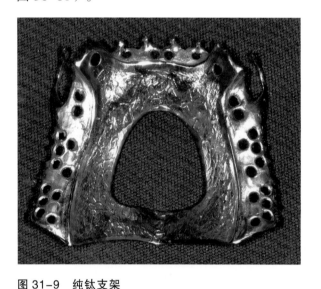

图 31-9 纯钛支架

根据义齿设计，制作纯钛支架，并在口内

试戴，确保支架在口内完全就位。

（6）制取模型修整印模，获取最终模型（图 31-11 至图 31-18）。

首先在模型上两侧游离端铺 1mm 厚的软蜡片，并制作扩展区个别托盘。用边缘整塑蜡对个别托盘进行边缘整塑，用聚醚硅橡胶制取更精细的游离端模型修整印模。切除模型两侧游离端区域，固定好𬌗支托，使支架在模型上完全复位。围模灌注获得最终模型。

（7）确定并转移颌位关系（图 31-19 至图 31-22）。

先在纯钛支架上制作恒基板和蜡堤，利用尖牙稳定的咬合关系确定垂直距离及水平关系，并上𬌗架。

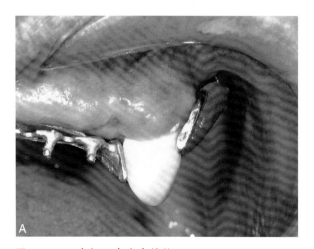

A

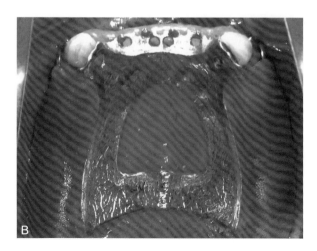

B

图 31-10 支架口内完全就位

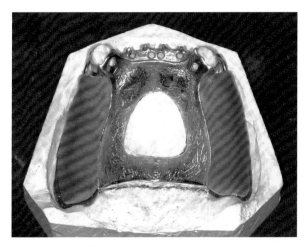

图 31-11　扩展区托盘

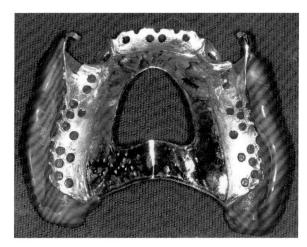

图 31-12　边缘整塑

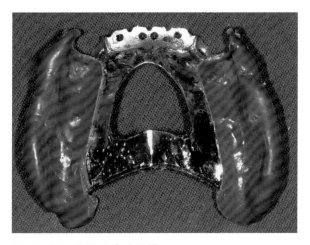

图 31-13　聚醚硅橡胶印模

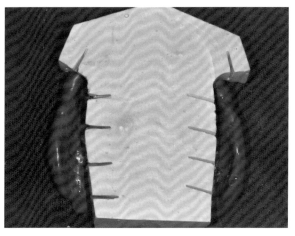

图 31-14　模型修整

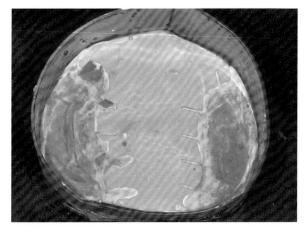

图 31-15　围模灌注

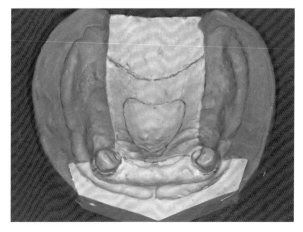

图 31-16　最终模型

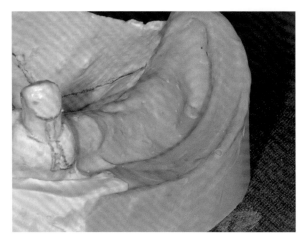

图 31-17　最终模型右侧游离端

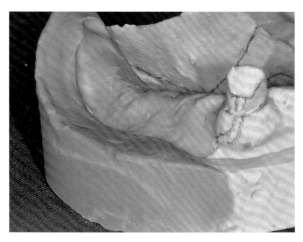

图 31-18　最终模型左侧游离端

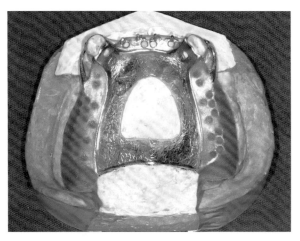

图 31-19　恒基板

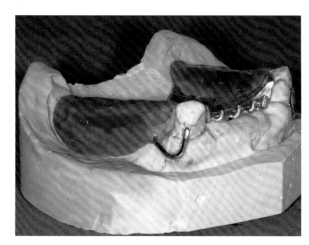

图 31-20　蜡堤

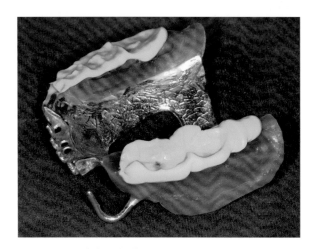

图 31-21　确定颌位关系

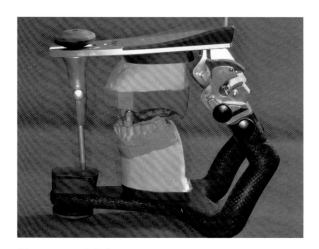

图 31-22　上颌架

（8）试戴蜡型（图 31-23 至图 31-25）。

（9）义齿试戴（图 31-26 至图 31-30）。

用压力指示剂检查义齿基托组织面，检查义齿就位情况，调改咬合接触达到最大牙尖交错关系，无咬合高点及咬合干扰。患者对义齿形态及颜色非常满意。

病例小结

可摘局部义齿修复缺损牙列的目的在于重建缺损牙列，恢复牙弓的完整性，并使之持续保持稳定。义齿设计至关重要。可摘局部义齿修复后要能很好地维护余留牙的健康及牙列的

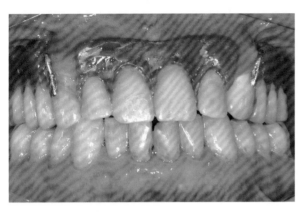

图 31-23　试戴蜡型正中咬合

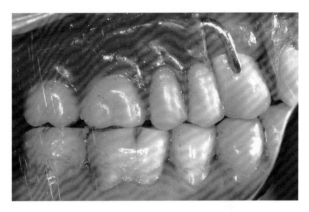

图 31-24　试戴蜡型右侧咬合

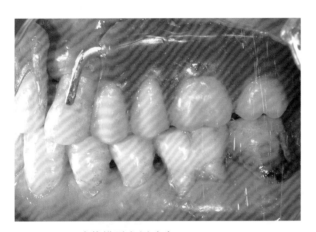

图 31-25　试戴蜡型左侧咬合

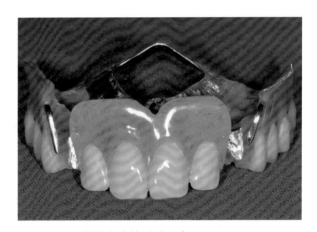

图 31-26　最终完成的活动义齿

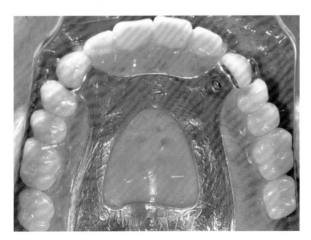

图 31-27　戴用活动义齿𬌗面照

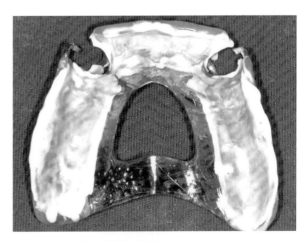

图 31-28　检查基托组织面

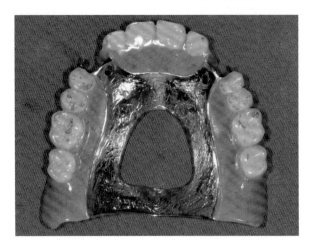

图 31-29　检查咬合

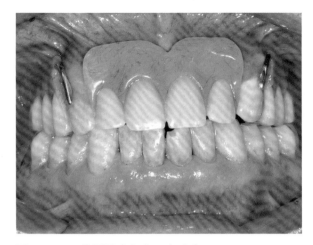

图 31-30　戴用活动义齿正中咬合

完整性，保护好义齿承托区的软硬组织。义齿设计要注意以下几点：①刚性的大连接体有利于义齿的固位及稳定；②𬌗支托承担的𬌗力应沿基牙的牙体长轴传递；③用导平面来加强义齿的稳定；④固位力不能超过基牙牙周膜生理极限；⑤义齿支持主要依赖于缺牙区的软硬组织，因此义齿基托要有足够的扩展。

　　精细的印模技术能更好地反映口腔内软、硬组织情况，是制作义齿的基础。精美的人工牙与基托树脂能为可摘局部义齿修复获得更好的美学效果。

（李　玲　牛丽娜　贾二曼）

病例 32

上颌 Kennedy 第一类第一亚类；下颌 Kennedy 第一类（活动义齿修复）

患者信息

性别：男；年龄：62 岁。

病　史

主诉　口内多个牙缺失半年余。

现病史　患者半年前曾于我院拔除口内多个牙，未曾行义齿修复，今来我科要求修复。

既往史　无家族史，否认系统性疾病及与牙科治疗相关的过敏史。

检　查

口外检查　面下三分之一高度正常，面型饱满度基本正常；口角无明显下垂；面部无明显不对称及肿胀；无颞下颌关节弹响，下颌运动范围正常，无张口受限及开口偏斜。上下颌牙列中线与面部中线一致。面下距离稍短于面中距离，垂直距离基本正常。

口内检查　口内唇、颊、舌、口腔黏膜及咽部软组织正常。23残根，断端平龈，

根管口可见白色充填物，冷刺激不敏感，探（－），叩（－），无明显松动。16、17、22、25~27、36~37、45~47缺失，近远中缺牙间隙可，拔牙窝愈合良好，缺牙区牙槽嵴低平，无明显骨尖，牙槽嵴黏膜尚可，邻缺隙牙无倾斜、无扭转，对𬌗牙无伸长，缺牙区𬌗龈距尚可。11~13、21牙龈退缩，牙根暴露约2mm，31~33、41~43烤瓷桥修复，边缘尚可，无明显松动；全口卫生差，牙石（+++），色素（++），牙龈退缩，14、15、24、35、44松动Ⅰ度，11松动Ⅱ度，余未见明显异常（图32-1）。

辅助检查　X线片示：23牙残根，根长较短，根管内可见充填物，根充良好，根尖周少许暗影。

诊　断

1. 牙列缺损（16、17、22、25-27、36~37、45~47缺失）；

2. 牙体缺损（23残根）。

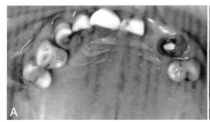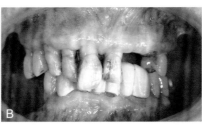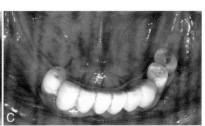

图 32-1　修复前患者口内照

169

治 疗

治疗计划

因患者 23 残根，断端平龈，根长较短，根管充填尚可，X 线片上可见根尖少许暗影，且患者目前暂无临床症状，经牙体科医生会诊后，建议患者上颌覆盖义齿修复，告知患者残根若出现疼痛等临床症状，则需行根管再治疗或拔除，患者知情同意。

因患者牙周条件欠佳，部分上颌牙不同程度 I ~ II 度松动，而上颌牙槽嵴丰满，支持力强，24 为孤立基牙，上颌支架采用应力中断式设计，24 采用对半卡环，减小咬合状态下基牙的应力分布；下颌基牙条件较好，牙槽嵴吸收明显，下颌采用常规设计。

经过与患者充分沟通，最终确定治疗计划如下：

（1）牙周基础治疗；

（2）上下颌可摘局部义齿修复。

告知患者详细治疗计划、所需时间、费用及可能存在的风险，患者知情同意。

治疗步骤

（1）告知患者治疗目的及其局限性，并向患者宣传口腔预防及口腔卫生保健相关知识。

（2）上下颌取初印模，制作光固化树脂个别托盘。

（3）取终印模及支架设计并记录颌位关系（图 32-3）。

在医生已完全履行告知义务，患者完全知情并同意的前提下，修整残根外形及边缘，调整基牙倒凹，支托凹预备，取终印模（图 32-2）。

上颌：14、15 近中𬌗支托，舌侧对抗臂终止于 15 远中舌侧，与 16、17 缺牙区支架不连接，11 松动，在舌侧预留网状基托，24 对半卡环设计，大连接体采用基板设计；下颌采用 35、44 近中支托远中卡环，34 近中支托近中间隙卡环设计。

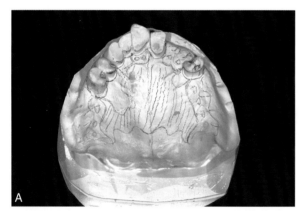
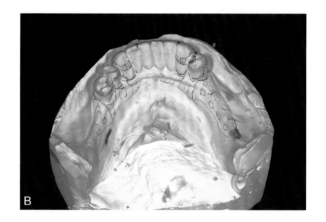

图 32-2 终模及模型设计照 A.上颌；B.下颌

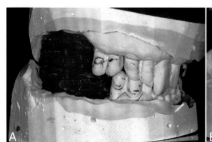
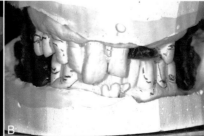
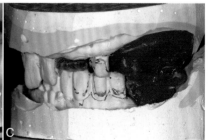

图 32-3 颌位关系记录照

（4）修复体口内试戴。

试戴义齿蜡型，双侧颞肌收缩明显、咀嚼肌动度一致，垂直距离合适，基板贴合，咬合合适，患者对色、形满意（图 32-4、图 32-5）。

（5）戴牙。

戴上颌及下颌可摘局部义齿，就位顺利，

固位良好，基托边缘密合。患者对外形满意，给予调𬌗，抛光（图 32-6、图 32-7）。

（6）对患者的戴牙指导及术后维护。

术后口腔卫生指导包括义齿正确摘戴、清洗等以及口内天然牙口腔健康的维护。患者对治疗效果十分满意，并愿意通过良好的口腔卫

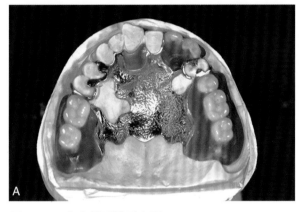
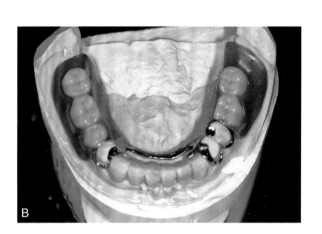

图 32-4　义齿蜡型模型上照

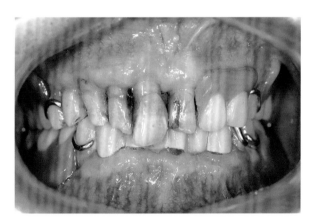

图 32-5　上颌义齿蜡型口内试戴照

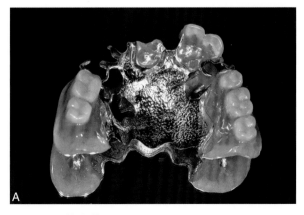
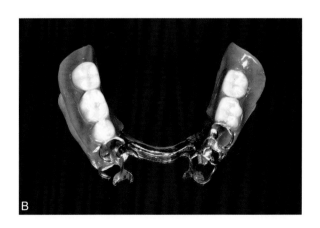

图 32-6　修复体照

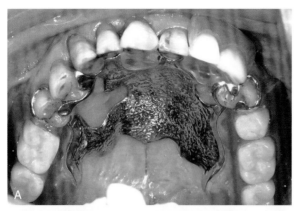

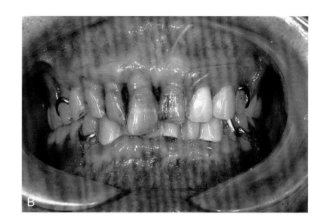

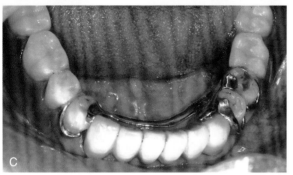

图 32-7 修复后口内照

生行为维护最终修复体。

病例小结

　　龋病、牙周病等原因导致老年人牙列缺损、牙列缺失，可摘局部义齿修复是主要的修复方式，其中基牙的牙周情况是影响可摘局部义齿远期效果的主要因素之一。可摘局部义齿通过在基牙上设计卡环固位，在功能咀嚼过程中基牙会受到义齿传递的不同方向的力量，长期使用导致基牙松动。应力中断可摘义齿，其设计理念从生物力学的角度出发，针对牙齿及黏膜组织的不同特性，采用黏膜支持式应力中断设计，以改变传统义齿的受力方式，使咬合力更加合理的分散到不同性质的支持组织上，同时分散到整个支架，减小基牙的受力。

　　维他灵合金具有良好的抗变形能力，弹性好，塑性变形能力强，可以承担应力中断设计的复杂𬌗力，使咬合力分散到支持组织，因此极大程度上减少对基牙的扭力，达到保护基牙的目的。

（牛　林　邹昭琪）

Kennedy 第二类第一亚类（活动义齿修复）

患者信息

性别：女；年龄：50岁。

病　史

主诉　下颌双侧后牙缺失2年余，要求修复。

现病史　患者两年前拔除下颌双侧后牙残根，两周前在我院完成牙周系统治疗，现要求修复缺失牙。

既往史　否认系统性疾病及与牙科治疗相关的过敏史。

检　查

口外检查　面下三分之一高度正常，面型饱满度基本正常；面部无明显不对称及肿胀；无颞下颌关节弹响，下颌运动范围正常，无张口受限及开口偏斜。

口内检查　15、36、37、46、47缺失，牙槽窝愈合良好，对颌牙无明显伸长，16、38近中向倾斜，15、46、47缺牙间隙较窄，14松动Ⅱ度，48、45、44、42~32松动Ⅰ度，11、27全冠修复体，冠边缘密合性良好，16殆面银汞充填，17远中邻殆面、48殆面树脂充填，术前牙周电子探针结果显示：余留牙普遍存在3~4mm深牙周袋，余未见明显异常（图33-1至图33-5）。

影像学检查　全口曲面断层片示：14牙槽骨吸收Ⅱ度，48近中、27近中、42~32牙槽骨吸收Ⅰ度（图33-6）。

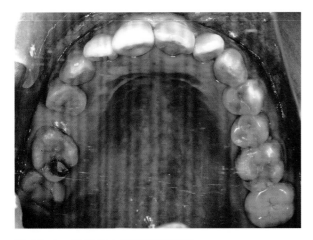

图33-1　修复前上颌牙列殆面观

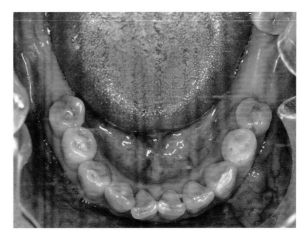

图33-2　修复前下颌牙列殆面观

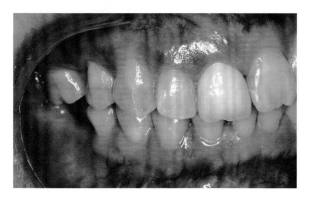

图 33-3　修复前口内右侧面观

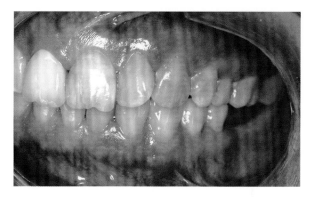

图 33-4　修复前口内左侧面观

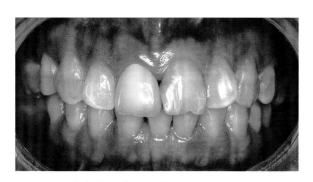

图 33-5　修复前口内正面观

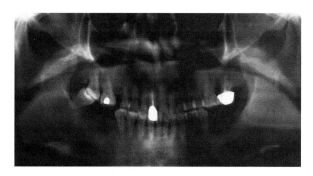

图 33-6　修复术前患者全口曲面断层片

诊　断

1. 牙列缺损（Kennedy 第二类第一亚类）；
2. 慢性牙周炎。

治　疗

治疗计划

综合考虑牙槽骨、余留牙牙周状况以及咬合关系等因素，对于下颌缺牙提出两种修复方案：①缺牙区均采用种植修复；②可摘义齿修复缺失牙。经过与患者的充分沟通，确定了可摘局部义齿的修复方案。对于支架材料的选择，可以是普通金属支架，也可选择维他灵支架。由于患者右下颌缺牙区邻缺隙牙均有松动，因而最终选择了维他灵支架，便于后期进行应力中断式设计，以减轻基牙负担的咬合力。具体治疗计划如下：

（1）下颌维他灵整铸支架可摘局部义齿修复 36、37、46、47 缺失牙；

（2）牙周系统治疗后观察 14 牙周改善情况，择期制定 15 修复方案；

（3）定期牙周维护。

告知患者详细治疗计划、所需时间、费用及可能存在的风险，患者知情同意。

治疗步骤

（1）告知患者治疗目的及其局限性，并向患者宣传口腔预防及口腔卫生保健相关知识。

（2）制取初模，初模型分析。

首先制取上下颌初模，灌注初模型，在导线测绘仪上进行观测，标注牙体预备计划调改的区域（图 33-7 至图 33-13）。

（3）绘制义齿设计图。

绘制义齿俯视设计图和下颌侧面卡环设计图。

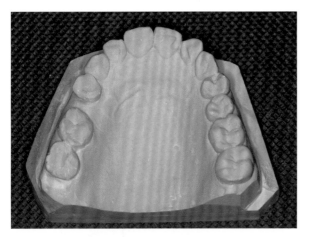

图 33-7　初诊时患者上颌原始模型

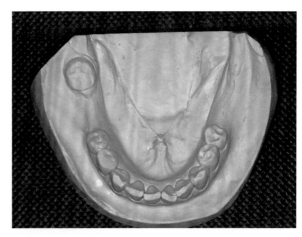

图 33-8　初诊时患者下颌原始模型

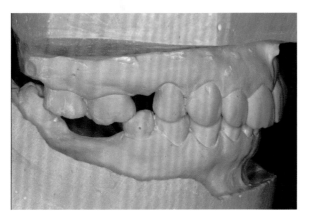

图 33-9　初诊时患者原始模型右侧面观

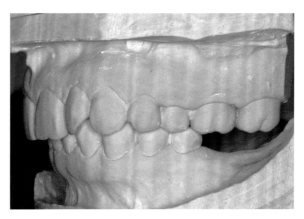

图 33-10　初诊时患者原始模型左侧面观

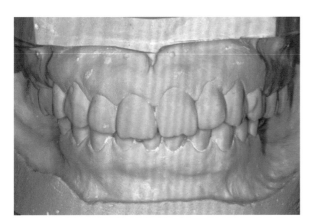

图 33-11　初诊时患者原始模型正面观

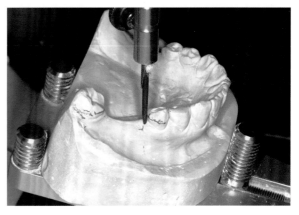

图 33-12　导线观测仪上模型观测

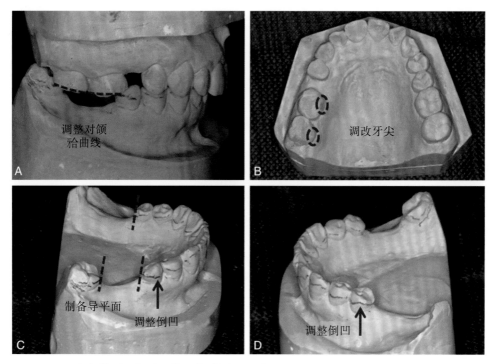

图 33-13 在初模型上标注牙体预备计划调改的区域

44、45 设计联合支托，48、35 设计近中𬌗支托。下颌义齿设计双舌杆连接体，游离端侧为可动连接体，非游离端侧为不可动连接体。45、35 设计远中邻面板、I 杆，48 设计 A 卡（图 33-14、图 33-15）。

（4）牙体预备、制取细模、终模型分析。

根据初模型分析结果及义齿设计图，在口内进行牙体预备，调磨伸长牙的牙尖，调整咬合曲线，调整基牙倒凹，制备支托窝及导平面（图 33-16 至图 33-19）。

提前制作下颌个别托盘，应用精细藻酸盐印模材料制取二次印模。同时制取上颌印模（图 33-20 至图 33-23）。

终模型灌注后再次在导线测绘仪上进行观测，并在终模型上绘制支架设计（图 33-24 至图 33-27）。

（5）试戴支架、颌位关系记录与转移。

金属支架完成技工制作后在患者口内试戴、调磨，使支架完全就位，且不影响咬合。应用边缘整塑蜡棒在支架上记录颌间咬合关系，并用面弓及𬌗叉转移颌位关系，将上下颌终模型固定在𬌗架上（图 33-28 至图 33-46）。

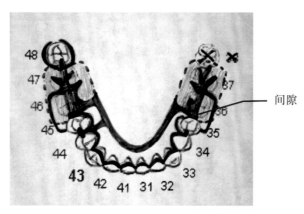

图 33-14 患者义齿设计图（俯视设计图）

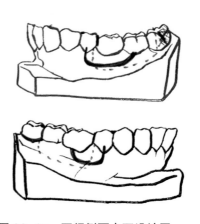

图 33-15 下颌侧面卡环设计图

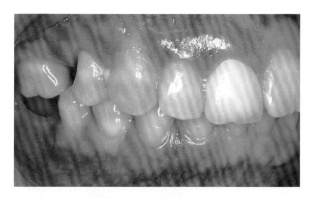

图 33-16　牙体预备后右侧面观

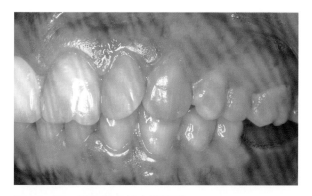

图 33-17　牙体预备后左侧面观

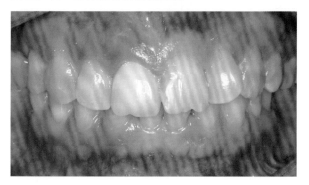

图 33-18　牙体预备后正面观

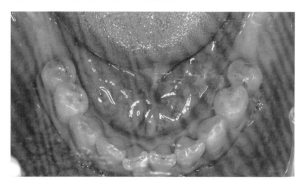

图 33-19　牙体预备后下颌牙殆面观

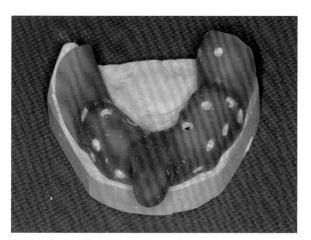

图 33-20　提前制作的个别托盘

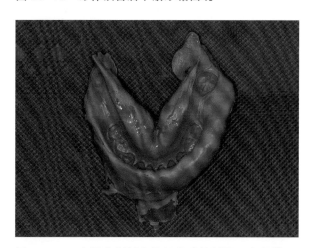

图 33-21　应用个别托盘精细藻酸盐制取二次印模

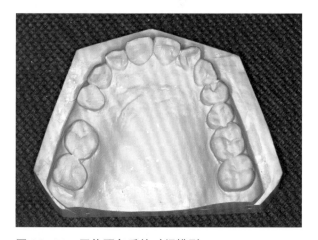

图 33-22　牙体预备后的对颌模型

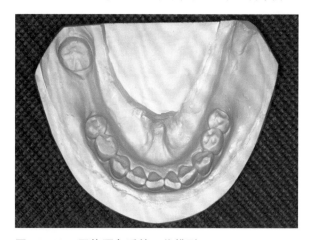

图 33-23　牙体预备后的工作模型

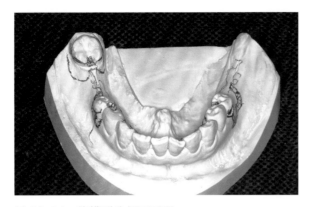

图 33-24　终模型分析正面观

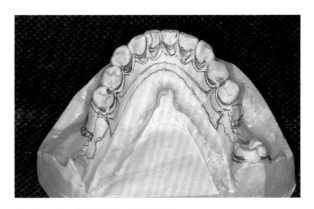

图 33-25　终模型分析舌面观

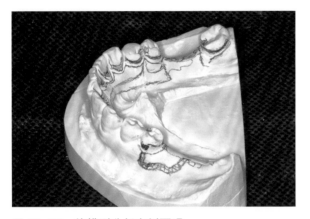

图 33-26　终模型分析左侧面观

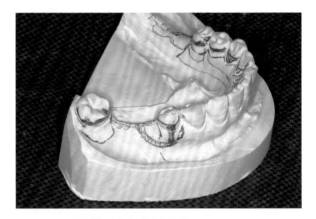

图 33-27　终模型分析右侧面观

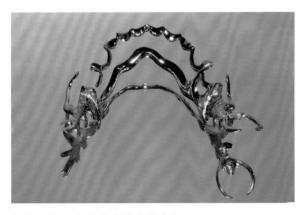

图 33-28　制作完成的金属支架

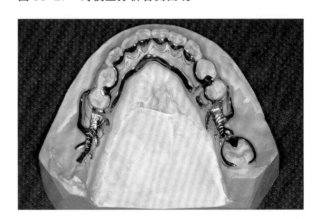

图 33-29　金属支架在模型上就位舌面观

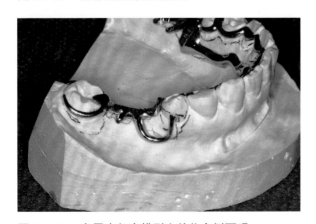

图 33-30　金属支架在模型上就位右侧面观

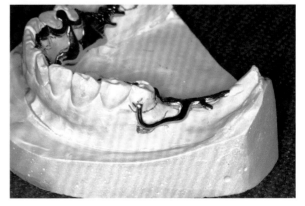

图 33-31　金属支架在模型上就位左侧面观

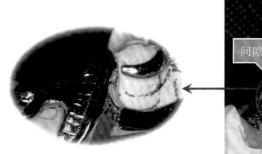
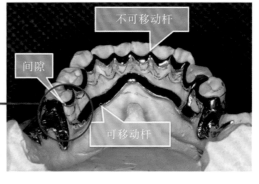

图 33-32　维他灵支架应力中断设计

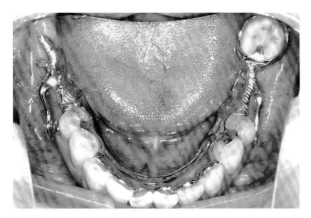

图 33-33　口内佩戴金属支架𬌗面观

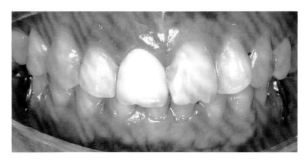

图 33-34　口内佩戴金属支架正面观

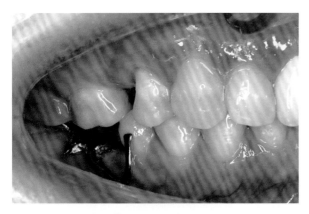

图 33-35　口内佩戴金属支架右侧面观

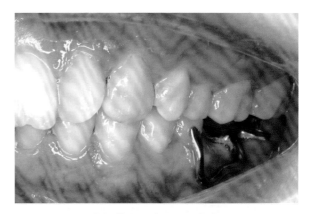

图 33-36　口内佩戴金属支架左侧面观

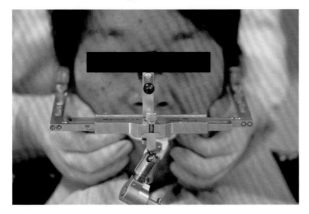

图 33-37　面弓𬌗叉转移颌位关系

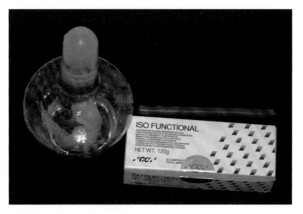

图 33-38　记录颌间咬合关系所用的蜡棒

179

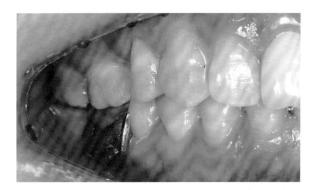

图33-39　颌间关系记录右侧面观

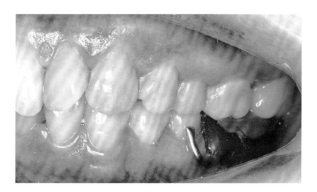

图33-40　颌间关系记录左侧面观

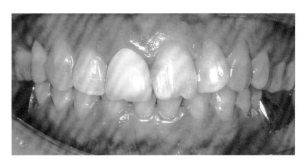

图33-41　颌间关系记录正面观

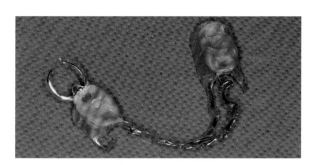

图33-42　完成咬合关系记录的金属支架

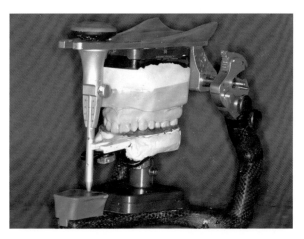

图33-43　根据𬌗叉咬合记录、在𬌗架上固定上颌模型

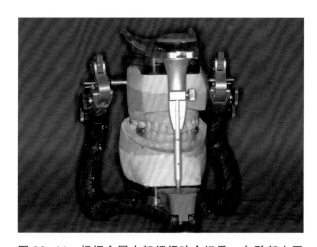

图33-44　根据金属支架颌间咬合记录、在𬌗架上固定下颌模型

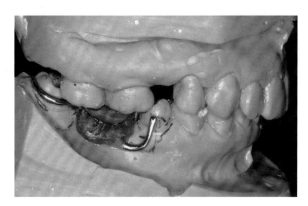

图33-45　颌位关系转移后模型右侧面观

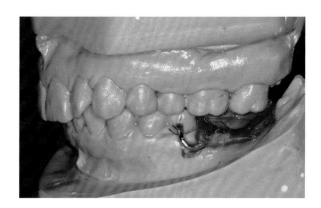

图33-46　颌位关系转移后模型左侧面观

（6）义齿初戴。

下颌活动义齿制作完成后在患者口内试戴（因 46、47 缺牙隙较窄，故而排两颗前磨牙），就位顺利，调改后咬合关系良好，抛光。

患者佩戴义齿后即便大笑时活动义齿支架也未暴露，患者对义齿的美观效果及咬合功能较为满意（图 33-47 至图 33-49）。

（7）对患者的指导及术后维护治疗。

教会患者义齿的取戴方法，给患者交代义

齿佩戴的注意事项、义齿护理方法，并进行口腔卫生指导。患者对治疗效果十分满意，并愿意通过良好的口腔卫生行为维护口腔余留牙的健康，延长修复体的使用寿命。

术后随访

义齿初戴半月内电话随访无明显不适，异物感小。义齿戴用 1 个月后自诉左侧轻度咬合不适，复查游离端缺牙区邻近远中基牙处黏膜轻度红肿，义齿局部组织面缓冲后咬合不适消

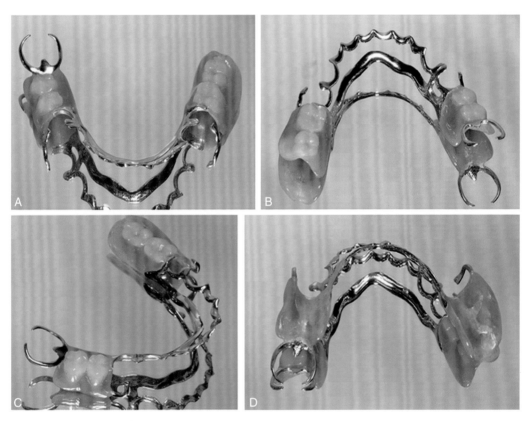

图 33-47　制作完成的义齿正面观

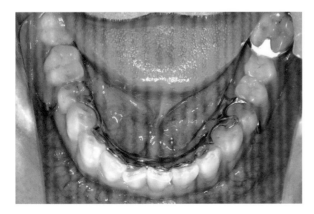

图 33-48　口内佩戴义齿𬌗面观

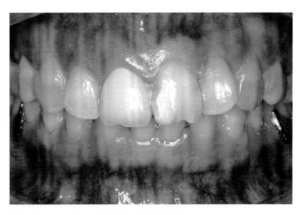

图 33-49　口内佩戴义齿正面观

除。义齿戴用 2 个月后电话随访无明显不适。之后每年随访均无明显不适。

病例小结

　　Kennedy 第二类牙列缺损涉及后牙游离端缺失，义齿由天然牙与黏膜混合支持。由于本病例中患者罹患牙周病，部分余留牙（包括近缺隙牙）存在一定程度的牙槽骨吸收，支持力减弱。为了避免基牙过载，本病例中选择了维他灵支架，利用钴铬钼合金材料弹性好、耐疲劳强度高的优点，设计双舌杆，可移动杆与游离端相连，实现了应力中断，减轻了游离端基牙负担的咬合力；不可移动杆有利于支持并稳固松动的下前牙。此外，这种设计也显著减小了大连接体体积，提高了义齿的舒适性。游离端基托应适当扩大，争取尽可能多的黏膜支持，减少基托下沉。

（方　明　牛丽娜　邢　倩）

病例 34

上颌 Kennedy 第三类；下颌 Kennedy 第一类第一亚类（殆垫式义齿修复）

患者信息

性别：女；年龄：72 岁。

病　史

主诉　活动义齿戴用 3 年，自觉不适，要求重新制作。

现病史　3 年前，患者因口内多颗牙缺失，于外院行下颌可摘义齿修复，现戴用不适，影响进食及美观，要求重新修复。

既往史　无家族病史，否认系统性疾病及与牙科治疗相关的过敏史。

检　查

口外检查　面下三分之一高度低，面型饱满度欠佳；口角明显下垂；面部无明显不对称及肿胀；无颞下颌关节弹响，下颌运动范围正常，无张口受限及开口偏斜。

口内检查　口内唇、颊、舌、口腔黏膜及咽部软组织正常；15、31、36、37、41、46、47 缺失；14、24、32、42 残根，边缘平齐牙龈，根管口见充填材料；43 残冠，殆面见树脂充填物；上下颌前磨牙及磨牙的咬合面均有不同程度磨耗，上颌前牙磨耗严重，前牙临床牙冠短，上前牙 13~23 内倾，口腔卫生状况尚可（图 34-1）。

咬合检查　Ⅱ度深覆殆，上前牙内倾，上、下颌中线与面部中线一致；患者的习惯性闭口位与牙尖交错位一致。面下三分之一距离稍短于面中三分之一距离，垂直距离降低。

诊　断

1. 牙列缺损（15、31、36、37、41、46、47 缺失）；
2. 牙体缺损（14、24、32、42 残根，43 残冠）；
3. 牙列重度磨耗。

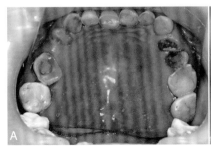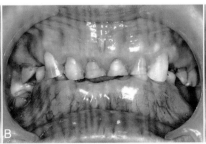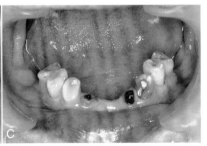

图 34-1　修复术前口内观

治疗

治疗计划

因患者口内残根已行根管治疗，无任何疼痛或不适症状，且要求暂不处理残根，同时患者重度磨耗后垂直距离降低，缺少修复体所需空间，前牙内倾致唇侧丰满度欠佳，因此修复体选择升高垂直距离，创造修复空间的同时提高丰满度以增加美观。综上考虑做覆盖可摘局部义齿修复牙列缺损，恢复垂直距离，并利用前牙双牙列恢复唇丰满度。治疗方案为𬌗垫式可摘局部义齿修复。

告知患者详细治疗计划、所需时间、费用及可能存在的风险，患者知情同意。

治疗步骤

（1）告知患者治疗目的及其局限性，并向患者宣传口腔预防及口腔卫生保健相关知识。

（2）用成品托盘取初印模，并制作个别托盘（图34-2）。

（3）取终印模（图34-3）。

进行支托窝和间隙卡沟预备，调整咬合曲线及就位道之后，利用个别托盘及藻酸盐印模材料制取终印模。

（4）颌位关系记录（图34-4）。

先确定升高后的垂直距离，唇侧丰满度，然后用蜡堤确定、记录并转移颌位关系。

（5）蜡型试戴（图34-5）。

试戴义齿蜡型，观察双侧颞肌收缩与咀嚼肌动度的一致性，蜡型基板贴合度，咬合关系和垂直距离，询问患者对上唇丰满度是否满意。

（6）戴牙。

试戴上下颌可摘局部义齿，顺利就位，基托与黏膜组织贴合，固位力良好，患者对义齿满意后给予调𬌗，抛光（图34-6、图34-7）。

（7）对患者的戴牙指导及术后义齿维护。

术后口腔卫生指导包括义齿正确摘戴、清

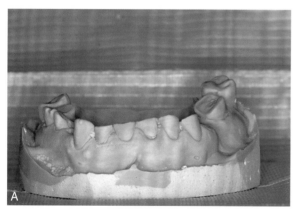

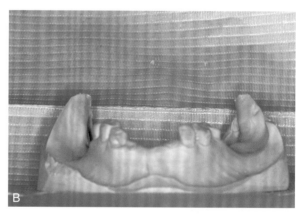

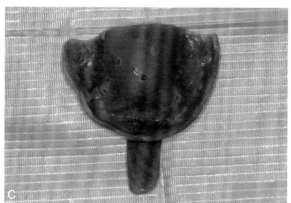

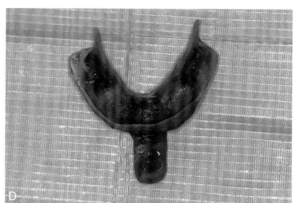

图34-2 初模型及个别托盘照

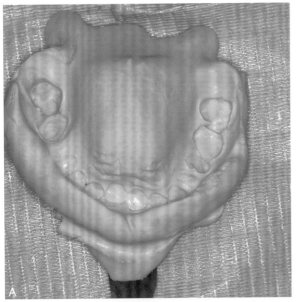
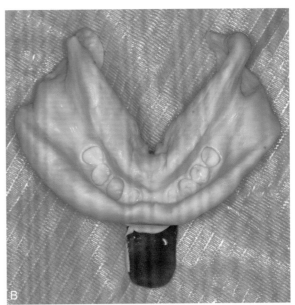
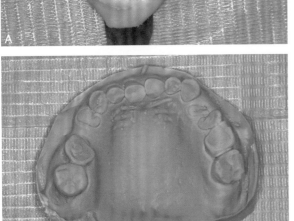
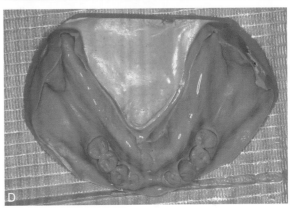

图 34-3　终模照

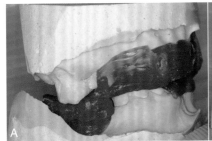
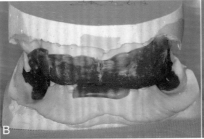
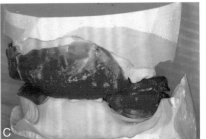

图 34-4　颌位关系记录照

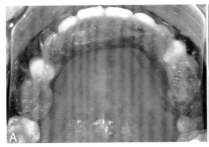
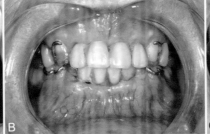
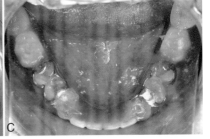

图 34-5　义齿蜡型口内试戴照

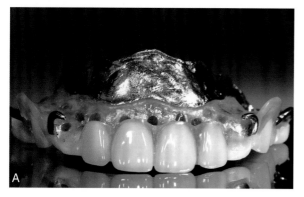
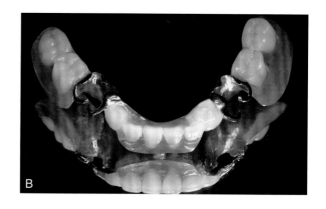

图 34-6　修复体照

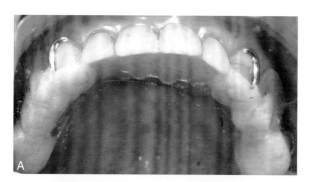
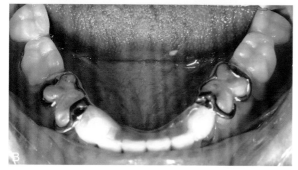
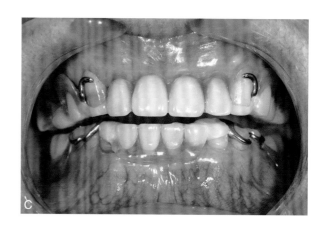

图 34-7　修复体口内照

洗等以及口内天然牙口腔健康的维护。患者对治疗效果十分满意，并愿意通过良好的口腔卫生行为维护最终修复体。

病例小结

对于因口内多个牙齿缺失且余牙磨损严重而导致的垂直高度降低，适当的升高咬合垂直距离，重新确定合适的垂直距离不仅可以为可摘局部义齿修复提供空间，同时可以增强修复体戴用后的功能恢复及面部美观。但此操作并不同于普通可摘局部义齿的修复，而是一种利用可摘局部义齿完成的全牙列咬合重建修复。

对于此病例，患者由于长期的不均匀磨耗，咬合平面及拾曲线不符合生理要求，在行可摘义齿咬合重建的同时恢复正常咬合平面及拾曲线。治疗后定期复诊检查是否有关节及咀嚼肌系统的不适症状（包括关节或肌肉的疼痛、咀嚼无力、咬合不适等）。定期复查患者的颞下颌关节对于新的咬合垂直距离的适应性。

在此病例中，患者上前牙较内倾，加之长期的重度磨耗，在牙尖交错位时呈现"切对切"的咬合状态，上前牙唇侧空间较大，可摘局部义齿修复时采取了上颌前牙双牙列排牙的殆垫式义齿修复方式，将原有的上颌前牙牙列覆盖于修复体的腭侧，这样既可抬高垂直距离，恢复上下颌前牙正常的覆殆覆盖关系，又可以增加上唇丰满度，提高修复后的美观性。

（牛　林　郝雅琪）

第四部分

牙列缺失 ◀

病例 35 | 全口义齿 1

患者信息

性别：女；年龄：67 岁。

病 史

主诉 上下颌牙缺失 10 余年，旧义齿戴用不适，要求重新修复。

现病史 上下颌牙缺失 10 余年，5 年前于外院行全口义齿修复，对美观不满意，近来固位不良，来诊要求重新修复。

既往史 既往体健，否认与牙科治疗相关的过敏史。

检 查

口外检查 面下三分之一高度降低，唇丰满度不足；口角明显下垂，面容呈现衰老状；面部无明显不对称及肿胀；无颞下颌关节弹响，下颌运动范围正常，无张口受限及开口偏斜。

口内检查（图 35-1 至图 35-3）

牙槽嵴低平、中重度吸收，拔牙窝愈合良好，用手指扪诊检查见牙槽嵴平整，无明显骨尖、骨棱及过大骨突。黏膜较薄，无明显义齿性龈瘤、无溃疡及黏膜病变。上下唇系带与面中线一致，唇、颊系带接近牙槽嵴顶，前庭沟较浅（尤其是下颌）。上下颌弓均属于卵圆形颌弓；上下颌弓间的垂直及水平向的关系协调。舌体大小正常。舌的前缘位于下颌前牙的舌面，

位置适当。唾液分泌较多，黏稠度适中。

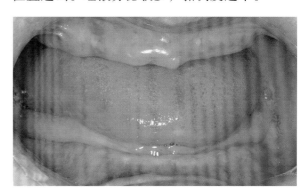

图 35-1 修复前口内照

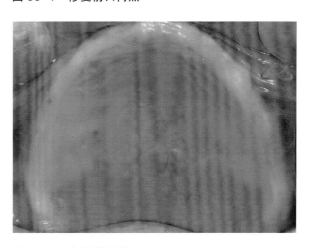

图 35-2 上颌𬌗面照

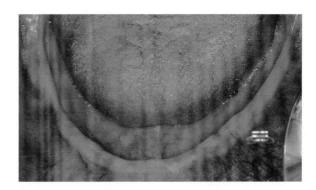

图 35-3 下颌𬌗面照

诊　断

牙列缺失。

治　疗

治疗计划

提出两种修复方案：

（1）种植体支持的覆盖义齿修复；

（2）全口义齿修复。

患者因经济原因选择全口义齿修复。

告知患者治疗所需时间、就诊次数与费用，患者知情同意。

治疗步骤

（1）制取初印模。

采用二次印模法，首先利用无牙颌塑料托盘采用红膏（打样膏）分区边缘整塑，再用藻酸盐印模材制取初印模（图35-4）。

由于该患者牙槽嵴吸收严重，托盘与口腔组织间的间隙较大，我们将红膏在60~70℃热水中软化，置于成品托盘组织面，放到患者口内整塑托盘，待打样膏完全硬固后将其从患者口内取出，用手术刀片将托盘边缘均匀刮去1~2mm，调拌藻酸盐印模材，制取初印模。

（2）制作个别托盘。

光敏树脂片是一种理想的托盘制作材料，其具有厚度均匀，操作方便，无单体挥发污染等优点。

个别托盘制作方法：在灌制的初模型上用光敏树脂片制作个别托盘，其中托盘边缘距前庭沟底约2mm；托盘柄与指支托的长度为1.5cm，高度、宽度均为1cm。托盘柄在上颌、下颌前部牙槽嵴顶中线部位各放置一个，外形模拟原有天然前牙的弧面形态，以便在边缘成型时不致使口唇变形。指支托仅放置于下颌托盘双侧前磨牙区，作用是取模时固定下颌托盘并使两侧均匀受压（图35-5、图35-6）。

（3）制取终印模。

①边缘整塑：首先将边缘整塑蜡在酒精灯上烤软，分区放置托盘边缘，用手初步塑形后，在60℃热水中浸泡2~3s，放在患者口内进行肌功能修整。将托盘放入患者口内时，注意避免口唇碰及软化的边缘使边缘整塑蜡变形。托盘就位固定后嘱患者做相应区域的主动整塑，必要时医生进行被动整塑（图35-7、图35-8）。

托盘整塑的顺序：上颌按照左侧唇颊侧、右侧唇颊侧和后缘顺序分3次完成；下颌按照

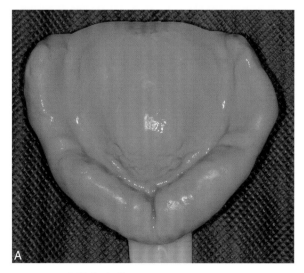
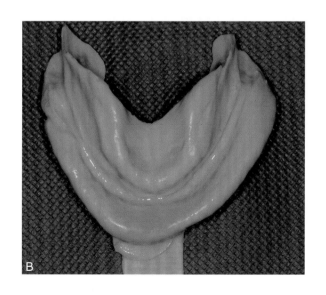

图35-4　制取初印模

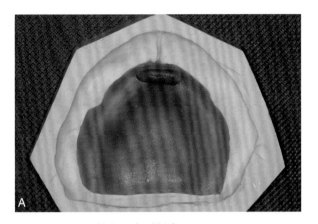

图 35-5　制作的上颌个别托盘

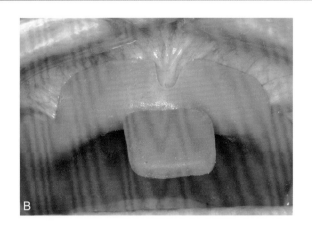

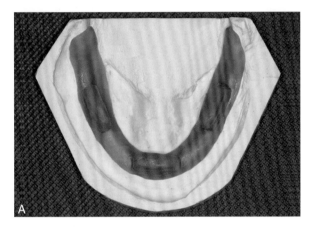

图 35-6　制作的下颌个别托盘

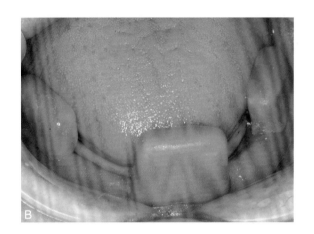

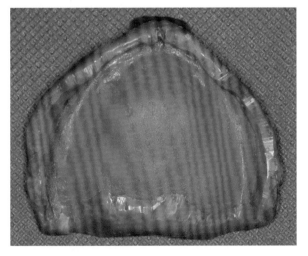

图 35-7　边缘整塑后的上颌个别托盘

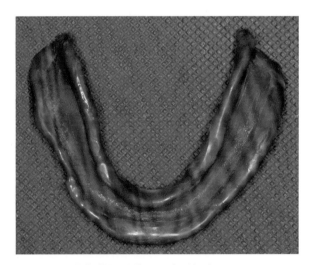

图 35-8　边缘整塑后的下颌个别托盘

左侧磨牙后垫 – 颊侧、右侧磨牙后垫 – 颊侧、左侧舌侧、右侧舌侧顺序分 4 次完成。

　　②取终印模：将托盘边缘的整塑蜡均匀削去 1mm 厚度，保留托盘边缘的圆钝状外形，去除倒凹，回切的目的在于为终印模材料创造

空间。涂布托盘粘接剂。按照 1∶1 比例调拌聚硫橡胶印模材料（图 35-9），置于整塑好的个别托盘上，结合肌功能整塑制取印模。6min 结固后取出，检查上下颌印模质量（图 35-10、图 35-11）。

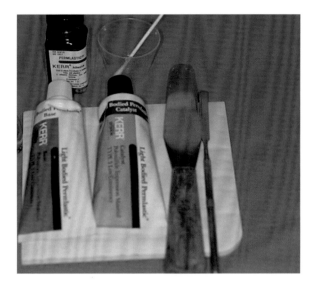

图 35-9　聚硫橡胶材料

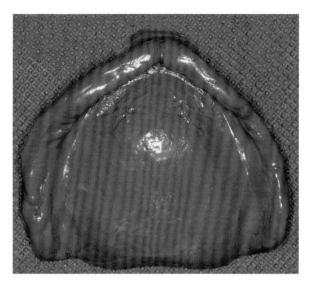

图 35-10　上颌终印模

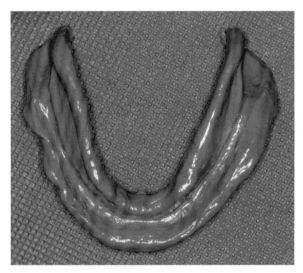

图 35-11　下颌终印模

③围模灌注：围模灌注是将终印模按照一定的要求包绕成框，然后灌注超硬石膏，获得理想的终模型。这种方法的优点是终模型厚度

适宜、外形规整，能精确反映印模边缘的细致形态。本病例采用红蜡片围模灌注法。蜡条黏固：在终印模边缘外侧下方 2~3mm 处按顺序黏固一圈蜡条。蜡片围框：选用整片红蜡片，在酒精灯烤软后塑形，完全包绕印模外侧围成封闭的圆筒状，用电蜡勺将红蜡片与印模边缘黏蜡条烫在一起。红蜡片圆筒上缘距离印模组织面最高处距离应大于 10mm。蜡框检查：向蜡框内注水，检查是否漏水。灌注石膏：调拌足量的超硬石膏，在振荡器上逐步灌注。依次完成上下颌印模的围模灌注（图 35-12、图 35-13）。

（4）记录和转移颌位关系。

首先在灌制的终印模上用光敏树脂片制作恒基板（图 35-14），在恒基板上制作蜡殆

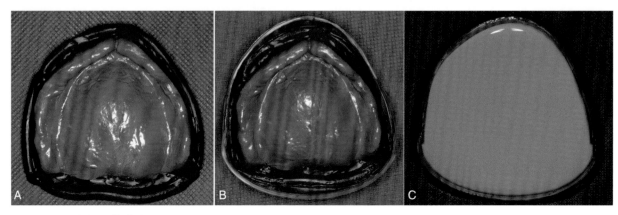

图 35-12　上颌围模灌注

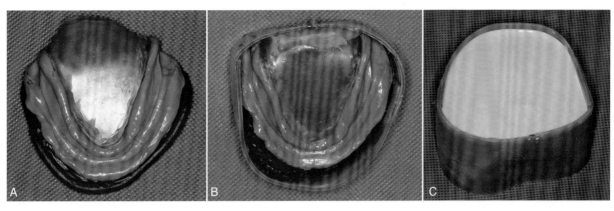

图 35-13　下颌围模灌注

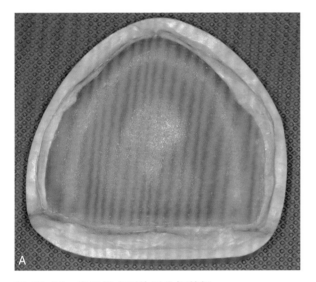

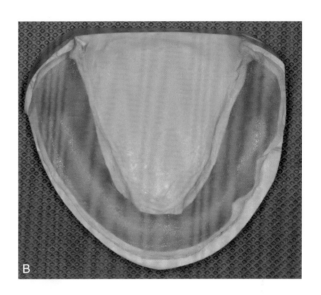

图 35-14　光固化成型片制作恒基板

堤，戴入口内调试。当患者微张口时，上颌蜡殆堤（图 35-15）的下缘应位于上唇下 2mm（图 35-16），正面观，殆平面与瞳孔连线平行（图 35-17）；侧面观，殆平面与鼻翼耳屏连线平行（图 35-18）。制作下颌蜡殆堤（图 35-19），确定垂直和水平颌位关系（图 35-20），观察患者的面部轮廓及唇颊侧丰满度是否合适（图 35-21）。用面弓殆叉记录及转移上颌的位置关系，根据息止殆间隙与直接咬合法确定下颌的位置关系，并转移至殆架上（图 35-22 至图 35-24）。

（5）试戴蜡型。

这是制作好的义齿蜡型（图 35-25 至图 35-

27），在殆架上及口内分别检查咬合关系是否正确；前牙形态、位置以及覆殆覆盖关系；检查基托边缘是否合适；检查后牙排列咬合是否紧密；检查中线是否一致（图 35-28 至图 35-30）。

（6）初戴义齿。

这是制作好的上下颌义齿（图 35-31、图 35-32），在戴义齿前首先用手触义齿组织面，检查尖锐的突起或锐边，调磨合适（图 35-33、图 35-34）；戴入口内检查边缘伸展是否合适，系带区是否让开（图 35-35 至图 35-38）。然后采用全口义齿压力指示剂检查义齿组织面及边缘是否有压力过大处，指示剂非常薄或完全被挤开的部位就是压力点，需逐个调磨（图 35-39、

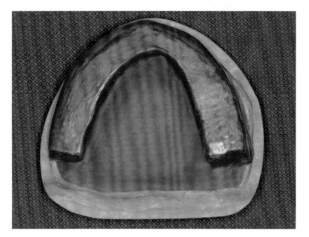

图 35-15　上颌蜡𬪩堤

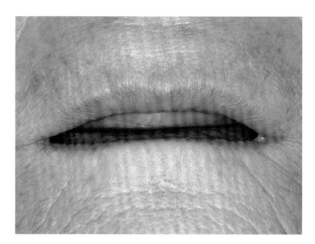

图 35-16　上颌蜡𬪩堤与上唇的关系

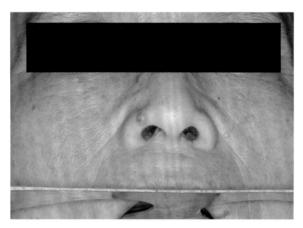

图 35-17　𬪩平面与瞳孔连线平行

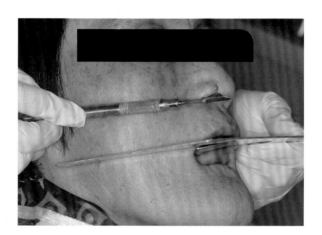

图 35-18　𬪩平面与鼻翼耳屏连线平行

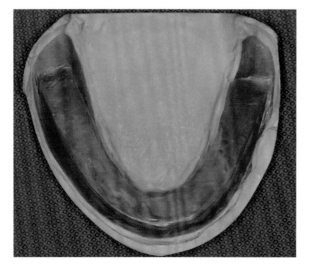

图 35-19　下颌蜡𬪩堤

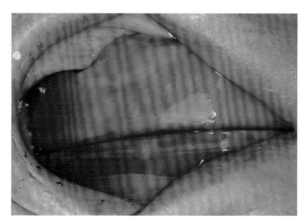

图 35-20　确定上下颌的位置关系

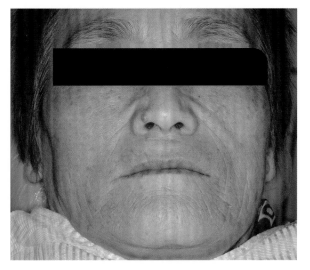

图 35-21　观察面型

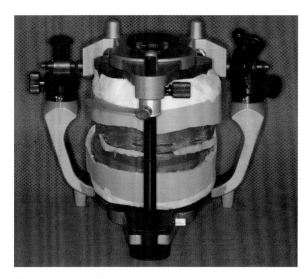

图 35-22　上𬌗架

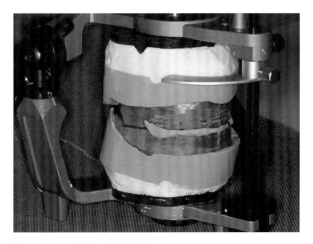

图 35-23　𬌗架右侧面观

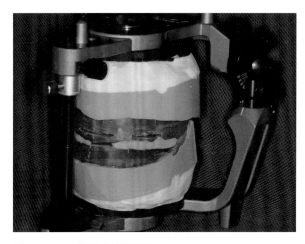

图 35-24　𬌗架左侧面观

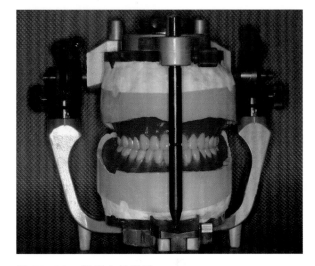

图 35-25　𬌗架上的蜡型

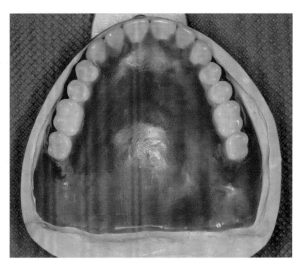

图 35-26　上颌蜡型𬌗面观

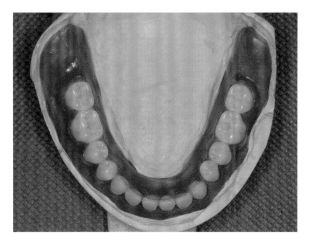

图 35-27　下颌蜡型殆面观

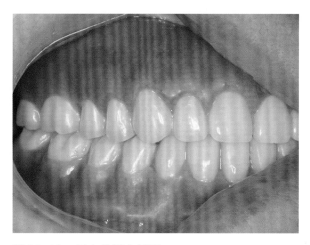

图 35-28　口内蜡型右侧观

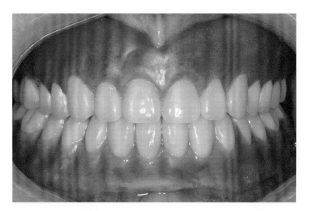

图 35-29　蜡型正面观

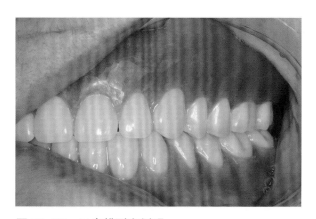

图 35-30　口内蜡型左侧观

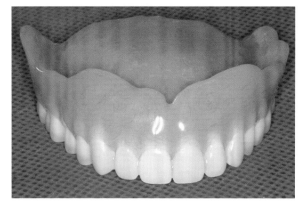

图 35-31　制作好的上颌义齿

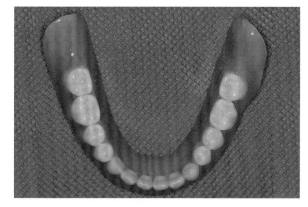

图 35-32　制作好的下颌义齿

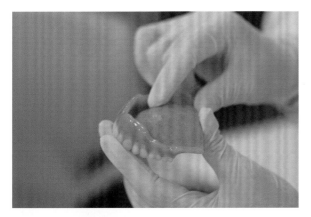

图 35-33　检查义齿组织面

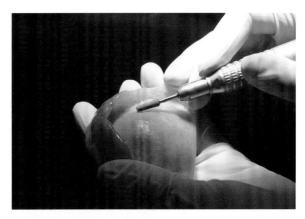

图 35-34　调磨义齿组织面

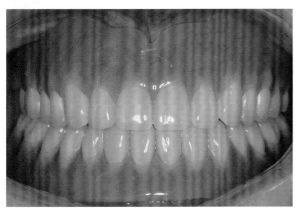

图 35-35　义齿戴入口内正面照

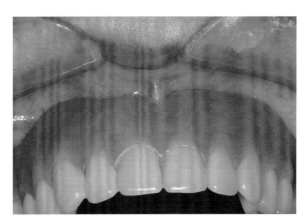

图 35-36　检查上颌义齿边缘与系带位置关系

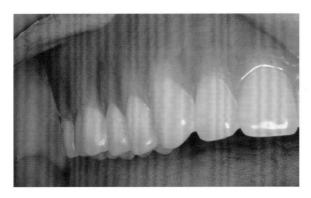

图 35-37　检查上颌义齿边缘伸展

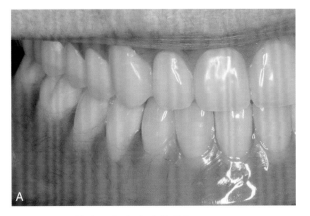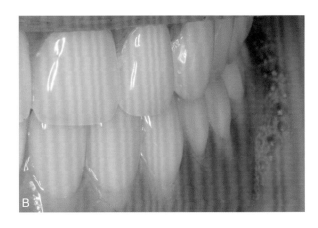

图 35-38　检查下颌义齿边缘伸展

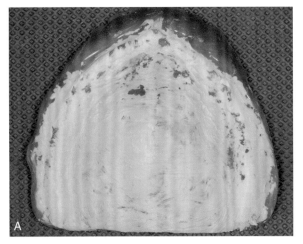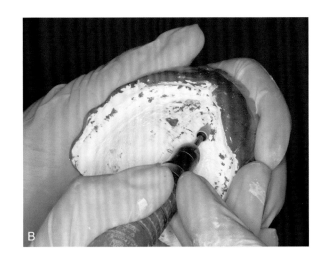

图 35-39　边缘指示剂检查上颌义齿组织面压迫情况

图 35-40）。检查义齿的咬合接触情况，分别对正中、侧方及前伸咬合进行调整，直至咬合呈广泛均匀接触（图 35-41、图 35-42）。

（7）修复前后对比（图 35-43）。

（8）给患者的戴牙指导。

鼓励患者练习使用新义齿，告知患者初戴

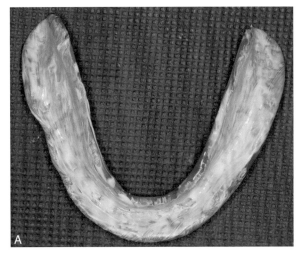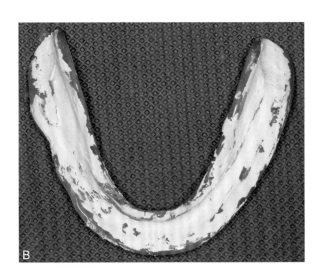

图 35-40　边缘指示剂检查下颌义齿组织面压迫情况

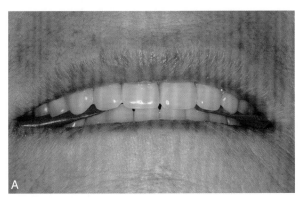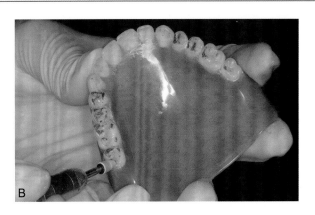

图 35-41　检查并调磨咬合

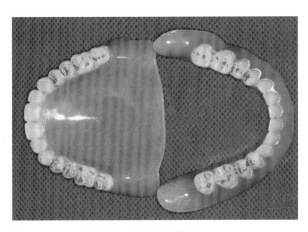

图 35-42　上下颌义齿的咬合情况

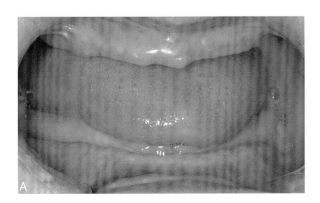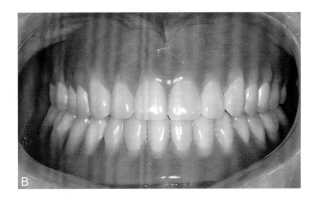

图 35-43　戴牙前后正面照

义齿时可能会有异物感、发音不清、恶心等不适；纠正不正确的咬合习惯；先吃软的食物，再逐渐过渡；保持口腔及义齿的清洁，定期维护；不戴义齿时需将义齿浸泡在清水中。

病例小结

经过 4 年多的使用，患者对这副全口义齿在固位、稳定及美观等方面都非常满意。个别托盘的边缘整塑是印模制取时的关键步骤，应分区仔细制取。上颌按照左侧唇颊侧、右侧唇颊侧及后缘顺序分3次完成。在整塑唇颊侧时先嘱患者发"屋"音，然后嘱患者发"一"音，重复2~3次，以整塑唇颊系带和唇颊侧边缘；嘱患者做下颌左右水平运动，以整塑颊侧边缘厚度；医生用食指轻轻按压上唇并做水平运动，以整塑上唇区和唇系带；在整塑后缘区时，医生应先仔细检查患者口内软硬腭交界区域情况，用手指触诊了解此处组织的厚度与宽度，以决定后缘边缘整塑蜡的宽度与厚度，整塑完成后用手术刀修成弓形。下颌按照左侧磨牙后垫－颊侧、右侧磨牙后垫－颊侧、左侧舌侧、右侧舌侧顺序分4次完成。下颌边缘整塑时，医生一只手固定在两侧的指支托上。在整塑磨牙后垫区和颊侧区时，嘱患者发"屋"音，然后嘱患者发"一"音，重复2~3次，以整塑唇颊系带和唇颊侧边缘；嘱患者咬医生的手指，整塑咬肌区；整塑舌侧时嘱患者伸舌，用舌尖顶触个别托盘的托盘柄，以整塑舌前区和舌体两侧；嘱患者吞咽唾液，整塑舌侧后缘。此外，采用围模灌注法可以精确再现印模边缘及前庭沟深度。全口义齿基托压力指示剂在组织面及边缘的使用，可以有效减少患者的复诊次数。

（田　敏　牛丽娜）

病例 36 全口义齿2（闭口式印模法）

患者信息

性别：男；年龄：73 岁。

病　　史

主诉　全口无牙半年余。

现病史　20 年来，全口牙齿陆续自行脱落，口内从未行任何治疗与修复。半年前全口牙齿完全脱落影响咀嚼，要求全口义齿修复。

既往史　无家族史，否认系统性疾病及与牙科治疗相关的过敏史。

检　　查

口外检查　面下三分之一高度降低，面型丰满度不足，上唇明显塌陷，面部对称；未扪及颞下颌关节区疼痛，无关节弹响；下颌运动范围正常，开口度 40mm，开口型正常，下颌稍前突。

口内检查　上颌牙槽嵴低圆、前庭沟浅、腭顶平，下颌双侧牙槽嵴高度不一致，左侧低，右侧高；口内唇、颊、舌体及系带等软组织动度正常，附着龈与游离龈分界靠近牙槽嵴顶；舌下肉阜大小中等，唾液质清量足（图 36-1）。

颌骨关系检查　Ⅲ类颌骨关系，后牙区下牙弓宽于上牙弓，左侧较右侧反𬌗趋势明显；前牙区反𬌗；颌位关系不稳定，下颌习惯性前伸（图 36-2）。

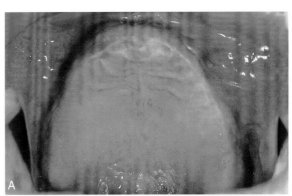
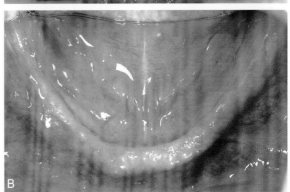

图 36-1　修复前口内照

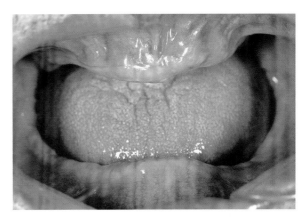

图 36-2　上、下颌骨关系照

影像学检查　头颅侧位片：下颌骨体部高度 18mm；上颌轻度后缩，下颌轻度前突，

ANB<0°；颌骨关系属于Ⅲ类关系；舌骨体 H 点的位置在 PTV 线的稍前方，下颌骨不稳定（PTV 线：经过 Pt 点画 Frankfort 平面的垂线；Pt 点是翼上颌裂与圆孔的交汇点）（图 36-3）。

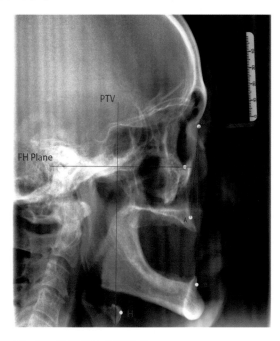

图 36-3　修复前头颅侧位片

诊　断

牙列缺失。

治　疗

治疗计划

患者拒绝全口种植体支持式固定义齿修复或种植体支持式覆盖义齿修复方式。综合患者情况，决定采用活动全口义齿修复方案。参照 1999 年 ACP 无牙颌分类，该患者属于Ⅲ类全口，全口义齿制作难度大，需解决颌骨关系不稳定、偏侧咀嚼等问题。拟采用闭口式印模方式制作，以提高义齿的固位与稳定。告知患者详细的治疗计划、所需时间、费用及可能存在的全口义齿戴入后反复调改、义齿固位达不到期望等可能，患者知情同意。

治疗步骤

（1）告知患者治疗目的及局限性、全口义齿的使用与维护方法。

（2）制取初印模。

采用义获嘉公司的 Accu 托盘和 FCB 托盘，利用双重印模法分别制取上、下颌初印模（图 36-4）。

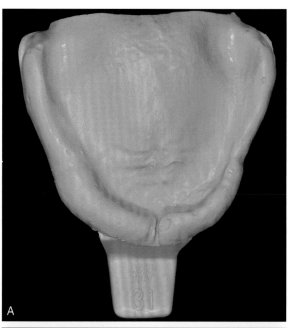

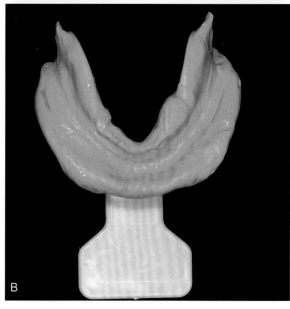

图 36-4　上、下颌初印模

（3）正中托盘初步确定颌位关系。

操作前需要与患者做些简单的交流让其放松，确定颌位关系的具体方法如下。

①标记鼻尖与颏部 2 点；

②患者保持直立坐位，肩部放松；

③上下唇轻轻闭合；

④口吹气法：用嘴轻轻向外吐气，测量两标记点之间的距离，在这个基础上减去 2~3mm，即患者暂定的垂直距离（图 36-5）；

⑤息止颌间隙法复核上下颌垂直距离：息止颌位时测量两标记点间距离，将数值减去 2~3mm 即是患者的垂直距离，复核口吹气法获得的数值（图 36-6）；

⑥将硅橡胶印模材料搓成棒状放入正中𬌗托盘的上下牙槽骨区域，置入口中，嘱患者将舌头放在托盘支持栓后方，闭住嘴巴，含住托盘，到达事先测量的垂直距离时，同时做吞咽动作（图 36-7）。

（4）初模型画轮廓线。

灌注初模型，待石膏固化后，进行模型修整，随后绘制个别托盘轮廓线，划线方法如图 36-8 及图 36-9，下颌轮廓线在颊侧要注意避开磨牙后垫根部的 Someya 肌腱膜。此举有助于在磨牙后垫区义齿基托上的颊舌接触点

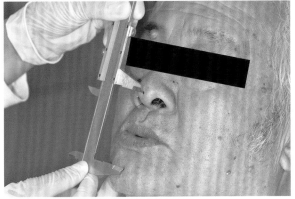

图 36-5　口吹气法初步确定垂直距离

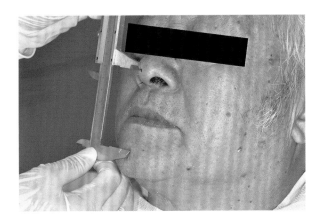

图 36-6　息止颌位法复核垂直距离

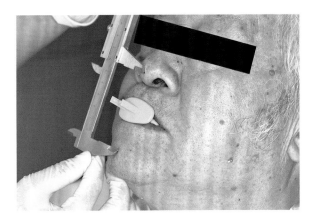

图 36-7　利用正中托盘记录颌位关系

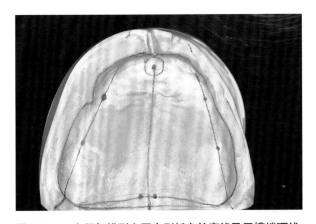

图 36-8　上颌初模型上画个别托盘轮廓线及牙槽嵴顶线

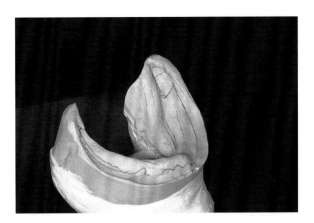

图 36-9　下颌初模型上画个别托盘轮廓线及牙槽嵴顶线

（Buccal-Tongue-Connection，BTC点）的形成。

（5）制作个别托盘。

闭口式印模制取过程中所用到的个别托盘同时也是𬌗托的暂基托部分，应注意在模型的隆突、锐嵴、上下前牙区及下颌舌骨肌后窝的倒凹区用基托蜡片缓冲。模型组织面涂分离剂，使用光固化基托材料按事先画好的轮廓线压成2mm厚度均匀的基托，光固化，完成个别托盘的制作（图36-10）。

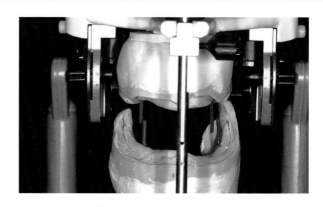

图36-11　初模型上𬌗架

利用底座板，以下颌磨牙后垫高度的1/2作为参考线并尽可能平分𬌗间隙初步确定𬌗平面。再利用底座板、基础弓板、转接器等将基础弓板分别置于上下颌牙槽嵴顶，并放上咬合蜡堤恢复垂直距离（图36-12至图36-15）。

（8）取终印模。

口内个别托盘试戴，检查垂直距离无误后，开始制取终印模。

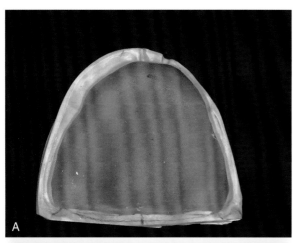

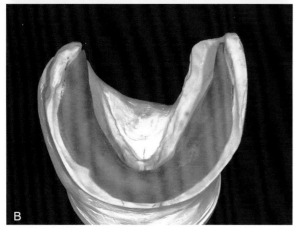

图36-10　制作上、下颌个别托盘

（6）初模型上𬌗架。

利用正中托盘记录的颌位关系，将初模型上𬌗架，观察后牙颌骨关系，左侧后牙区反𬌗较右侧明显，但总体反𬌗距离不大，可考虑正常排牙（图36-11）。

（7）使用Gnathometer M装置继续完成个别托盘的制作。

先试戴上颌个别托盘，调磨边缘避让不足及制作粗糙的地方。如试戴中出现疼痛，可在出现痛点的大致区域的组织面注入薄层硅橡胶轻体，重新放入口内，2~3min后取出，调磨硅橡胶菲薄甚至缺失处对应的个托组织面（图36-16）。之后在个别托盘边缘涂布硅橡胶粘接剂（图36-17），放置硅橡胶重体（图36-18）。将前庭沟内的唾液擦拭干净后将上颌个别托盘放入，并随即放入下颌个别托盘，嘱患者重复张闭口3~4次，下颌左右摆动5~8次，发"唔""咦"音各3~4次（图36-19、图36-20）。操作者将手指伸入患者口中嘱用力吮吸。最后嘱患者自然闭口，待重体完全固化后取出（图36-21）。修整组织面上多余材料，完成上颌个别托盘的边缘整塑（图36-22）。

上颌个别托盘组织面继续涂硅橡胶粘接剂（图36-23），之后均匀地涂覆一层轻体（图36-24），重复边缘整塑的操作方法，最后获得上颌终印模（图36-25）。

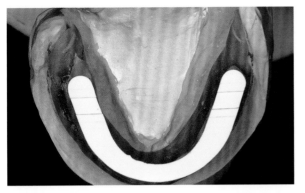

图 36-12　下颌安装 Gnathometer M 装置和蜡堤

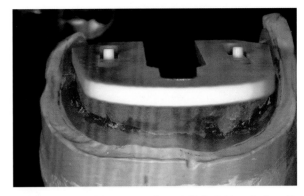

图 36-13　底座板以下颌磨牙后垫高度的二分之一作为参考线并尽可能平分殆间隙

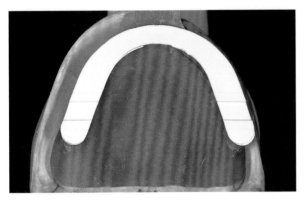

图 36-14　上颌安装 Gnathometer M 装置及蜡堤

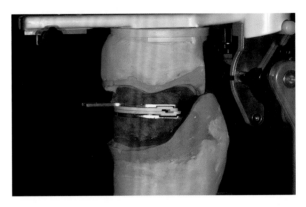

图 36-15　殆架侧面观

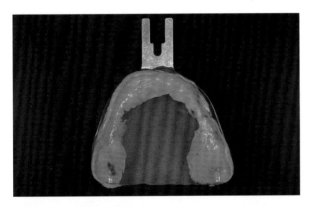

图 36-16　试戴个别托盘

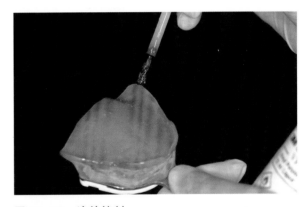

图 36-17　涂粘接剂

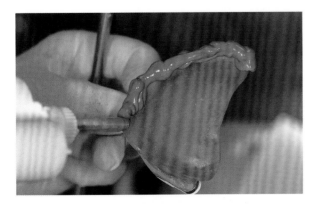

图 36-18　个托边缘放置重体

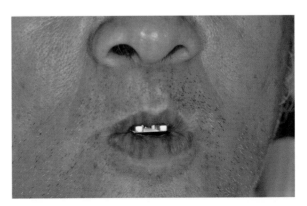

图 36-19　发"唔"音

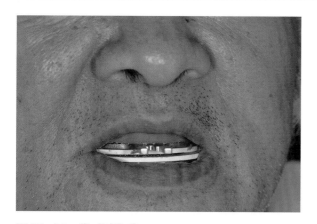

图 36-20　发"咦"音

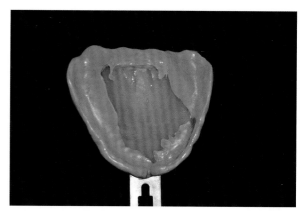

图 36-21　取出托盘

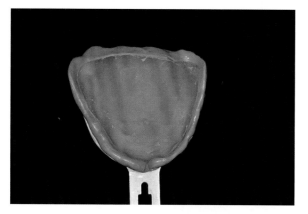

图 36-22　修整多余材料，完成边缘修整

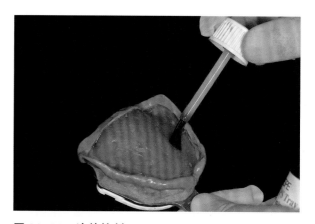

图 36-23　涂粘接剂

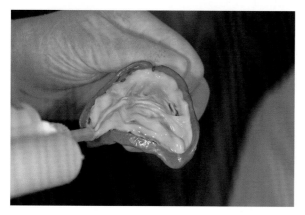

图 36-24　放置轻体

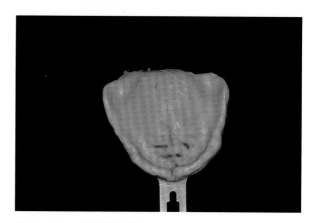

图 36-25　上颌终印模

　　下颌终印模的制取与上颌相似，步骤如图所示（图 36-26 至图 36-30），除制取上颌终印模过程中要求的发"唔""咦"音之外，下颌不需要做吮吸手指的动作，但需患者进行摆动舌体、吞咽两个动作。

　　（9）安装哥弓描记板和描记针。

　　取得终印模之后，最终的颌位关系需要用

Gnathometer M 装置来记录。上、下颌终印模成型后去除咬合记录板，描记针用光固化树脂固定在下颌，上颌放置描记板（图 36-31 至图 36-34）。

　　（10）哥特式弓描记仪记录。

　　嘱患者做后牙小幅咬合运动，使描记针在对应的面板上形成记录点，以此作为哥弓运动的初始点。然后嘱患者作下颌前伸运动，回到起点；左侧侧方运动，回到起点；右侧侧方运动，回到起始点。重复数次，直到各向运动均达到稳定。记录下颌运动轨迹，尖点不在中线上，左右弧长不一致，结合主诉和牙槽骨吸收不一致等情况，应是偏侧咀嚼造成的，继续记录反复张闭口的习惯性肌力闭合道终点，以此作为水平关系的确定点。该患者肌力闭合道终点与下

颌水平运动轨迹的顶点重合（图 36-35 至图 36-37）。

（11）利用面弓转移最终颌位关系。

将透明固定板的其中一孔与起点重叠固定在上颌，嘱患者缓慢咬合，使描记针插入之前确定的透明固定板孔洞内，用咬合硅橡胶记录固定此位置，随后安装面弓，进行最终颌位关系转移（图 36-38 至图 36-43）。

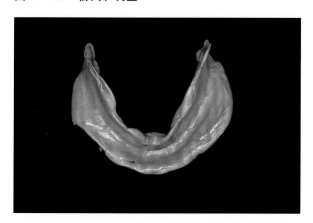

图 36-26　初试、调整

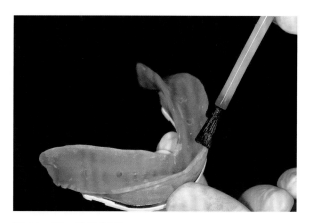

图 36-27　涂粘接剂

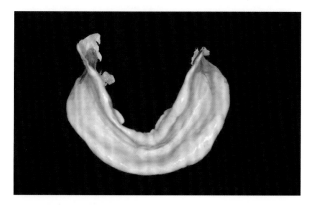

图 36-28　从口内取出托盘

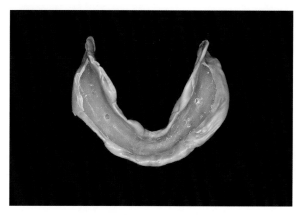

图 36-29　修整多余材料

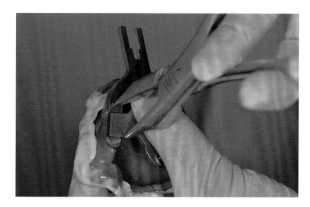

图 36-30　下颌终印模

图 36-31　描记板放置在上颌

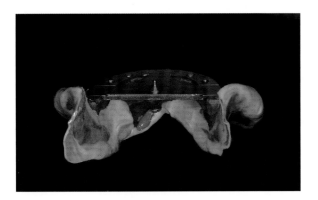

图 36-32　下颌固定描记针

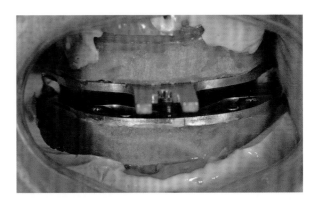

图 36-33　口内试戴

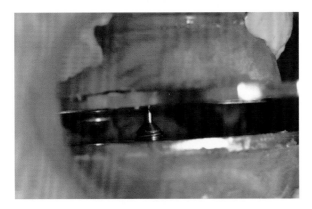

图 36-34　针与板接触复核垂直关系

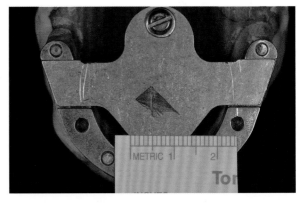

图 36-35　下颌水平运动轨迹

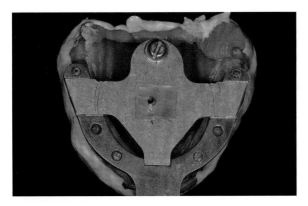

图 36-36　确定运动起点

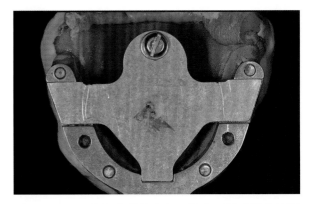

图 36-37　肌力闭合道终点与下颌水平运动轨迹的顶点重合

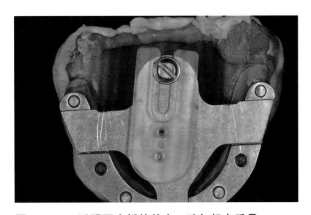

图 36-38　透明固定板的其中一孔与起点重叠

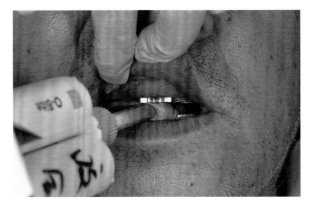

图 36-39　口内咬合用硅橡胶固定

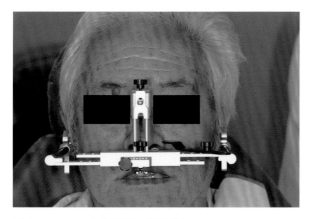

图 36-40　上义获嘉通用型面弓

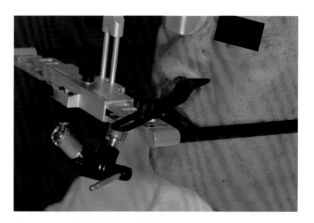

图 36-41　指示针指向鼻翼

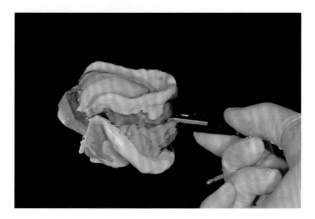

图 36-42　锁死万向关节取出

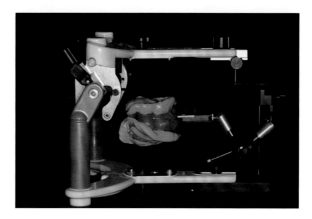

图 36-43　面弓转移颌位关系完成

（12）围模与灌模。

终印模边缘的形态与厚度直接决定了义齿基托边缘的范围，这对于义齿吸附力形成至关重要。为方便后期排牙画线及观察，在终印模边缘线下至少留 5mm（图 36-44、图 36-45），围模灌注，待石膏完全凝固，最后得到上下颌终模型（图 36-46）。

（13）终模型上𬌗架。

用义获嘉通用型面弓先将上颌模型固定在𬌗架上，注意选用零膨胀石膏，以避免改变切导针的位置，然后再固定下颌模型。石膏固化后应小心分离个别托盘，去除印模材料，保证工作模不受损伤（图 36-47、图 36-48）。

（14）终模型分析。

对终模型上特定的解剖标志点进行标记，是后期排列人工牙的重要参考依据。模型划线及技工室排牙参考标志点的绘制如图 36-49。

（15）试蜡型。

具体操作同病例 35 制作全口义齿的相关步骤（图 36-50、图 36-51）。

（16）全口义齿制作完成。

全口义齿充胶采用注塑工艺完成，前牙浅覆𬌗浅覆盖（图 36-52）。后面观可检查舌侧人工牙排列的咬合接触情况（图 36-53）。

（17）全口义齿初戴。

具体操作同病例 35 制作全口义齿的相关步骤（图 36-54 至图 36-56）。戴牙完成，患者对修复效果十分满意（图 36-57）。

术后随访

最终义齿戴牙后 3、6 个月及之后每年随

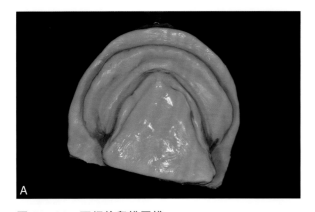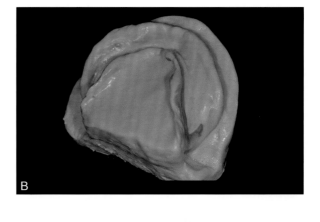

图 36-44 下颌终印模围模

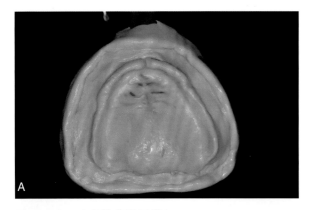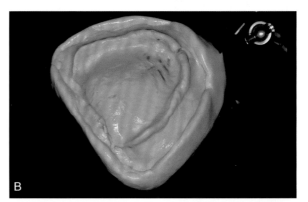

图 36-45 上颌终印模围模

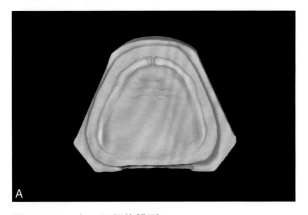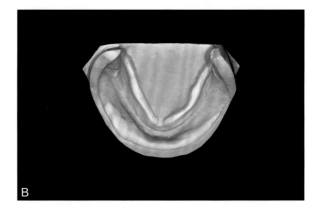

图 36-46 上、下颌终模型

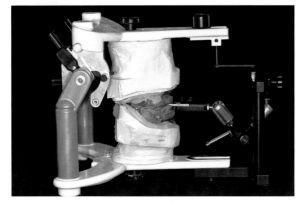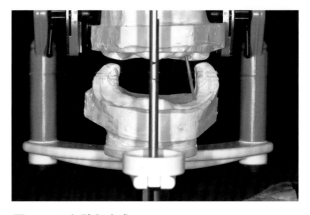

图 36-47 利用面弓终模型上𬌗架　　　　　图 36-48 上𬌗架完成

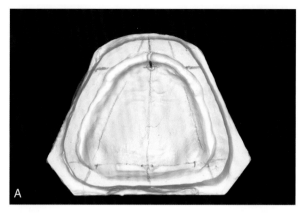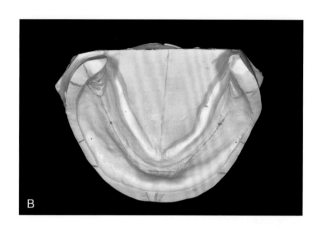

图 36-49   上、下颌终模型分析

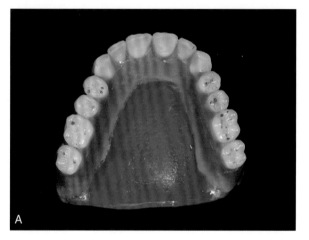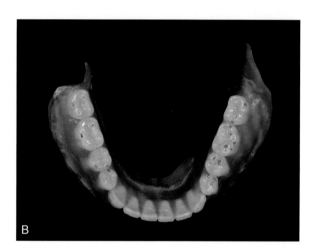

图 36-50   上、下颌蜡型

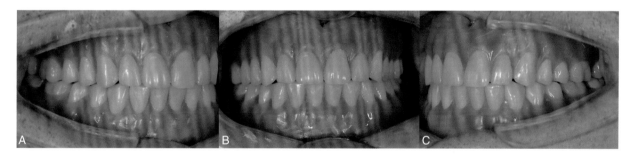

图 36-51   蜡型口内就位照

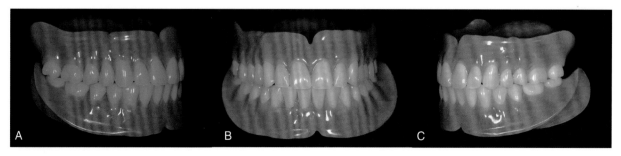

图 36-52   咬合前面观

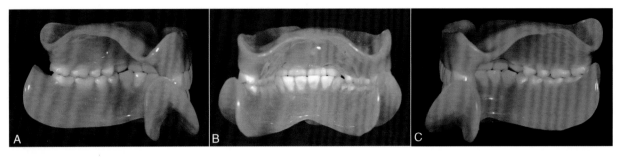

图 36-53　咬合后面观

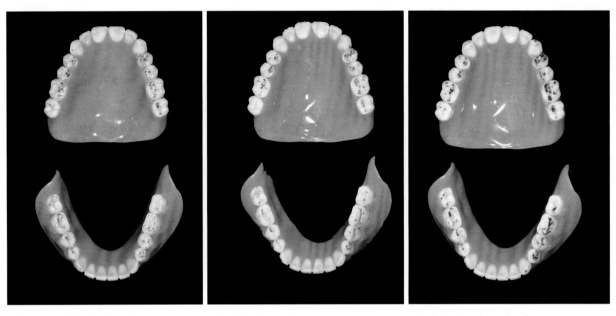

图 36-54　正中殆平衡　　　图 36-55　前伸殆平衡　　　图 36-56　侧方殆平衡

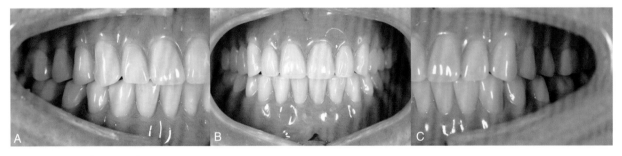

图 36-57　义齿就位口内照

访检查并记录。

病例小结

全口义齿修复因整个操作过程复杂，程序烦琐，患者就诊时间长，复诊次数多，而且对医师理论和技能水平要求较高，所以临床上不少年轻医师对全口义齿修复有畏惧心理。1999

年 ACP 提出了综合性的无牙颌分类方式，从牙槽骨高度，上颌剩余牙槽嵴形态，下颌肌肉附着及附着龈状况等八个方面将全口义齿根据制作难度分为Ⅰ、Ⅱ、Ⅲ和Ⅳ类。初学者应该对照 ACP 要求对牙列缺失患者进行准确细致地检查并分类，以明确修复的难度，再进一步严格地按照全口义齿修复的原则进行操作。仅从该患者修复前口内照来看，大部分医师会认为此病例简单，但是按照 ACP 无牙颌检查表进一步分析，会发现该病例为Ⅲ类颌骨关系，牙槽骨高度不足，颌位关系不稳定，属于Ⅲ类全口义齿，对固位、稳定要求较高，需要进行准确的印模制取和颌位关系记录。

闭口式印模法是患者在一定的颌位关系时使用正常的咀嚼压力自主地做唇、颊、舌肌的功能整塑，外力干扰少，这样就得到了最接近无牙颌功能状态的肌功能整塑边缘，达到很好的边缘封闭及精确性，可以获得适宜的基托边缘伸展范围及咀嚼功能状态下的黏膜形态，减少后期义齿佩戴后可能出现的黏膜压痛。

另研究发现，就操作而言，颌位关系记录错误率较其他任何原因造成的问题都多，所以全口义齿的颌位关系确定是全口义齿修复中最重要，且最难的一个步骤。颌位关系的确定包括颌位关系的稳定性、垂直距离的确定及水平距离的确定三个方面。临床上经常会碰到因各种原因从未进行过任何义齿修复的无牙颌患者，或者因原颌骨关系不协调，有前伸习惯的患者，再或者是由于不能正常言语沟通的患者，对于这类情况，建议通过临床手法及反复医嘱引导患者配合，以及治疗性义齿的规范化使用来解决。在垂直距离的测定方面，建议结合面部三等分法、息止颌位法、吹气法、语音法等联合使用，相互校正。而水平距离的测定，建议在卷舌后舔法、后牙咬合法和吞咽咬合法联合运用，相互校正后，再进一步使用哥特式弓进行客观记录，最后在试牙时进行全方位的复查，以保证操作的准确性。

（吴珺华　谢培进　田亚稳）

性别：女；年龄：82岁。

病　史

主诉　左上后牙折断10d，要求修复治疗。

现病史　患者2年前曾于我院行活动义齿修复，10d前左上后牙折断，今来我科要求重新修复治疗。

既往史　无家族遗传病史，自述有心血管疾病史，否认与牙科治疗相关的过敏史，否认肝炎等传染性疾病。

检　查

口外检查　面下三分之一高度正常，面型饱满度基本正常；口角无明显下垂；面部无明显不对称及肿胀；无颞下颌关节弹响，下颌运动范围正常，无张口受限及开口偏斜。

口内检查　口内唇、颊、舌、口腔黏膜及咽部软组织正常。11、12、18、21~24、28残根，断端平龈，冷刺激不敏感，探（–），叩（–），无明显松动。13~17、25~27、31~37、41~47缺失，近远中缺牙间隙可，缺牙区牙槽嵴较丰满，无明显骨尖，牙槽嵴黏膜尚可，11~17、21~27活动义齿修复，28折断，余留残根，上颌义齿固位不良；31~37、41~47活动义齿修复，基板贴合，固位良好，咬合关系良好。口腔卫生状况一般（图37-1）。

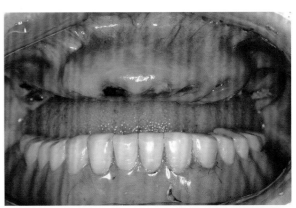

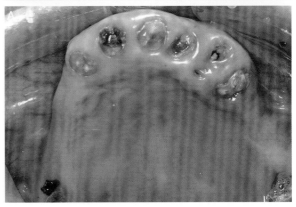

图37-1　修复前患者上颌口内照

咬合检查　下颌活动义齿中线与面部中线一致。面下三分之一距离稍短于面中三分之一距离，垂直距离基本正常。

诊　断

1. 上颌牙列缺损（13~17、25~27缺失）；
2. 下颌牙列缺失；
3. 牙体缺损（11~12、18、21~24、28残根）。

治疗

治疗计划

患者因有心血管系统疾病，要求暂不处理上颌残根，考虑目前暂无临床症状，建议患者上颌覆盖义齿修复，告知患者残根如出现疼痛等临床症状，则需治疗或拔除，患者知情同意。

本病例残根多位于上颌前牙区，因此前牙区牙槽嵴非常丰满，传统上颌覆盖义齿修复后，唇侧突度过大，影响面容，建议患者上颌活动义齿前牙唇侧基板开窗式设计，与患者讲明预后，患者知情同意。具体治疗计划：上颌重新行单颌全口义齿修复。

告知患者详细治疗计划、所需时间、费用及可能存在的风险，患者知情同意。

治疗步骤

（1）告知患者治疗目的及其局限性，并向患者宣传口腔预防及口腔卫生保健相关知识。

上颌取初印模，制作光固化树脂个别托盘（图37-2）。

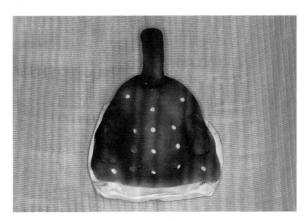

图 37-2 上颌个别托盘照

（2）取终印模。

在医生已完全履行告知义务，患者完全知情并同意的前提下，修整上颌残根外形及边缘，取终印模（图37-3）。

（3）记录颌位关系（图37-4）。

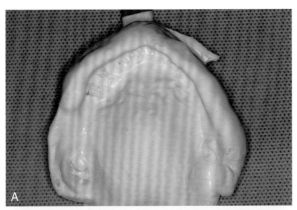

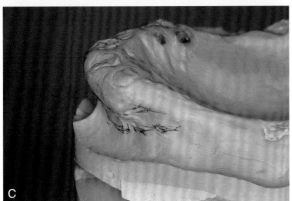

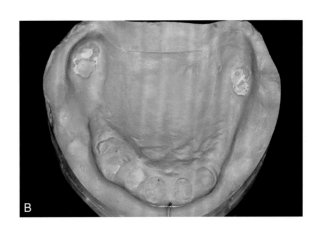

图 37-3 上颌终印模及模型照

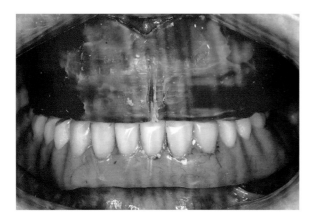

图 37-4　颌位关系记录照

（4）修复体口内试戴。

试戴义齿蜡型，双侧颞肌收缩明显、咀嚼肌动度一致，垂直距离适中，基板贴合，咬合关系良好，患者对色、形满意（图 37-5、图 37-6）。

（5）戴牙。

戴上颌全口义齿，就位顺利，固位良好，基托边缘密合。患者对外形满意，给予调𬌗，抛光（图 37-7、图 37-8）。

（6）对患者的指导及术后维护治疗。

术后口腔卫生指导包括义齿正确摘戴、饭后及睡前应取下义齿清洗干净等。患者对治疗效果十分满意，并愿意通过良好的口腔卫生行为维护最终修复体，定期复诊。

病例小结

全口义齿唇侧开窗式设计是传统全口义齿基托外形设计的一种改良方式，在义齿具有良好固位的前提下，开窗式设计避免了患者修复

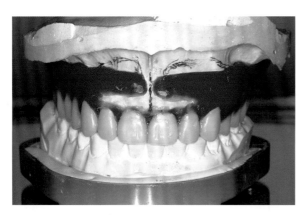

图 37-5　上颌义齿蜡型就位模型照

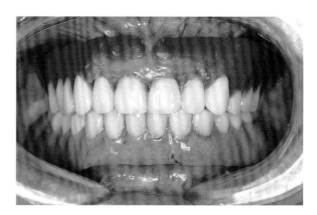

图 37-6　上颌义齿蜡型口内试戴照

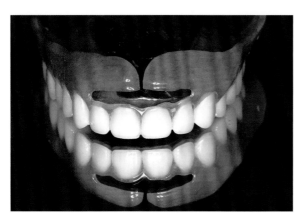

图 37-7　修复体照

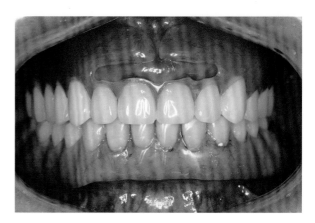

图 37-8　修复后口内照

后上唇突度过大的问题。在本例病例中，因患者上前牙残根余留，致使上前牙牙槽嵴丰满且前突，唇侧基托修复空间不足，传统的全口义齿修复方式会使患者上唇及部分皮肤组织过分突出，容易引起肌肉疲劳、上下唇闭合困难及美观效果差等问题，而唇侧开窗式设计有效地避免了以上问题的出现。另外开窗式设计基托可以进入牙槽嵴的倒凹区，提供一定的辅助固位力。

（牛　林　范　典）

病例 38 全口义齿4（上颌种植体支持式固定全口义齿）

患者信息

性别：男；年龄：48岁。

病 史

主诉 上颌牙列缺失多年，要求种植修复。

现病史 患者多年前因牙周病致上颌牙陆续脱落，曾行上颌活动义齿修复治疗。现因活动义齿固位差，咀嚼效力较低且影响美观，来我科就诊，要求种植修复。

既往史 无相关疾病家族史，否认系统性疾病及与牙科治疗相关的过敏史。有吸烟及酗酒等嗜好。

检 查

口外检查 面下三分之一高度正常，面型饱满度欠佳；口角无明显歪斜；面部无明显不对称及肿胀；无可查及之颞下颌关节弹响，下

颌运动范围正常，开口度正常，开闭口运动轨迹正常。患者侧面照显示面下三分之一高度正常，上唇丰满度欠佳。

口内检查 唇、颊、舌、口腔黏膜及咽部软组织未查见明显异常，未查见活动义齿佩戴造成的明显压痕及溃烂。全口牙龈明显退缩。全口卫生状况差，下颌牙面可见牙结石。上颌牙列缺失，上前牙区牙槽嵴高度尚可，双侧后牙区牙弓高度及宽度明显降低（图38-1）。

咬合检查 嘱患者佩戴活动义齿，可查见咬合关系尚可，咬合高度正常。活动义齿与上颌牙中线一致。活动义齿稳定及固位性稍差，易脱落。

诊 断

1. 上颌牙列缺失；
2. 慢性牙周炎。

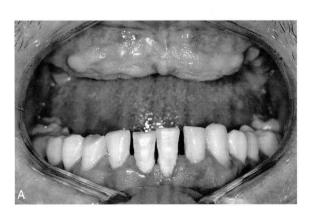
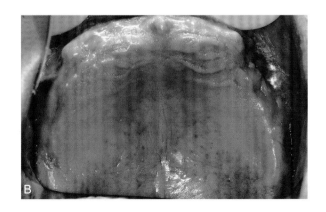

图38-1 术前口内照片

治 疗

治疗计划

患者全口卫生不良，建议牙周科基础治疗并进行定期牙周维护。

患者试戴放射导板后颌位关系尚可，咬合高度正常，可将放射导板咬合关系作为后期修复指导。具体治疗方案如下：

（1）上颌种植体支持式固定义齿修复；

（2）上颌种植体覆盖活动义齿。

充分与患者沟通交流后，患者结合自身治疗期望及经费预算，选择上颌种植体支持式固定义齿修复。

治疗步骤

（1）医学检查及术前准备。

根据患者现有颌位关系、垂直高度为患者制作放射导板并进行 CBCT 检查示：患者 11 牙位牙槽嵴宽度为 1.42mm，高度为 4.83mm，17 高度为 4.13mm，综合考虑在患者的 12、14、16 牙位植入 3 枚骨水平种植体；患者 22 牙位牙槽嵴宽度为 4.98mm，高度为 14.5mm，25、26、27 牙位骨高度均较低，考虑行经牙槽嵴顶上颌窦底提升术后即刻植入 22、25、27 种植体。在软件中设计种植体植入位置并打印外科手术导板（图 38-2 至图 38-5）。

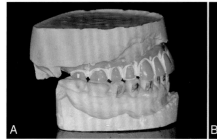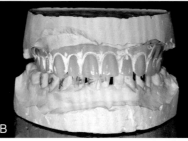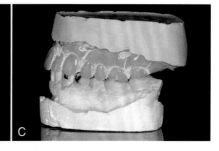

图 38-2 放射导板

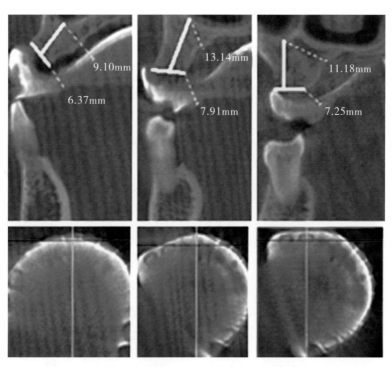

图 38-3 术前 CBCT 测量显示 12、14、16 牙位骨高度、宽度尚可，计划在此位置植入 3 枚骨水平种植体

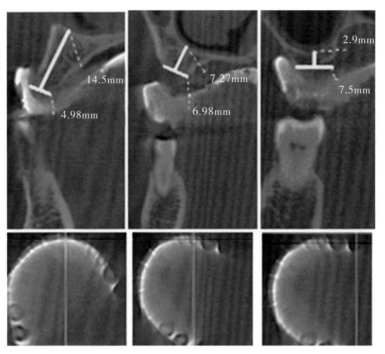

图 38-4　术前 CBCT 测量显示 22、25、27 牙位骨高度

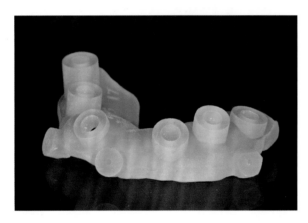

图 38-5　示外科手术导板

（2）外科手术。

术前取得患者知情同意，排除手术禁忌证。

常规消毒铺巾，上颌前牙及后牙区注射碧兰麻局部麻醉。麻药显效后在外科导板指导下于 12、14、16、22、25、27 牙位植入 6 枚骨水平种植体，扭矩扳手查见种植体初期稳定性良好，安放愈合帽，16、22 牙位种植体穿龈愈合。缝合关闭创口（图 38-6 至图 38-8）。

（3）术后 5 个月复查。

术后 5 个月复查，全景片示种植体周愈合良好，口内见术区软组织愈合良好，无可见溃疡，红肿，局部麻醉下行二期手术暴露种植体，更换愈合帽穿龈愈合（图 38-9）。

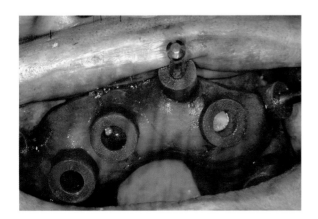

图 38-6　手术导板就位

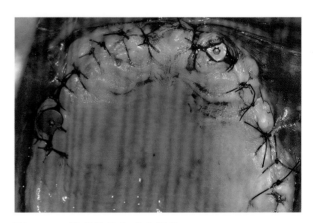

图 38-7　种植体植入术中照片

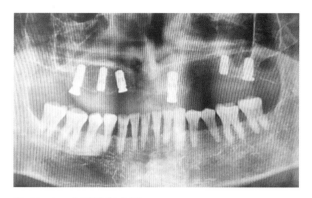

图 38-8　术后即刻全景

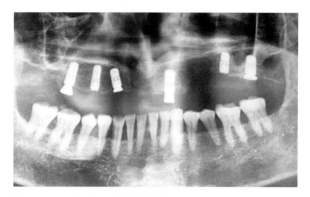

图 38-9　术后 5 个月全景片

（4）取模、转移颌位关系。

于患者口内取下愈合帽，安装角度螺丝固位基台，利用指示杆观察种植体的平行度。在口外制作用于取模的开口转移柱，用硬度较高的树脂材料进行连接固位，在口外断开，就位于口内后再次用树脂连接。聚醚材料取印模（图38-10 至图 38-13）。

在患者口内种植体上的螺丝固位基台上部就位临时基台，用临时基台进行患者正中关系的记录（图 38-14、图 38-15）。

矫正模型，在灌得印模上制作用于矫正的树脂一体化转移柱，完全被动就位于患者口内，让患者行全景片检查，观察转移柱是否就位（图38-16、图 38-17）。

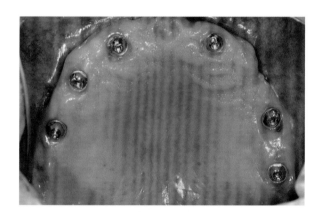

图 38-10　口内种植体连接角度螺丝固位基台

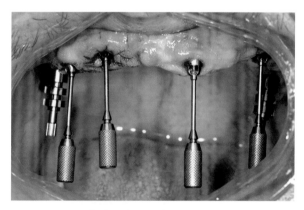

图 38-11　观察种植体平行度

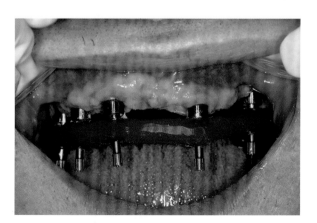

图 38-12　开口转移柱就位

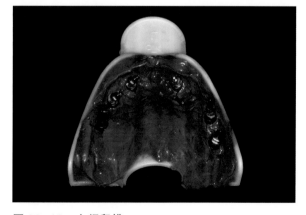

图 38-13　上颌印模

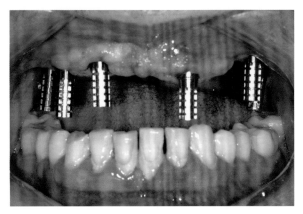

图 38-14　就位临时基台，用临时基台进行正中咬合
关系的记录

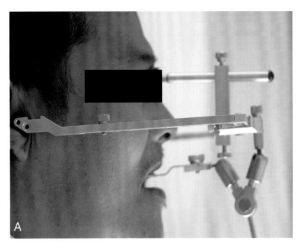

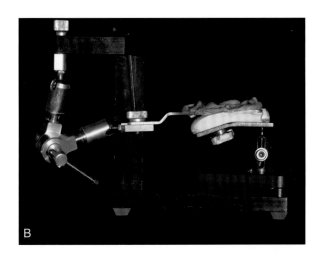

图 38-15　面弓、𬌗叉转移上颌位置关系，上𬌗架

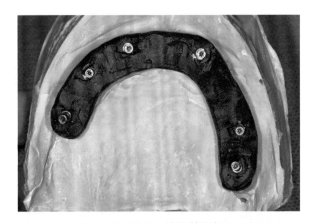

图 38-16　口外制作树脂一体化转移柱用于矫正

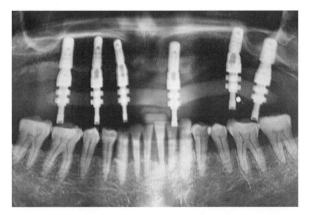

图 38-17　全景片显示转移柱被动就位成功，模型准确

模型矫正完成后，技工进行暂冠的设计与制备，患者将使用暂时冠修复 2 个月。期间定期复查。当患者完全适应后，完成最终修复体（图 38-18 至图 38-22）。

病例小结

上颌牙列缺失严重影响患者的美观、咀嚼及心理健康状态，且上颌骨骨质较疏松，加上鼻底、上颌窦等解剖结构的存在导致上颌牙列

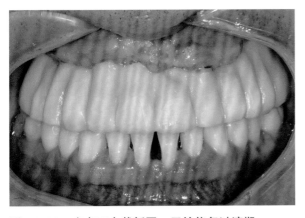

图 38-18　患者口内戴暂冠，开始修复过渡期

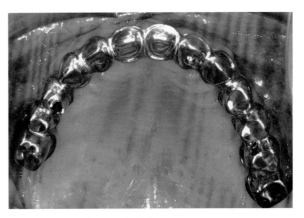

图 38-19　钛支架口内试戴

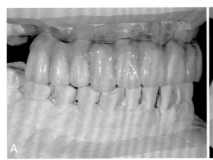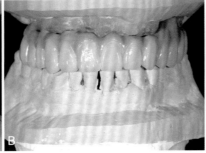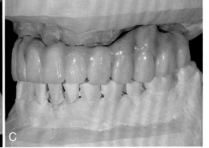

图 38-20　最终修复体口外观

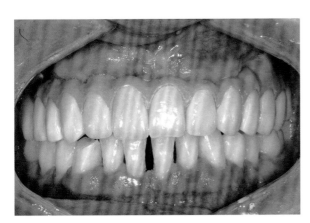

图 38-21　最终修复口内观

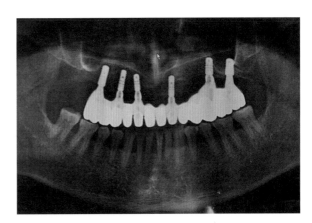

图 38-22　修复完成全景

缺失的种植修复存在一定难度。结合本病例分析，得益于牙列缺失后长期佩戴活动义齿，其咬合关系得以维护，垂直距离没有显著变化，但患者上唇丰满度欠佳，且患者上颌后牙区骨量不甚理想。此类患者可以考虑覆盖义齿修复及种植体支持固定修复两种方案，前者技术相对更加成熟，治疗费用明显更低；后者随着近年来数字化口腔治疗方案的发展完善，也得到了极大发展，但是相对纳入标准稍窄，治疗费用较高。

我们为此患者制作了放射导板，让患者佩戴放射导板进行 CBCT 检查，用此方法可判断将来修复体各牙位骨量情况，且可利用软件在适宜的位置设计种植体。在打印出的外科导板的指导下，我们为患者进行了种植手术。这种修复指导外科结合数字化的治疗方式大大增加了最终治疗效果的可预期性。我们为该患者在上颌植入了 6 枚种植体，并在植入后 5 个月进行了取模、转移颌位关系，用暂冠进行咬合关系的训练与适应，最终用钛支架及全瓷修复体完成修复。

（陈娅倩　张士文）

患者信息

性别：男；年龄：71 岁。

病　　史

主诉　下颌牙缺失多年，要求种植修复。

现病史　患者多年前因牙周病下颌牙陆续脱落，曾行活动义齿修复治疗。现因活动义齿固位差，影响咀嚼及发音，至我科就诊，要求种植修复。

既往史　无相关疾病家族史，否认系统性疾病及与牙科治疗相关的过敏史。无吸烟及酗酒等嗜好。

检　　查

口外检查　面下三分之一高度正常，面型饱满度欠佳；口角无明显歪斜；面部无明显不对称及肿胀；无颞下颌关节弹响，下颌运动范围正常，开口度正常，开闭口运动轨迹正常。

口内检查　唇、颊、舌、口腔黏膜及咽部软组织未查见明显异常，未查见活动义齿佩戴造成的明显压痕及溃烂。全口牙龈明显退缩。全口卫生状况欠佳。

下颌牙列缺失，剩余牙槽嵴菲薄。上颌 11~23 见固定修复体，无明显松动，叩（–），冷（–）（图 39-1）。

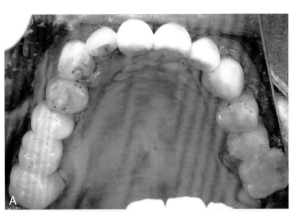

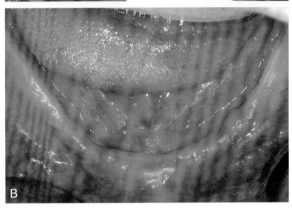

图 39-1　术前口内照片

咬合检查　嘱患者佩戴活动义齿，可查见咬合关系尚可，咬合高度正常。活动义齿与上颌牙中线一致。活动义齿稳定及固位性稍差，易脱落。

影像学检查　CBCT 检查显示：下颌牙列缺失，33 牙区剩余牙槽嵴宽 8.7mm，高 10.8mm；43 牙区剩余牙槽嵴宽 8.8mm，高 9.7mm。下颌骨骨质致密（图 39-2）。

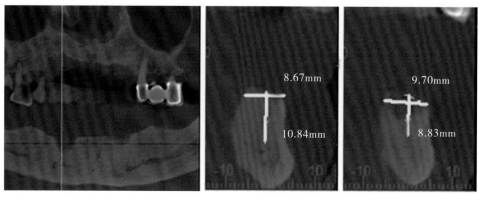

图 39-2　术前 CBCT 可见患者下颌尖牙区剩余牙槽骨骨量尚可。从左到右依次为患者冠状面图像，33 和 43 牙位点图像

诊　断

下颌牙列缺失。

治　疗

治疗计划

患者全口卫生不良，建议牙周科基础治疗。

因患者咬合关系尚可，咬合高度正常，可将原活动义齿咬合关系作为后期修复指导。

具体修复方案：

（1）下颌种植体支持式固定义齿修复；

（2）下颌种植体覆盖活动义齿。

充分与患者沟通交流后，患者结合自身治疗期望及经费预算，选择下颌种植体覆盖活动义齿修复方案。

治疗步骤

（1）术前取得患者知情同意，排除手术禁忌证。

（2）常规消毒铺巾，33~43 牙区注射碧兰麻局部麻醉。麻药显效后于 33~43 牙区行近远中向横行切口，翻瓣，充分暴露术区，见术区骨量尚可。球钻定位，先锋钻确定种植窝洞深度及方向，常规扩孔，最终于 33，43 区各植入 Straumann 种植体一枚。Ⅱ类骨，骨质致密。扭矩扳手查见种植体初期稳定性良好，安

放愈合帽，穿龈愈合。严密缝合关闭创口（图39-3、图 39-4）。

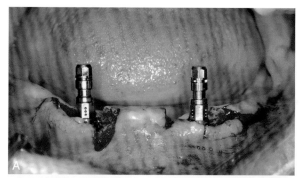

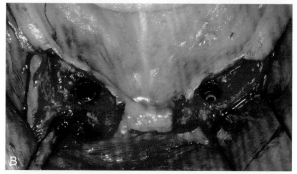

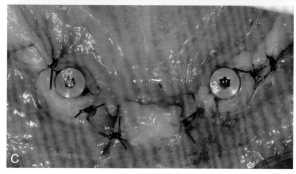

图 39-3　种植体植入术中照片　A、B.唇侧与殆侧照片可见种植体平行度良好；C.穿龈愈合，严密缝合关闭创口

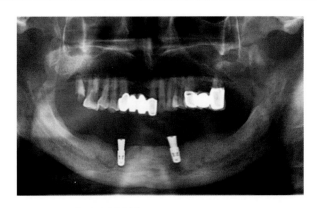

图 39-4 术后全景影像

（3）术后第 15 天拆线，见术区软组织愈合良好，无可见溃疡、红肿（图 39-5）。

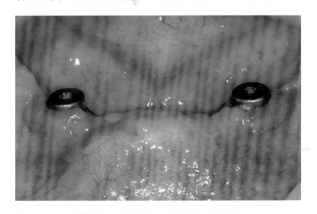

图 39-5 拆线时口内情况，术区愈合良好

（4）术后 2 个月取模，见术区软组织愈合良好，无可见溃疡、红肿。制作个别托盘，取模。记录咬合关系，上𬌗架，制作活动修复体。拟用 Locator 固位行覆盖义齿修复（图 39-6）。

（5）2 周后，活动义齿试戴。安置 Locator 基台，放置基台白色封闭环套，安置基底帽及阳性黑色衬垫，修复体相应基托处打孔，活动修复体 pick-up。更换蓝色修复体垫片。调𬌗至前伸与侧方平衡𬌗（图 39-7 至图 39-9），抛光完成，嘱定期复诊。

病例小结

牙列缺失是口腔种植医生临床工作中的"终极挑战"。据笔者经验，大部分牙列缺损患者都存在明显的剩余牙槽骨吸收，余留牙槽骨高度与宽度明显降低，垂直距离下降的变化，因此进行此类病例的种植体植入及咬合重建都有较大的挑战性。结合本病例分析，得益于牙

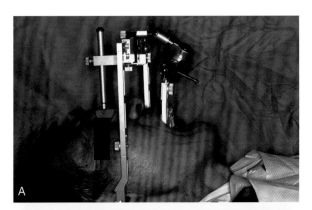

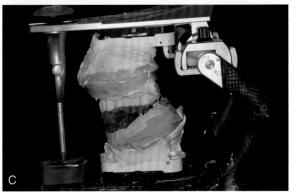

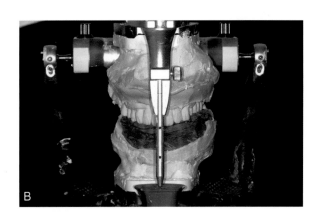

图 39-6 术后 2 个月取模，记录颌位关系，上𬌗架
A. 上面弓照；B.𬌗架正面照；C.𬌗架侧面照

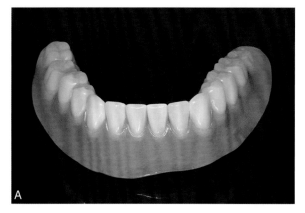

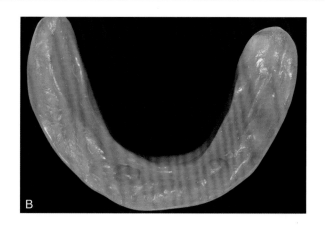

图 39-7　最终修复体照片

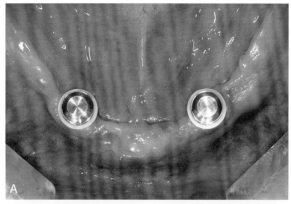

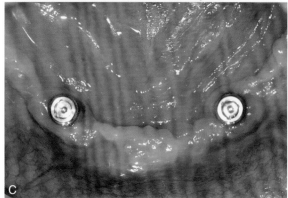

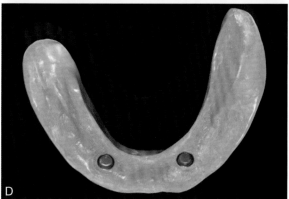

图 39-8　口内试戴最终修复体，口内 pick-up 照片　A. 口内安放白色封闭环套；B. 义齿 pick-UP；C. 口内 Locator 船面照；D. 义齿更换蓝色垫片

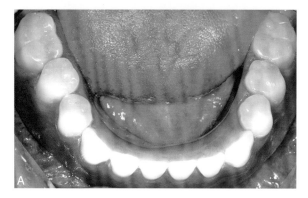

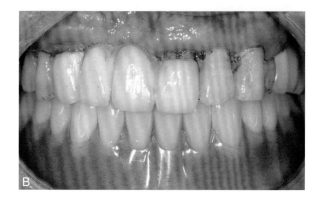

图 39-9　最终修复体就位口内情况

列缺失后长期佩戴活动义齿，其咬合关系得以维护，垂直距离没有显著变化，面下 1/3 丰满度尚可，这极大地降低了后期修复的难度。患者长期佩戴活动义齿，无明显颞下颌关节病变，提示其活动义齿咬合关系良好，此类情况可以旧义齿咬合关系为参考，指导后期修复工作。同样得益于患者佩戴活动义齿的病史，其下颌剩余牙槽骨吸收被一定程度上减缓，就诊时可见牙槽骨萎缩，但剩余骨量，特别是下颌尖牙区骨量尚可，满足种植体植入的要求，无须进行复杂的骨增量手术，简化了治疗步骤，降低了治疗费用。

此类患者可以考虑覆盖义齿修复及种植体支持固定修复两种方案，前者技术相对更加成熟，治疗费用明显更低；后者随着近年来数字化口腔治疗方案的发展完善，也得到了极大发展，但是相对纳入标准稍窄，治疗费用较高。结合患者的经济状况、使用习惯、主观诉求，经过医患沟通，与患者共同选择了种植覆盖义齿的治疗方案。而利用 Locator 制作种植覆盖义齿，可以经种植体水平印模，由技工环节完成最终修复体的加工；也可以由常规活动义齿进行口内的 pick-up。笔者结合自己的工作经验、熟练程度，以及充分的医技交流，选择了活动义齿进行口内的 pick-up，最终在义齿试戴当日完成了修复。

（袁　泉）

固定－可摘联合修复 ◀

病例 40　磁性附着体辅助固位修复

患者信息

性别：女；年龄：55 岁。

病　史

主诉　患者口内多个牙缺失 3 月余，要求修复治疗。

现病史　患者 3 个月前于我院拔除口内多个牙，拔牙创已愈合，今来我科要求重行修复治疗。

既往史　无家族史，否认系统性疾病及与牙科治疗相关的过敏史，否认有肝炎等传染性疾病。

检　查

口外检查　面下三分之一高度略低，面型饱满度基本正常，口角无明显下垂，面部无明显不对称及肿胀；无颞下颌关节弹响，下颌运动范围正常，无张口受限及开口偏斜。

口内检查　口内唇、颊、舌、口腔黏膜及咽部软组织正常。11、12 残根，断端平龈，𬌗面可见牙色充填物，冷刺激不敏感，探（-），叩（-），无明显松动。13 呈基牙预备体形态，𬌗面可见白色暂封，冷刺激不敏感，探（-），叩（-），无明显松动。14~17、21~27、35~37、46~47 缺失，缺牙间隙尚可，拔牙窝愈合尚可，上颌缺牙区牙槽嵴丰满，下颌缺牙区牙槽嵴条件较好，无明显骨尖，牙槽嵴黏膜尚可；邻缺隙牙无倾斜、无扭转，对𬌗牙无明显伸长，缺牙区𬌗龈距较小。全口卫生一般，部分牙龈退缩，余未见明显异常（图 40-1）。

咬合检查　上下颌与面部中线一致。面下距离稍短于面中距离，垂直距离稍低。

影像学检查　X 线片示：11、12 残根，根长可，根管内可见充填物，根管充填恰填，根尖周未见明显异常。13 根长可，根管内可见充填物，根管充填恰填，根尖周未见明显异常（图 40-2）。

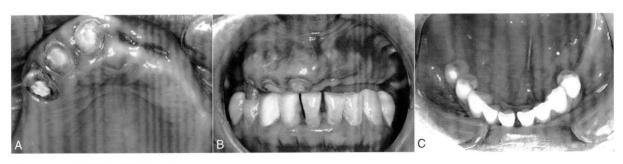

图 40-1　患者修复术前口内照

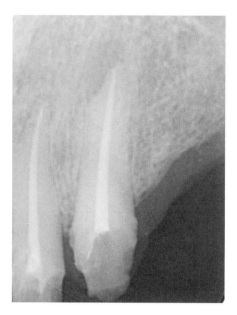

图 40-2　术前 X 线片

诊　断

1、牙列缺损（14~17、21~27、35~37、46~47 缺失）；

2、牙体缺损（11、12 残根、根管治疗术后；13 预备体、根管治疗术后）。

治　疗

治疗计划

因患者上颌仅余留 11~13，11、12 残根，平龈；13 呈预备体形态，剩余牙体组织量少，若行 13 桩核冠 + 上颌可摘局部义齿修复，13

作为上颌可摘局部义齿的唯一固位基牙，在长期使用过程中基牙容易松动，影响义齿的固位和稳定。建议行磁性附着体辅助固位覆盖可摘局部义齿修复，减小基牙牙根所受的侧向扭力，降低后期并发症的发生率。与患者讲明预后，患者知情同意。

因患者下颌双侧游离端缺失，缺牙数目较多，牙槽嵴条件较好，建议行可摘局部义齿修复，与患者讲明预后及注意事项，患者知情同意。经过与患者充分沟通，确定具体治疗计划如下：

（1）上颌磁性附着体辅助固位覆盖可摘局部义齿修复；

（2）下颌可摘局部义齿修复。

告知患者详细治疗计划、所需时间、费用及可能存在的风险，患者知情同意。

治疗步骤

（1）告知患者治疗目的及其局限性，并向患者宣传口腔预防及口腔卫生保健相关知识。

（2）13 基牙预备。

去 13 暂封，将根面降至龈缘下 0.5mm，颌间距离大者可降至齐龈，确保覆盖基牙区的𬌗龈距不低于 6mm，根面磨平或磨至浅凹状，用根管钻将根管预备到离根尖 4~5mm 处，拍片确认桩道长度，硅橡胶印模，丁氧膏暂封（图 40-3、图 40-4）。

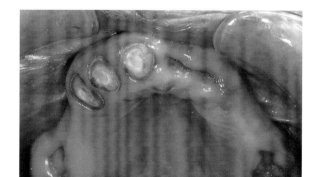
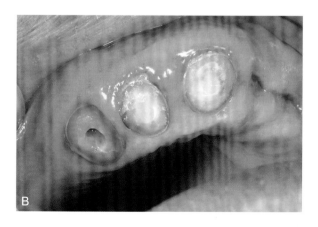

图 40-3　13 牙桩道预备完成后口内照

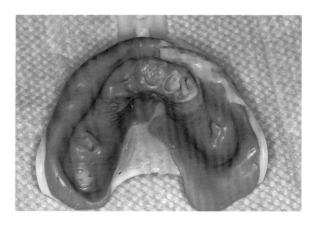

图 40-4　桩道硅橡胶模型照

（3）取上下颌初印模，制作个别托盘。

（4）衔铁戴入、粘固。

去暂封，13 衔铁戴入，戴入顺利，固位稳定良好，磁性衔铁与牙体衔接密合，消毒，玻璃离子粘固剂粘固（图 40-5、图 40-6）。

（5）在医生已完全履行告知义务，患者完全知情同意的前提下，下颌支托窝与间隙卡沟预备，调整咬合曲线及就位道，取终印模（图 40-7）。

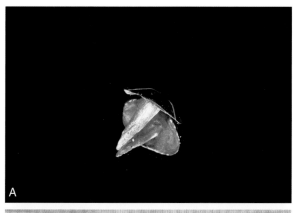

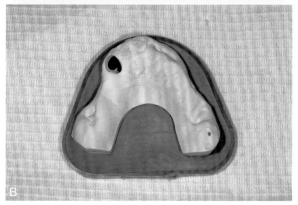

图 40-5　衔铁

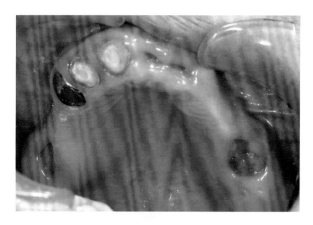

图 40-6　衔铁粘固后口内照

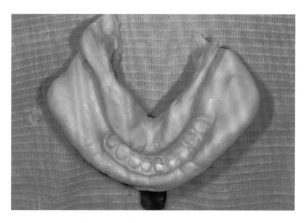

图 40-7　下颌终印模照

（6）试戴上颌个别托盘，确定颌位关系，GC 蜡边缘整塑，涂布托盘粘接剂。Virtual 轻体取上颌闭口式终印模，制取咬合记录（图 40-8、图 40-9）。

（7）修复体口内试戴。

试戴义齿蜡型，双侧颞肌收缩明显、咀嚼肌动度一致，垂直距离适中，基板贴合，咬合合适，患者对义齿颜色满意。但由于患者上颌前牙区保留了 3 个残根，骨吸收较少，牙槽嵴丰满，因此在试戴过程中发现戴入后上唇突起，影响美观，修整上颌前牙区基托，将唇侧基托改为开窗式（图 40-10、图 40-11）。

（8）试戴支架完成后，针对下颌游离端义齿，在支架的基础上制取下颌游离端义齿功能压力印模，并获得准确的颌位关系记录（图 40-12 至图 40-15）。

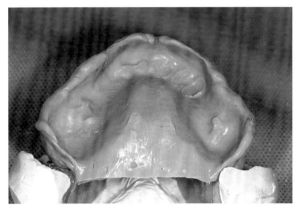

图 40-8　上颌终印模

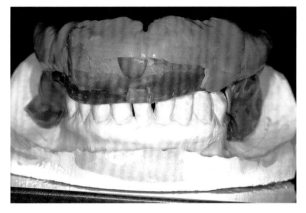

图 40-9　颌位关系记录

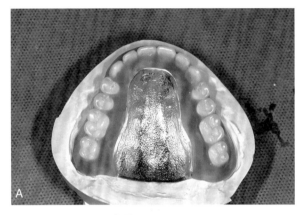

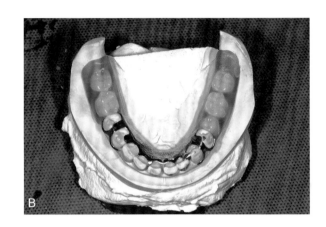

图 40-10　活动义齿蜡型照

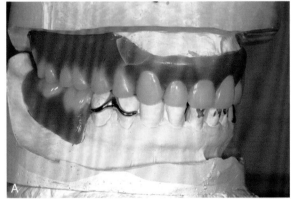

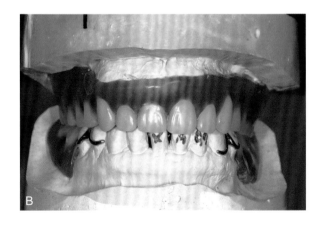

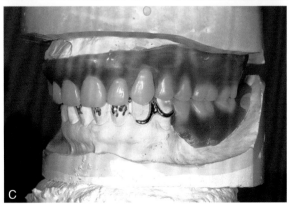

图 40-11　蜡型咬合照

①去除上下颌后牙区排列的人工牙，在下颌维他灵支架上制作游离端个别托盘，并用蜡堤确定颌位关系。

②涂布托盘粘接剂，口内硅橡胶重体边缘整塑并回切后，在个别托盘处注入硅橡胶轻体，并将上下颌支架及颌堤放入患者口内，使其做正中关系位咬合，同时进行唇颊部肌肉及舌部的功能运动，获取准确的下颌功能压力印模及颌位关系记录，支架送修复工艺中心进行下颌游离端模型置换（参考病例 31）后，完成排牙。

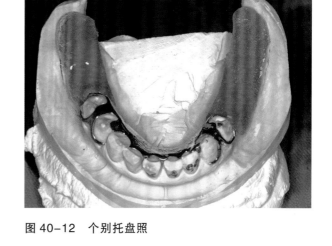

图 40-12 个别托盘照

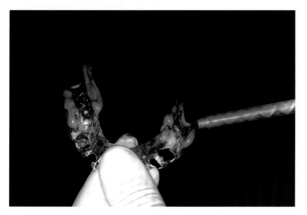

图 40-13 硅橡胶边缘整塑

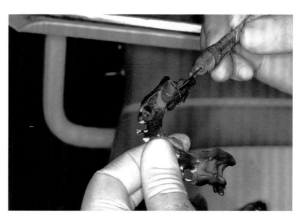

图 40-14 硅橡胶边缘整塑后回切

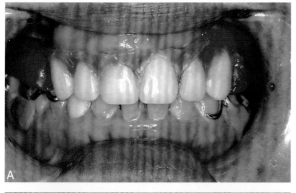

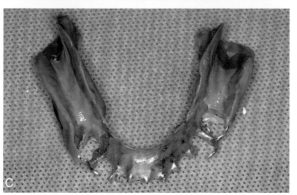

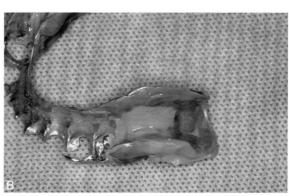

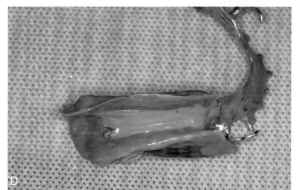

图 40-15 游离端功能性印模照

（9）最终修复体正式戴牙及粘固磁体。

①戴上颌磁性附着体辅助固位覆盖可摘局部义齿及下颌可摘局部义齿，就位顺利，固位良好，基托边缘密合。患者对外形满意，给予调𬌗，抛光（图40-16、图40-17）。

②粘固磁体。通常在义齿戴用1~2周后粘固磁体，首先于基托中预留的磁体区域的舌侧基托上开孔，将闭路磁体与缓冲垫片准确吸附于衔铁上，自凝树脂粘固磁体于义齿中，调磨，

抛光（图40-18至图40-20）。

（10）对患者的指导及术后维护治疗。

术后口腔卫生指导包括义齿正确摘戴、饭后及睡前应取下义齿清洗干净，并对口内余留牙及牙根进行口腔卫生的维护等。一周后复诊进行咬合关系及软组织情况评估。患者对治疗效果十分满意，并愿意通过良好的口腔卫生行为维护最终修复体。1个月后患者复诊进行再评估，此后每6个月复查一次。

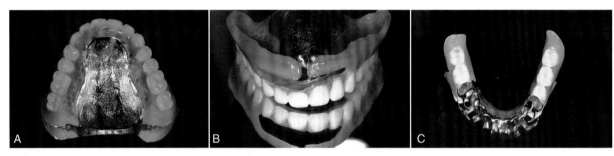

图40-16　上下颌活动义齿照

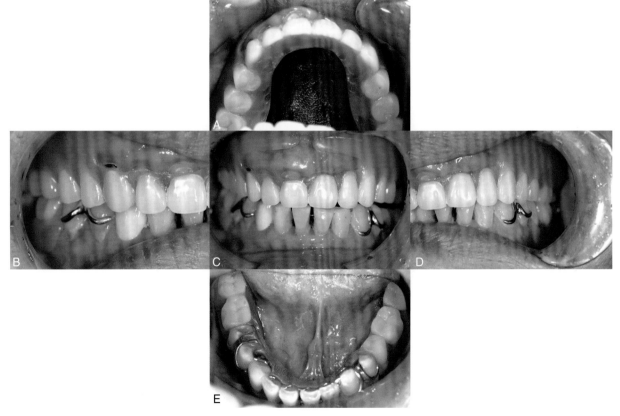

图40-17　活动义齿口内照

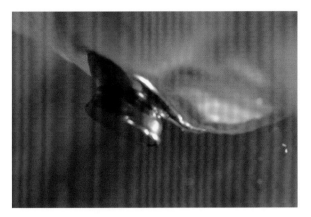

图 40-18　放置磁体

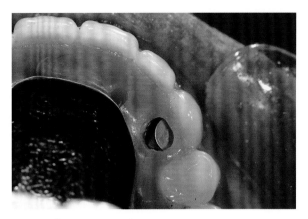

图 40-19　开孔，试戴上颌活动义齿

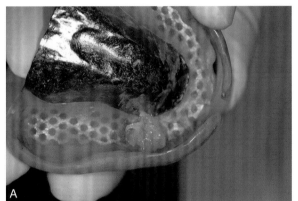

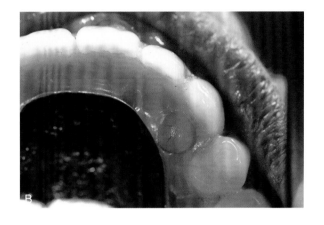

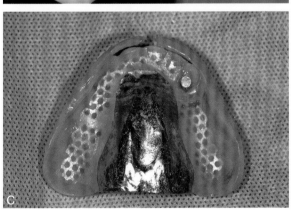

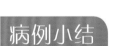
图 40-20　磁体粘固流程照

病例小结

磁性附着体：通常是由阴性及阳性两部分主要连接结构组成，其一部分与基牙或种植体结合，另一部分与义齿结合，实现连接与固位，从而为义齿提供良好的固位、稳定与美观。它由一个安置在患者口内余留牙根或种植体上的衔铁与一个安置在修复体基板上的闭路磁体两部分组成，利用两者间的磁吸引力使修复体牢固的保持在患者的牙槽嵴上。一般情况下，口腔内保留的任何一个有效根长（即牙根在骨内的长度）在 8~10mm，松动度Ⅰ度以内，经过完善的根管治疗，无牙周炎症的残根、残冠都可作为安置磁性附着体的覆盖基牙。研究表明，磁性附着体附着固位的覆盖义齿可以提供良好的固位力，明显提高患者的咀嚼效率。

游离端缺失是临床上一种最常见的牙列缺损类型，目前临床上常用的二次印模技术，仅能制取游离端牙槽嵴黏膜的解剖形态，即为牙槽嵴未承担𬌗力时的表面形态，模型置换印模技术是一种制作游离端缺失可摘局部义齿的功能性印模方法。该方法首先在静态模型上制作可摘局部义齿金属支架，在支架铸造完成并试戴合适后，制取游离端牙槽嵴的闭口功能性印模，完成模型置换，在置换后的模型上完成义齿的制作。其优点在于：①获得生理允许范围内最大限度的组织支持，即义齿基托的最大化；②获得剩余牙槽嵴与基牙之间的准确位置关系。模型置换印模技术可以保证游离鞍基所传递及分散的负荷与组织提供的支持力相一致，改善了义齿和对颌牙的𬌗关系，有助于使基牙与无牙区组织尽可能共同分担𬌗力，从而使制作的义齿更稳定。

（韩　影　徐小乔）

病例 41 套筒冠义齿修复

患者信息

性别：女；年龄：86 岁。

病　史

主诉　口内多个牙缺失 10 余年，要求修复治疗。

现病史　10 余年前患者口内多个牙缺失，曾于外院行牙体治疗及义齿修复，今来我科要求重新修复。

既往史　无家族史，否认系统性疾病及与牙科治疗相关的过敏史。

检　查

口外检查　面下三分之一高度低，面型饱满度欠佳；面部无明显不对称及肿胀；无颞下颌关节弹响，下颌运动范围正常，无张口受限及开口偏斜。

口内检查　口内唇、颊、舌、口腔黏膜及咽部软组织正常。33、43、44 基牙形态完整，已行根管治疗，探（-），叩（-），无松动；34 残根，断端平龈，已完成根管治疗，探（-），叩（-），无松动。11~17、21~27、31~32、35~37、41~42、45~47 缺失，近远中缺牙间隙可，拔牙窝愈合可，缺牙区牙槽嵴条件尚可，无明显骨尖，邻缺隙牙无倾斜、无扭转，对殆牙无伸长，缺牙区殆龈距尚可（图 41-1）。

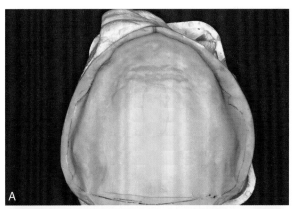
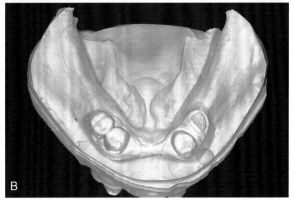

图 41-1　修复术前模型照

咬合检查　面下距离小于面中距离，垂直距离低。

影像学检查　33、43、44 根管内可见充填物，根管充填尚可，根尖周未见明显异常。34 残根，根长稍短，根管内可见充填物，根管充填尚可，根尖周未见明显异常。

诊　断

1. 上颌牙列缺失；
2. 下颌牙列缺损（35~37、32~42、45~47

缺失）；

3.牙体缺损（34残根）。

治疗

治疗计划

因患者34为残根，根长稍短，根充良好，固定修复治疗远期疗效欠佳，建议覆盖义齿修复，与患者讲明预后，患者知情同意。

因患者下颌缺失牙数目较多，33、43及44基牙已行根管治疗，建议患者下颌行套筒冠义齿修复，与患者讲明预后，患者知情同意。经与患者充分沟通，最终确定了修复方案，具体治疗计划如下：

（1）上颌全口义齿修复；

（2）下颌套筒冠义齿修复。

告知患者详细治疗计划、所需时间、费用及可能存在的风险，患者知情同意。

治疗步骤

（1）告知患者治疗目的及其局限性，并向患者宣传口腔预防及口腔卫生保健相关知识。

（2）基牙预备并行暂时冠修复及取初印模。

一次性吸引器吸引，排龈，33、43、44牙体预备（图41-2），34根面修整，取硅橡胶印模，暂时冠修复。取上颌初印模并制作光固化个别托盘。

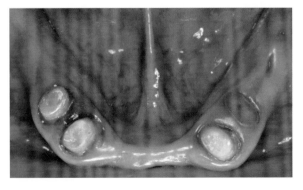

图41-2 基牙预备完成后口内照

（3）套筒冠底冠试戴。

在口内试戴33、43、44套筒冠底冠，检

查就位情况、冠边缘密合无悬突。在试戴完成后将底冠就位于基牙，并制取硅橡胶模型，将底冠同硅橡胶模型一起取出，确保底冠无移动并保证整个模型的边缘充分伸展，达到终印模的要求（图41-3、图41-4）。

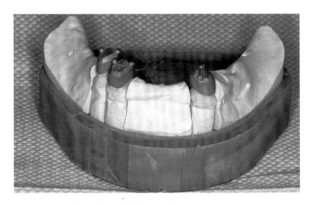

图41-3 套筒冠底冠模型上照

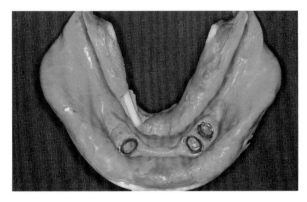

图41-4 带底冠硅橡胶取模照

（4）在完成硅橡胶印模的灌制后，在平行研磨仪上完成套筒冠内冠的制作。口内完成下颌内冠的试戴并制取上颌终印模（图41-5至图41-7），制作颌堤转移颌位关系，其过程同全口义齿修复。

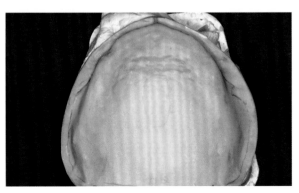

图41-5 上颌终模照

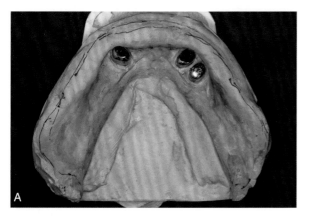

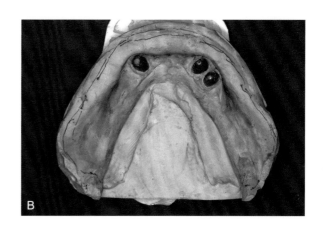

图 41-6 下颌终模照舌侧观

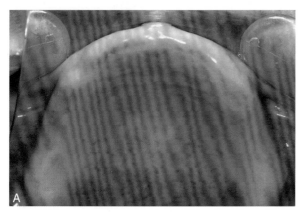

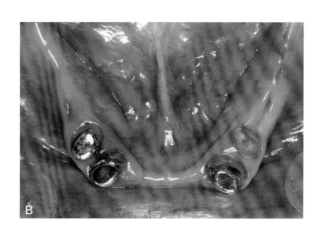

图 41-7 上下颌口内照

（5）修复体口内试戴。

试戴义齿蜡型（图 41-8、图 41-9），双侧颞肌收缩明显，咀嚼肌动度一致，垂直距离适中，基板贴合，咬合合适，患者对色、形满意。

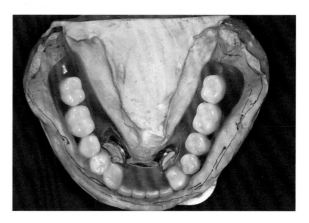

图 41-9 下颌套筒冠义齿模型上照

（6）最终修复体戴牙。

试戴上颌全口义齿及下颌套筒冠义齿，就位顺利，固位良好，基托边缘密合。患者对外形满意，给予调𬌗，抛光（图 41-10）。

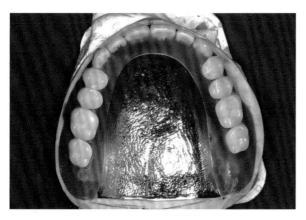

图 41-8 上颌修复体模型上照

将 33、43、44 下颌套筒冠内冠表面龈 1/2 均匀涂布凡士林，避免过多粘固剂进入内外冠之间，然后在口外将内冠置入外冠内使其完全就位。粘固时先在内冠内放置树脂加强型玻璃离子粘固剂，然后使内外冠及下颌套筒冠义齿整体在基牙上完全就位，嘱患者咬合，待粘固剂凝固后取下下颌义齿使内外冠分离并去除多余粘固剂。

（7）对患者的指导及术后维护治疗。

术后口腔卫生指导包括义齿正确摘戴、饭后及睡前应取下假牙清洗干净等。患者复诊进行咬合关系及软组织情况评估。患者对治疗效果十分满意，并愿意通过良好的口腔卫生行为维护最终修复体。1 个月后患者复诊进行再评估，此后每 6 个月复查一次。

病例小结

固定 – 可摘联合修复是用于牙列缺损的一种修复方式，与传统的用卡环固位的可摘局部义齿不同，它是用各类附着体或套筒冠作固位体的可摘义齿。套筒冠义齿是一种以套筒冠为固位体的特殊的固定 – 可摘联合修复方式，适用于多数牙缺失、少数牙残存的牙列缺损患者。套筒冠固位体由内冠与外冠组成，内冠粘固在基牙上，外冠与义齿其他组成部分连接成整体，义齿通过内冠与外冠之间的嵌合作用，产生固位力，使义齿获得良好的固位和稳定，义齿的支持由基牙或基牙与基托下组织共同承担。

套筒冠固位力大小与内冠的聚合度有关，建议内冠内聚度为 2~6°，而当内聚角超过 8°

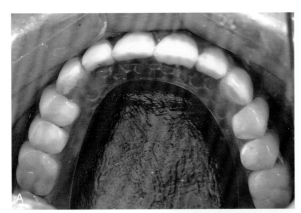
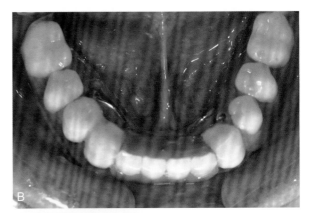
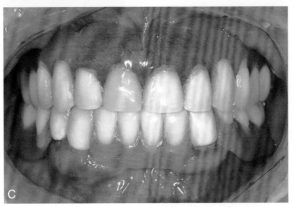

图 41-10　戴牙后口内照

时，固位力基本消失。由于套筒冠基牙预备量较常规牙体预备量大，因此建议以根管治疗后的牙作为基牙，另外套筒冠义齿也是牙周病患者牙周夹板修复治疗的一种方法。

在本病例中，患者下颌余留牙均已行根管治疗，选择套筒冠修复，有利于保存牙槽骨高度，同时能使基牙牙周组织保持良好的卫生状态，减小对基牙产生不利的外力，也避免了常规活动义齿修复的金属卡环外露，更符合患者的美观要求。

（牛　林　刘越胜）

病例 42 | 太极扣附着体修复

患者信息

性别：男；年龄：72 岁。

病　史

主诉　右下后牙缺失半年。

现病史　半年前患者于我院外科拔除右下后牙，1 周前于我院牙体科行右下颌前磨牙根管治疗，现因影响进食要求修复缺失牙。

既往史　无家族史，否认系统性疾病及与牙科治疗相关的过敏史。

检　查

口外检查　面下三分之一高度正常，面型饱满度基本正常；口角无明显下垂；面部无明显不对称及肿胀；无颞下颌关节弹响，下颌运动范围正常，无张口受限及开口偏斜。

口内检查　口内唇、颊、舌、口腔黏膜及咽部软组织正常。44 近中邻𬌗面可见牙色充填物及纤维桩截面，冷刺激不敏感，探（－），叩（－），无明显松动。45 𬌗面可见牙色充填物，冷刺激不敏感，探（－），叩（－），无明显松动。46、47 缺失，缺牙间隙正常，缺牙区牙槽嵴低平，无明显骨尖，牙槽嵴黏膜尚可，45 牙无倾斜、无扭转，对𬌗牙无明显伸长，缺牙区𬌗龈距尚可。口腔卫生状况一般（图 42-1）。

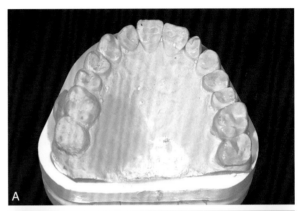

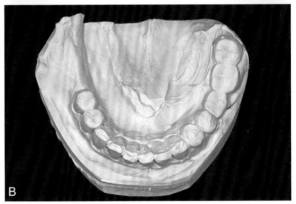

图 42-1　修复术前照

影像学检查　44、45 根管内可见充填物影像，根充恰填，根尖周未见明显异常（图 42-2）。

诊　断

1. 牙体缺损（44、45 根管治疗术后）；
2. 牙列缺损（46、47 缺失）。

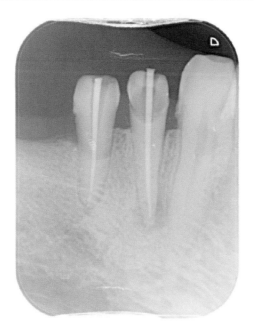

图 42-2　44、45 根管治疗 X 线片

治　疗

治疗计划

患者 46、47 缺失，若固定桥修复，基牙选择时要满足固定桥修复的牙周膜面积法则，所需基牙数目较多，且为单端修复，远期疗效欠佳。因此对于 46、47 的缺失我们一般不考虑固定桥修复。

如果缺牙区牙槽骨条件好，我们可以考虑种植修复，而本病例中患者考虑到经济因素及时间因素未进行种植修复；如果进行传统的活动义齿设计修复 46、47 缺失，舌侧基板要延伸到对侧，异物感强。

本病例最大的特点是 44、45 已完成根管治疗，而 44、45 需要进行冠修复，由此我们考虑精密附着体的固定 – 可摘联合修复方式。在 44、45 冠修复的同时增加精密附件，这样 46、47 的活动义齿修复则可以单侧设计。

经过与患者充分沟通，最终确定了固定 – 可摘联合修复的治疗方案。

告知患者详细治疗计划、所需时间、费用及可能存在的风险，患者知情同意。

治疗步骤

（1）告知患者治疗目的及其局限性，并向患者宣传口腔预防及口腔卫生保健相关知识。

（2）基牙预备。

比色，一次性吸引器吸引，44、45 基牙预备（图 42-3），排龈，取硅橡胶印模，咬合记录，暂时冠修复。

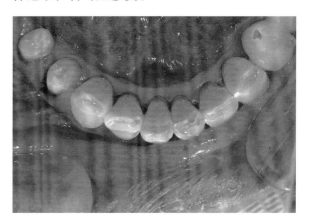

图 42-3　44、45 预备完成后口内照

（3）44、45 联冠及附件的完成及口内试戴。

口内试戴固定部分修复体（44、45 联冠及其远中附着体附件），就位良好、冠边缘密合无悬突、邻接合适，调𬌗。44、45 联冠及附件口内就位后，制取硅橡胶印模，将固定部分修复体翻制到硅橡胶印模里，确保修复体在印模内稳定无移位，最后记录咬合关系后送至修复工艺中心完成可摘义齿部分的制作（图 42-4 至图 42-6）。

（4）修复体口内试戴、粘固。

口内试戴 44~47 精密附着体义齿，就位良好、冠边缘密合无悬突、邻接合适，患者对修复体色形满意。给予调𬌗、抛光。为了保证固定和可摘部分良好的结合，我们在粘固时将固定可摘部分作为一个整体完成粘固。首先将附着体精密附件的组织面用薄蜡封闭，避免粘固剂进入其内导致可摘义齿无法摘戴。基牙及修复体消毒后，玻璃离子粘固，待粘固剂完全凝固后可摘部分即可摘戴（图 42-7、图 42-8）。

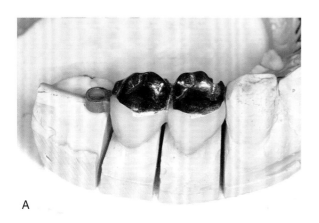

图 42-4　44、45 联冠及附件模型上照

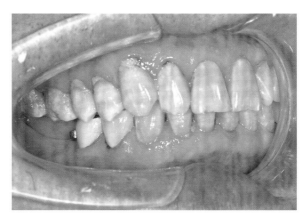

图 42-5　戴 44、45 联冠及附件口内照

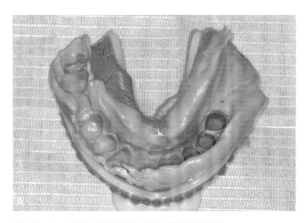
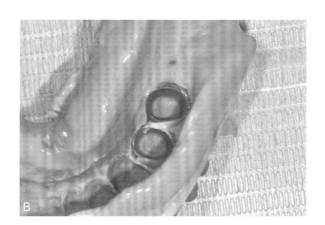

图 42-6　附着体固定部分硅橡胶印模照

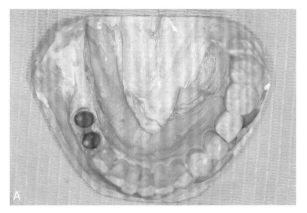
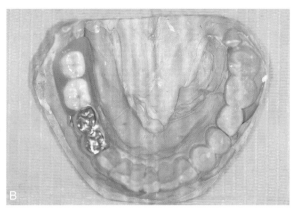
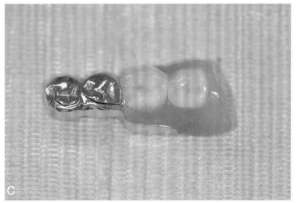
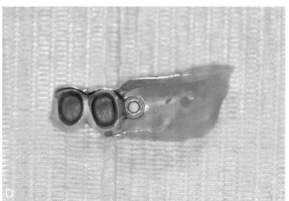

图 42-7　精密附着体义齿照

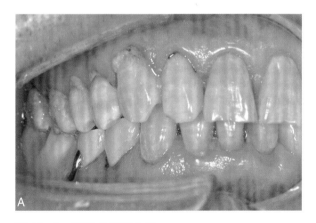
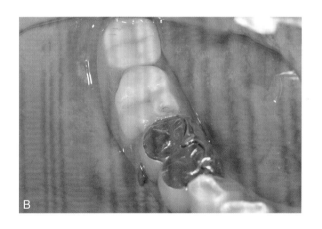

图 42-8　修复术后口内照

（5）对患者的指导及术后义齿维护。

治疗完成后，患者对修复体美观及功能修复效果十分满意。术后嘱患者定期复诊检查附着体的固位情况，必要时更换附件调节固位力大小。口腔卫生指导包括用软毛牙刷、牙线等保持口腔清洁。

病例小结

太极扣附着体是临床上常用的一种固定 - 可摘联合修复体，主要由阳性与阴性两部分连接组成。其阴性部分与基牙的冠修复体结合，阳性部分为尼龙部件，固定在活动义齿中，通过阴阳结构的结合起到可摘局部义齿的固位作用。根据太极扣大小及阳性部件主要分为3种类型，即标准型、RV型（reduced vertical）及微型附着体。标准型阳性部件在临床使用中较为广泛，其外径为4.3mm，垂直向高度为2.5mm。本病例采用了标准型附着体。在临床应用中，放置太极扣的基牙应具有良好的牙槽骨支持，既能负担固定义齿对基牙的受力，又能承担可摘局部义齿传递的咬合力。采用联冠或单冠固定侧方太极扣也主要根据基牙的牙周状况及可摘局部义齿可能对基牙施加的力的大小来决定，本病例中附着体阴性部分采用联冠方式连接，且基牙条件良好。而对于缺牙区牙槽嵴龉龈距应达到5mm才能放置太极扣附着体。在对基牙受力方面，太极扣的阳性部件中具有弹性结构可以缓冲义齿对基牙的受力，而且太极扣的固位形式为阴阳结构的相互嵌合，使固位更加可靠。同时可根据义齿所需固位力的大小选择不同固位力值的太极扣，从而使义齿固位力的调节更加精确。

（牛 林 和 瞻）